dr. med. ulrich
strunz

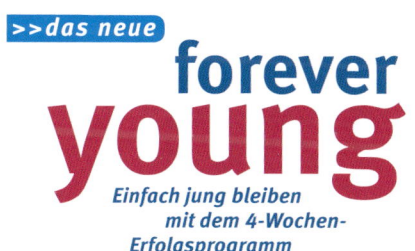

>>das neue

forever
young

*Einfach jung bleiben
mit dem 4-Wochen-
Erfolgsprogramm*

HEYNE ‹

Impressum

2. Auflage
Originalausgabe
© 2014 by Wilhelm Heyne Verlag, München
in der Verlagsgruppe Random House GmbH
www.heyne.de

Redaktion: Christian Wolf, Ernst Dahlke
Bildredaktion: Christa Jaeger
Layout: Katharina Schweissguth, München
Coverdesign: Martina Eisele, Grafikdesign, München
DTP-Bearbeitung: Buch-Werkstatt GmbH, Bad Aibling / Kim Winzen
Druck und Bindung: Druckerei Uhl, Radolfzell

Printed in Germany

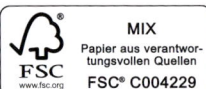

Verlagsgruppe Random House FSC® N001967
Das für dieses Buch verwendete
FSC®-zertifizierte Papier *Hello Fat Matt*
liefert Deutsche Papier.

ISBN: 978-3-453-20044-9

Haftungsausschluss

Danksagung

Mein herzlicher Dank gilt Marion Grillparzer und Holle Bartosch für Ihre großartige Unterstützung.

Bildnachweis

Corbis: 94 (Topic Photo Agency/Corbis);
doc-stock: 22 (Visuals Unlimited), 172 (Tetra);
Fotolia.com: 44 (grthirteen), 50 (Robert Kneschke), 61 (unverdorben), 62 (tarasevskiy), 68 (Printemps), 70 (freshidea), 120 (PRILL Mediendesign), 156 M. l. (Gina Sanders), 156 M. (Subbotina Anna), 157 u. (Jenny Sturm), 246 (arnowssr), 258 (zerbor), 264 (Exquisine), 264, 279 (Xavier), 273 (Barbara Pheby); 281 (Dionisvera);
Getty Images: 12 (Digital Vision/Getty Images), 16 (Peter Dazeley/Photographer's Choice), 18 (Lawrence Lawry), 24 (The Image Bank), 26 (Science Photo Library – MEHAU KULYK), 34 (Photolibrary), 36 (The Image Bank), 40 (David Madison), 46 (Flickr), 57 (photorevolution_de), 74 (Photoalto), 80 (Brand X Pictures), 86 (Photographer's Choice), 96 (Bert Spangemacher/Picture Press), 96 (Jamie Grill), 118 (Digital Vision), 126 (Mark Harmel/The Image Bank), 206 (Cultura), 213, 217 (E+), 216 (IAN KINGTON/AFP), 220 (Vetta), 222 (Stockbyte);
interfoto: 134 (Mary Evans/Natural History Museum);
iStockphoto: 237 (Vitalina Rybakova), 239 (kaanates), 255 (NoDerog);
jump fotoagentur: 10/11, 14, 117, 158, 181, 204 u./211, 205/214 (Martina Sandkuehler), 32/33, 128/129, 188, 190, 194, 219 (Kristiane Vey), 43, 178 (Stefan Eisend), 201 (forster & martin), 95 (Marco Grundt), 106 (Andy), 168 (Cobos Botha);
Shutterstock: 64 (Monika Wisniewska), (105 (sarsmis), 130 (Luiz Rocha), 156 o. (Gleb Semenjuk);
Stockfood: 142 (Foodcollection), 204 o./208 (Emotive Images GmbH);
Südwest-Verlag, München: 269; 156 u., 157 o., 224_225 (Rohner), 226, 228, 229, 267 (Nikolaus Hermann), 230, 267 (Imagesource), 231, 233, 234, 237, 241, 243, 278, 281 (photodisc), 242, 258, 260, 261, 270, 280 (Karl Newedel), 244, 245, 247, 248, 249, 259, 266, 267, 272, 274 (Rolf Seiffe), 275, 277 (Antje Plewinski)

dr. med. ulrich
strunz

forever
young

**Einfach jung bleiben
mit dem 4-Wochen-
Erfolgsprogramm**

+++ Power für Ihre Gene +++
+++ Jungbrunnen Steinzeit: Die Paläo-Diät +++

HEYNE

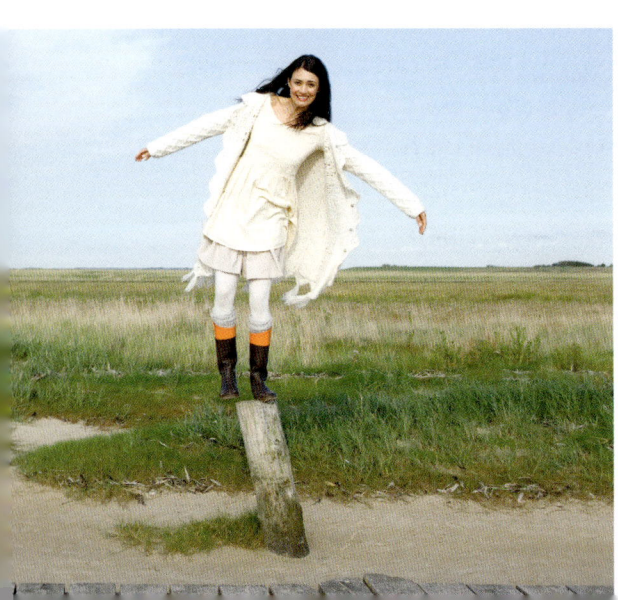

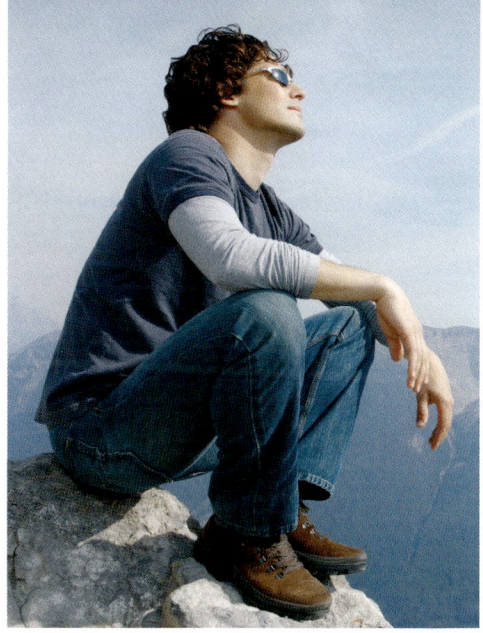

INHALT

129 *So geht Forever Young*

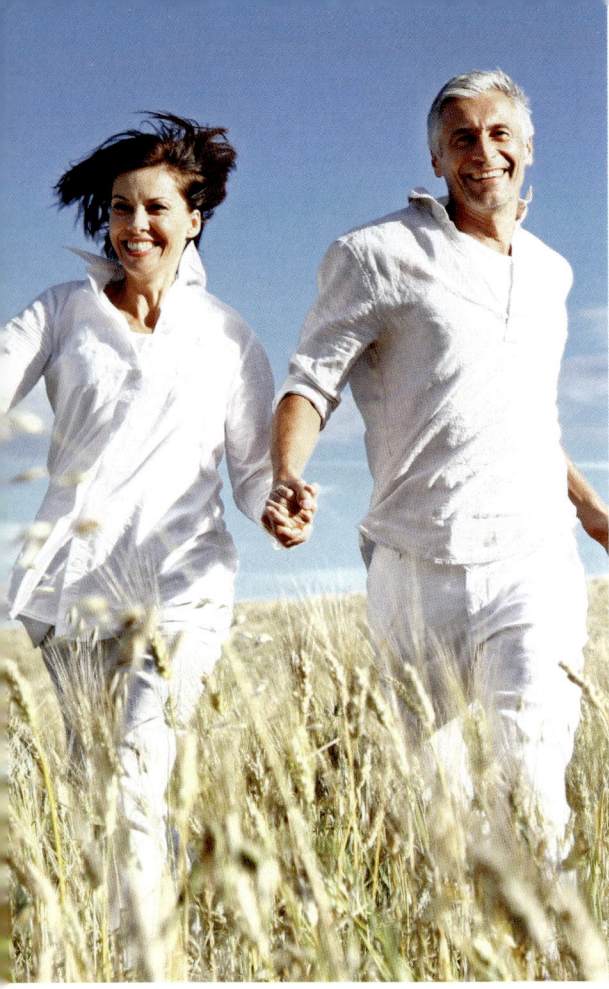

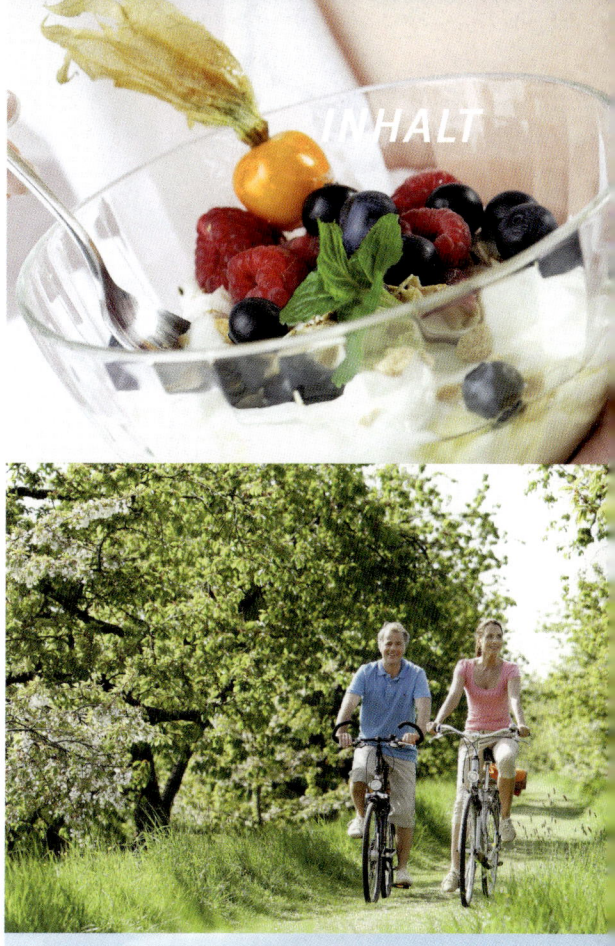

INHALT

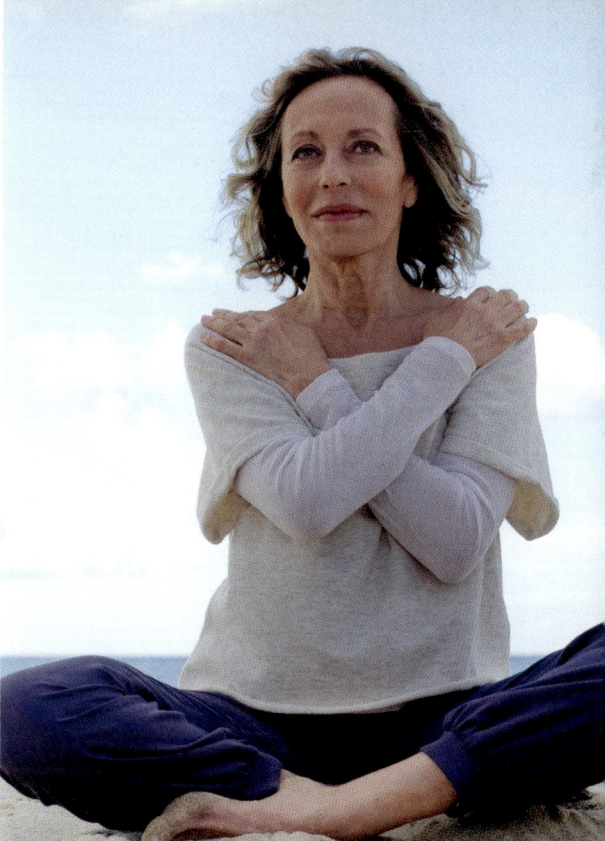

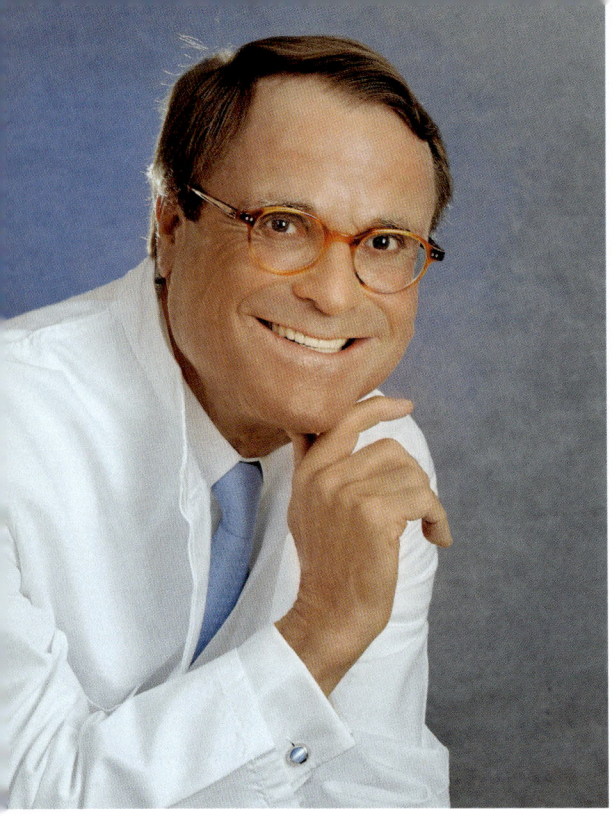

Einfach jung bleiben

Hier geht es nicht darum, 120 zu werden. Wir leben ja schon dreimal so lang wie der Eiszeit-Mensch. Der zwar nur 31 wurde, aber stattlich groß, schlank und gesund war. Wollen wir auch. Gesund in die Kiste springen – halt später. Hier in diesem Buch geht es darum, ganz gemütlich zu altern, uns um Jahre jünger zu fühlen, jünger auszusehen, gesund zu bleiben. Vor 15 Jahren habe ich das schon einmal beschrieben. Im Forever-Young-1.0. Heute gibt's ein Update. Denn die Wissenschaft ist um eine ganze Forschungsdekade weiter. Wir haben mittlerweile das Genom entschlüsselt – und die Epigenetik entdeckt.

Wir wissen, dass wir nicht Opfer unserer Gene sind. Sondern sie mit ganz einfachen Mitteln an- und ausknipsen können. Wir müssen weder den Herzinfarkt vom Vater bekommen noch den Altersdiabetes von der Mutter. Mit dem richtigen Forever-Young-Lebensstil können wir gesund leben, fröhlich sein, bis ins hohe Alter.

Der neue Maßstab: Unsere Telomere. Die sitzen in der Zelle. Und wenn sie lang sind, dann leben wir lange und gesund. Lang und gesund leben ist machbar. Wir müssen halt wissen wie … und ein wenig dazu tun. Denn daran hat sich auch im letzten Jahrzehnt nichts geändert: Was wirklich hilft, ist selten nur eine Pille. Ich weiß, die möchten Sie. Aber die macht längst nicht so viel Spaß wie lebbare Gesundheits-Forever-Young-Rezepte. Sie kriegen hier Wissenschaft und Wissen, das man in der Praxis gut und gerne umsetzt.

Wir wissen heute ziemlich genau, was der Natur entgegen wirkt, uns schnell alt macht: Entzündungen, AGES, Oxidation, abnormale Methylierung … und all das kann man messen. Wir können sogar die Länge unserer Telomere messen. Und immer ist es das WISSEN, das uns zum TUN verhilft. Wenn wir wissen, wie es in unserem Darm aussieht, können wir gezielt die Bakterienstämme aufforsten – für ein stärkeres Immunsystem, für bessere Laune.

Denn dann verschwinden häufig auch Depressionen. Wenn wir unseren Cortisolspiegel im Tagesverlauf untersuchen, dann brauchen wir uns vor einem Burn-out nicht länger zu fürchten – denn dann wissen wir, was zu tun ist. Wenn wir unsere Herzratenvariabilität kennen, dann tun wir viel eher etwas gegen Stress, dagegen, dass uns das Leben weiter auslaugt und immer unbeweglicher macht – im Kopf und im Körper. Wenn wir unsere Spiegel an Nervenbotenstoffe kennen, fällt es uns leicht einen Mangel mit Aminosäuren und B-Vitaminen auszugleichen, weil wir sofort fühlen, wie unsere Energie wächst, die Trägheit verschwindet und mit ihr die schlechte Laune. Und wenn ein Hormon ganz niedrig ist, dann sollte man auch mal mit einem Endokrinologen sprechen. Wie mit Dr. Lacher. Das Interview lesen Sie auf Seite 82.

Forever Young kann man messen: Wenig Fett, viel Muskeln, super Insulinsensitivität, ein aktives Immunsystem, Gute-Laune-Botenstoffe, keine Entzündungsstoffe im Körper – das ist die Basis. Messbar. Natürlich essen wir uns jung – mit genetisch korrekter Kost. Oder schöner: mit der Steini-Weisheit. Sie finden hier Rezepte und Listen von Lebensmitteln, die uns jung halten – und von denen, die uns schnell alt machen. Von mir bekommen Sie nicht eine Vitaminphobie, sondern einen Forever-Young-Cocktail. Und Anlei-

tung zur jung haltenden Bewegung. Auch hier gibt es völlig neue Erkenntnisse. Hart, aber herzlich schützt die Telomere vorm Schrumpfen. Ein neues Forever-Young-Bewegungsprogramm setzt auf den leistungskräftigen Muskel – und der muss auch elastisch sein. Und das Spannende heute: Trainieren Sie nicht mehr so stur und regelmäßig, sondern gestalten Sie das Training, wie unsere Vorfahren gelebt haben – »nach Bedarf«. Einmal mussten sie hinterm Wildschwein herrennen, ein anderes Mal mussten sie es tragen, dann wieder tagelang nichts. Berückende Idee, nicht wahr?

Natürlich fehlt auch in diesem Buch das dritte Bein nicht: die Kraft der Gedanken. Oder der Nichtgedanken. Unglaublich, was die Neurowissenschaft über Meditation, Glück, Liebe, Weisheit und Gesundheit herausgefunden hat. Sie lesen, wie man heute aus dem Gedankenkarussell rauskommt. Ich nenne das natürlich anders. Ich nenne das Träumen. Und zeige Ihnen, wie man es optimal im Leben einsetzt. Und wieso dieses Träumen die beste Anti-Aging-Medizin ist, über die wir verfügen.

Gut essen, sich clever bewegen und viel träumen … Kommen Sie mit.

Viel Spaß, wünscht Ihnen Ihr

U. Strunz

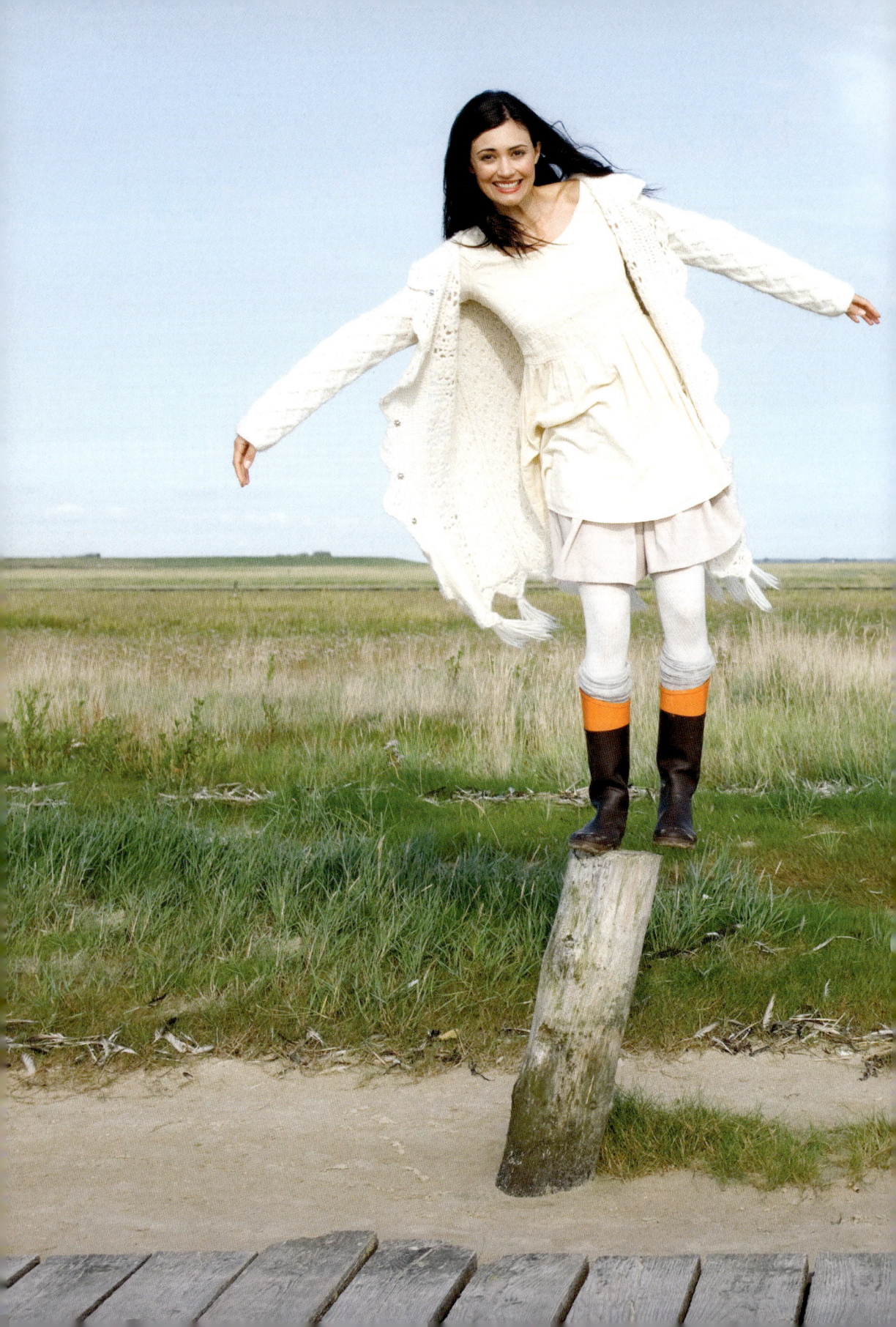

Älter werden – jung bleiben ...

... das ist kein Widerspruch. Das ist ein Ziel, das Sie erreichen können. Bis ins hohe Alter präsent sein. Da sein. Gesund sein. Gut drauf sein. Großartig sein. Sich gut fühlen. Das alles ist möglich. Wir brauchen kein Rezept für ein längeres Leben, wenn es dieses nicht besser macht. Täglich besser. Wie mit dem Forever-Young-Code ...

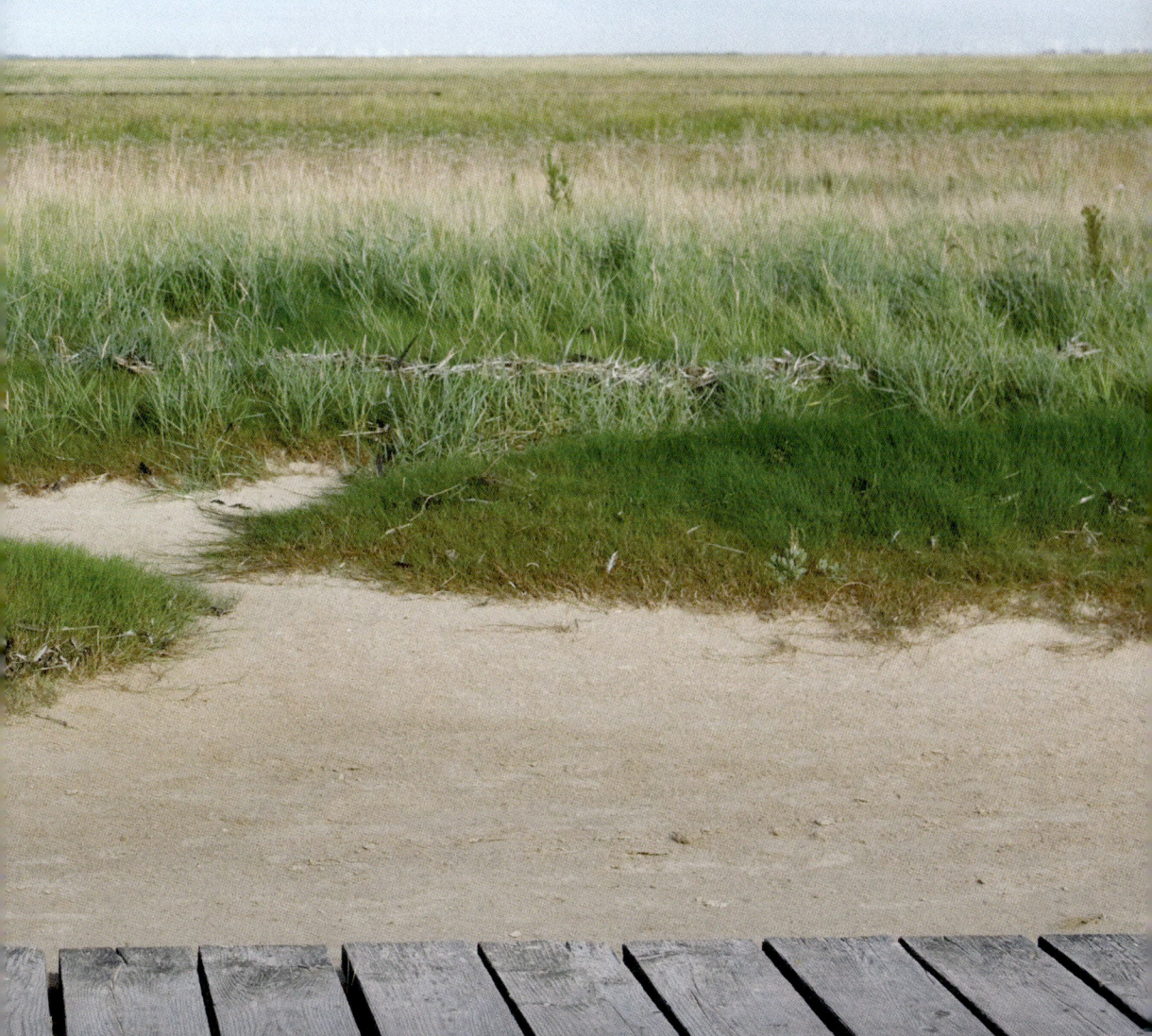

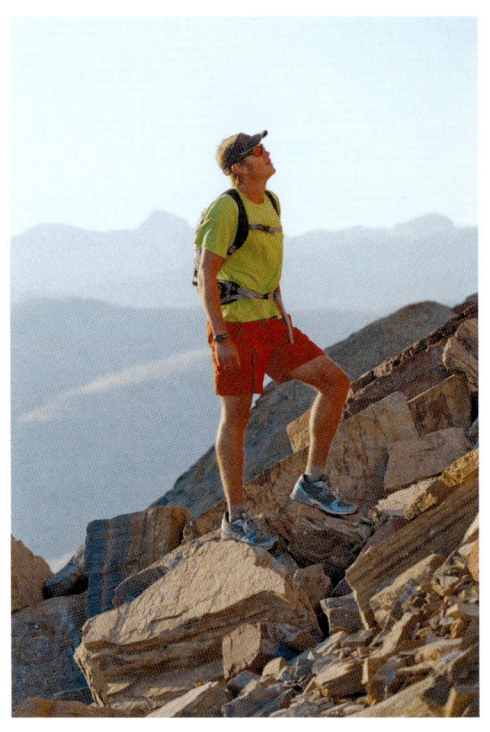

Der Forever Young Code

Altern tun wir alle. Ab dreißig. Nur die einen können das halt so richtig gut. Die tun das schlicht gesagt schnell und sichtbar. Die anderen kraxeln mit 78 Jahren und einem Lächeln im Bubengesicht auf den Mount Everest. Und die einen schultern lauter Zipperlein auf ihrem Lebensweg. Nennt man pathologisches Altern. Mit kaputten Gelenken, porösen Knochen, Hörgerät, sich ablösender Netzhaut, diabetischen Nervenentzündungen, dickem Bauch, schwindenden Muskeln … Will ich nicht. Wollen Sie nicht.

Die gute Nachricht: Dass wir so unterschiedlich altern, schnell oder langsam, dick oder dünn, sichtbar oder unsichtbar, gesund oder ungesund, zeigt: Wir können es beeinflussen. Punkt. Verstanden? Halt. Wie können wir das beeinflussen?

- durch clevere Bewegung
- durch genetisch korrekte Kost
- durch tief Durchatmen (ohne Nikotin) – und Entspannung
- durch liebevolle Zuwendung zu sich selbst – Priming

Das alles verpackt in ein lebbares 4-Wochen-Forever-Young-Programm.

Priming schenkt schöne Lebenszeit

Pri… was? Das ist die Basis – die Grundlage, das sind die wichtigsten Zeilen in diesem Buch: durch das richtige Denken! Denn Sie allein sind für Ihre Gesundheit, Ihre Heilung zuständig. Und da spielen nicht nur Ihre Taten eine Rolle, sondern erst einmal Ihre Gedanken. Sie bestimmen selbst, ob Sie lange jung bleiben oder schnell altern. Durch Priming.

Ein Beispiel aus dem Fußball – das versteht jeder. Arjen Robben schoss in der Champions-League in der letzten Minute das entscheidende Tor. Warum tat er das?

Das verriet er im Interview: »Alle haben mir gesagt, dass ich das entscheidende Tor schießen werde.« Das nennt man Priming – die positive Ingangsetzung eines zukünftigen Ereignisses. Wenn Sie wollen: die Bestellung beim Universum. Ich mache das lieber direkt: gleich beim Unterbewusstsein. Und mehr müssen Sie darüber gar nicht wissen. Das, was Sie täglich denken, das, was Sie täglich anhören, lesen, sich sagen lassen und dann tief innen drinnen glauben, das wird Wirklichkeit.

Es ist so leicht …

Studien zeigen, dass alleine nach dem Lesen von Worten wie »alt«, »schwer«, »Last« die Versuchsteilnehmer langsamer, behäbiger, mit eingezogenen Schultern den Raum verlassen. Darum fülle ich Sie hier auch an mit Worten wie »jung«, »fröhlich«, »leicht«, »glücklich«, »gesund« … Mit Frohmedizin. Und ich sage Ihnen, dass Ihr Leben, Ihr Alltag, ein einziges Fitnesstraining ist. Ist es wirklich. Sie fühlen sich leicht, bewegen sich leicht, die Trägheit verschwindet … Tut sie ganz von alleine. Das erfinde ich nicht. Das ist Thema der Forschung. Da macht man Studien. Da hat man z. B. in einer Studie zu Zimmermädchen gesagt: »Ihr Job ist gleichzeitig ein Fitnesstraining.« Und die Mädels hatten nach vier Wochen ein Kilo weniger und sensationell verbesserte Blutwerte, im Vergleich zu den Mädchen, die dieses Wortgeschenk nicht bekommen hatten. Ich möchte, dass dieses Buch für Sie ein einzigartiges Priming wird.

Noch einmal: Für Ihre Gesundheit, für Ihr Lebensglück sind einzig und allein Sie selbst zuständig. Hören Sie zu, denken Sie kurz nach und probieren Sie es einfach aus. Wer achtsam durchs Leben geht, sich genetisch korrekt ernährt, Schlaf als Heilmittel sieht, seinen Körper wahrnimmt und lieb hat, sowohl Ausdauer – wie auch Kraft – trainiert, nur der kann überhaupt und dann noch gesund 100 Jahre alt werden. Und alle, die diese Lebenseinstellung mit mir teilen, haben

35 Jahre Freizeit

vor sich, die sie fit und lebenslustig genießen können. Das ist eine sehr, sehr, sehr lange Zeit. Oder was wollen Sie zwischen 65 und 100 sonst noch alles anstellen? Strahlen Sie mit mir. 35 Jahre. Freuen Sie sich auf Ihren 65. Geburtstag.

Dann geht's los! Vielleicht lassen Sie sich ja noch mal umschulen wie Wilfried S.

Forever Young =
Umschulen mit 84 Jahren

Lebensentscheidend ist immer die Blickrichtung. Schwelgt man (trübselig) in Erinnerungen? Schwärmt man von den vergangenen goldenen Zeiten? Oder guckt man nach vorne? Und genießt den Augenblick. Freut sich über täglich neue Aufgaben, freut sich auf fast nicht zu packende

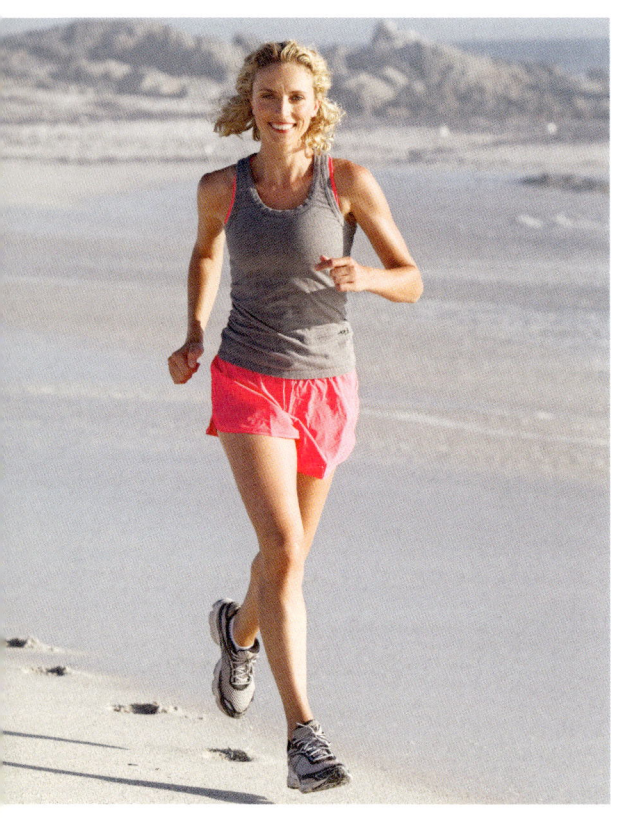

Lebensstil – das ist die neue Medizin. Bewegung hält Körper und Seele jung.

Hindernisse, wie den Drei-Stunden-Marathon. Die Frage nach Jugend ist doch schlicht und einfach: Blitzen Ihre Äugelein jeden Morgen wie die eines Kindes? Erwartungsfroh …?

Tja.

Wie der Schreiber aus Wien, der sich gerade an der Uni Wien einschreibt. Er möchte umschulen auf Fitnesstrainer für Senioren. Und diesen Beruf wolle er dann ergreifen.

In seinem alten Beruf sei er mit 77 in Pension gegangen, sei jetzt 84 Jahre. Und lebe seit Jahren »Forever Young«. Was das bedeutet? Sagt er uns: 174 cm groß, 60 Kilo schwer. Das Trainingsprogramm: Bei jedem Wetter 550 Höhenmeter (Kahlenberg und Leopoldsberg in Wien). Zusätzlich täglich 30 Minuten Crosstrainer.

Da hat jemand verstanden. Da beschafft sich jemand inneren Antrieb, die unbedingt notwendige Energie, um mit 84 einen neuen Beruf zu lernen.

Eine Frage des Stils

Die neue Medizin heißt nicht mehr »Herz auf Zimmer 127«, sondern: Lebensstil. Verändere dein Leben. Lebe gesünder. Nur … schlimmer und sinnloser kann man's gar nicht ausdrücken. Bei solchen Worten hört nämlich niemand zu. Also haben wir vor 20 Jahren voll innerer Begeisterung über das Laufen gesprochen. Ihnen den Mund wässrig gemacht. Ihnen erzählt, dass Sie mit dem Laufen Ihr Gehirn wach machen, das Gedächtnis verbessern, dass Sie … im Beruf erfolgreicher werden. Auf diesem Umweg wurde der Lebensstil ein bisschen verbessert.

Heute, 20 Jahre später, haben wir es viel leichter. Jetzt gibt es den Fachbegriff Epigenetik. Und den kann man sehr plastisch erklären. Und weil das Ganze so wissenschaftlich untermauert ist, glauben Sie's sogar. Sie verstehen die Geschichte von dem Genom, unserer genetischen Ausstattung, die beliebig durch die Umwelt, durch unseren Lebensstil verändert werden kann. Verändert man sein Leben, verändert man seinen Lebensstil, so verändert man alles. Man erlebt Überraschungen. Das mag die plötzlich verschwundene Migräne sein, das mag der wiedergefundene Lebensmut und die Lebensfreude sein oder eben auch – ganz unerwartet – ein Töchterlein.

Wenn ich es schaffe, nicht nur Ihrem linken, sondern auch Ihrem rechten Gehirn zu signalisieren, dass der Mensch ursprünglich als gesundes, schlankes, fittes, fröhliches Wesen gedacht war. Wenn ich signalisieren kann, dass immer dann, wenn Ihr Leben von diesem Bild abweicht, es einen Grund gibt. Einen Grund! Den Sie noch nicht einmal kennen müssen. Sie brauchen nur zu versuchen, »genetisch korrekt zu leben«. Mehr können Sie nicht tun. Und das Leben ändert sich. Das gesunde, schlanke, fitte, fröhliche Wesen schält sich wieder heraus. Kommen Sie einfach mit!

Das heißt jung – von Kopf bis Fuß

Wenn Sie ab heute etwas für sich tun: Steini-Fasten, sich clever bewegen, richtig entspannen, ein Forever-Young-Leben beginnen, dann tut sich binnen kurzer Zeit Verjüngendes in Ihrem Körper – und Sie haben die Chance, 100 zu werden. Oder 120? Und Sie spüren, wie die kleinen oder größeren körperlichen und mentalen Einschränkungen und Wehwehchen, die das Älterwerden für viele mit sich bringt, fast von heute auf morgen gestoppt und sogar rückgängig gemacht werden. Zum Beispiel

AUGEN: Man muss die Arme nicht mehr so weit ausstrecken zum Lesen. Sich nicht fürchten vor grauem oder grünem Star.

OHREN: Die Ohren wachsen zwar, das tun sie immer, damit wir den alterstypischen Hörverlust ausgleichen. Trotzdem sagen Sie seltener »Wie bitte?« als andere. Gute Durchblutung erhält die Hörfähigkeit.

GEHIRN: Die Durchblutung steigt an. Macht wach und kreativ. Es bilden sich neue Nervenzellen und mehr Verknüpfungen. Die geistige Leistungskraft steigt an. Nervenzellen schütten Endorphine aus, die machen gute Laune.

PSYCHE: Man entwickelt Tatkraft und Stärke, baut Ängste ab, Resilienz auf – die seelische Regenerationsfähigkeit nach Belastung.

SCHILDDRÜSE: Sie bildet mehr ihrer Hormone Thyroxin und Trijodthyronin. Wir fühlen uns energiegeladen – und der Stoffwechsel verbrennt mehr Energie. Auch danach, auch auf dem Sofa.

BAUCHSPEICHELDRÜSE: Muss nicht mehr so viel Insulin produzieren. Die Körperzellen reagieren wieder besser auf das Blutzuckerhormon. Zucker wird vermehrt in

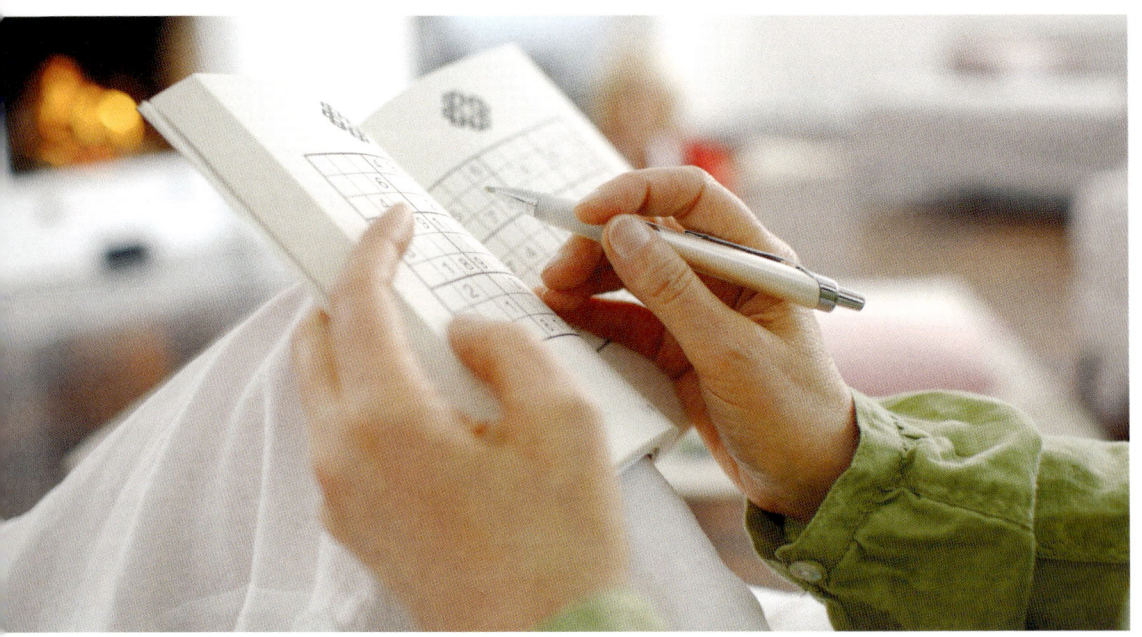

Forever Young erhält und stärkt die geistige Leistungskraft, macht wach und kreativ.

die Zellen transportiert, Blutzucker sinkt. Nichts schützt effektiver vor Diabetes.

DARM: Kulturrevolution. Neue Bakterien siedeln sich an. Man nimmt leichter ab. Der Insulinspiegel sinkt. Die gute Laune steigt an. Verdauungsprobleme verschwinden.

HERZ: Der Herzmuskel wird dicker, arbeitet ökonomischer. Schlägt für ein längeres Leben. Es nimmt statt drei viertel Liter Blut (untrainiert) einen ganzen Liter auf. Versorgt den Körper also mit 40 Litern Blut pro Minute, indem es 120 Mal schlägt und nicht 150 Mal, wie beim Untrainierten. Und auch die Herzratenvariabilität verbessert sich, das Maß der Lebendigkeit.

LEBER: Das Fett verschwindet. Binnen vier Wochen hat man ein neues gesundes, leistungsfähiges Entgiftungsorgan. Sie macht nicht länger so müde. Mutiert zum besseren Zuckerverwalter. Die trainierte Leber bunkert mehr Zucker (Glykogen), und schickt es bei Bedarf – Sprint & Co. – schneller ins Blut. Macht uns leistungsfähiger.

LUNGE: Man atmet weniger, dafür viel tiefer. Die Lunge fasst statt 0,5 Liter mitunter sogar das Fünffache. Die Lunge kann 25 Prozent mehr Sauerstoff aufnehmen. Davon profitiert das Gehirn, das Herz, der Muskel ... Kapazität und Leistungskraft der Lunge kann man durch Ausdauertraining optimieren. Das Lungenvolumen beträgt mit zwanzig durchschnittlich vier Liter, mit sechzig bloß noch zwei. Das muss nicht sein!

TESTOSTERON: Der Testosteronspiegel steigt, bei Mann und Frau. Das Hormon macht dynamisch, aktiv, willensstark. Stimuliert den Muskelaufbau – und somit den Fettabbau.

BLUT: Die Fließeigenschaft verbessert sich, die Blutmenge erhöht sich von sechs auf acht Liter, mehr rote Blutkörperchen transportieren Sauerstoff in die Organe.

IMMUNSYSTEM: Die Zahl der Killerzellen steigt auf das Sechsfache. Das Immunsystem feit besser vor Krankheiten. Wir sprechen hier von Schnupfen und Krebs. Und es ist so aktiv, dass es auch noch die Kraft hat, uns mit Endorphinen glücklich zu machen.

BEWEGUNGSAPPARAT: Osteoblasten, die Knochenaufbauer, machen den Knochen dicht und fest, schützen vor Osteoporose. Muskeln und Sehnen werden dicker und elastischer, die Gelenke stabilisiert und vor Verschleiß bewahrt. Bandscheiben trocknen nicht so aus, man sackt nicht so arg zusammen.

MUSKELN: Mehr Fasern sind aktiv – 90 statt 60 Prozent. Es bilden sich sechsmal mehr Mitochondrien – unsere Energiekraftwerke.

FETTGEWEBE: Man verbrennt mehr freie Fettsäuren. Den ganzen Tag. Das baut Fettpolster ab. Die nach und nach durch Muskeln ersetzt werden.

BLUTGEFÄSSE: Blutzucker- und Blutfettwerte sinken. Das gute HDL-Cholesterin steigt an, LDL sinkt, das Arteriosklerose-Risiko verringert sich – und das für Herzinfarkt auch. Das Gefäß eines 60-jährigen sieht aus wie das eines 30-jährigen.

ENTZÜNDUNGEN: Schwelende Entzündungen im Körper versiegen. Das trimmt den ganzen Menschen von träge, chronisch müde, ausgebrannt hin zu dynamisch und gesund.

STRESSWERTE: Der Cortisolspiegel sinkt dank erhöhter Stressresistenz. Auch nitrosativer und oxidativer Stress nehmen ab. Womit wir die drei schärfsten Altmacher, die wir kennen, entschärfen.

TELOMERE: Die Zündschnüre des Lebens schwinden nicht so schnell – und wachsen mitunter sogar.

HAUT: Die Haut wird wieder straffer, besser durchblutet, von Wasser gepolstert, das Bindegewebe vernetzt, die Faltentiefe schwindet.

WACHSTUMSHORMON: Die Zirbeldrüse bildet weiterhin genug von dem körpereigenen Jungbrunnen, der Muskeln aufbaut, Fett verbrennt.

> »Nimm den Versuch gesund zu bleiben leicht, sonst wirst du keinen Erfolg haben.«
>
> ARTHUR DE VANY

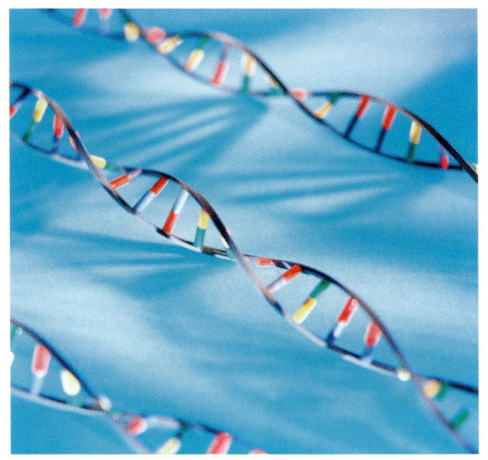

Was uns die Gene erzählen

Vor 59 000 Jahren lebten etwa 1000 Menschen auf der Erde. So kurz vor dem Aussterben haben die gerade noch mal die Kurve gekriegt – und daraus entwickelten sich dann Sie und ich und die restliche Weltbevölkerung. Wir mit unseren Genen.

Unser aller Erbe

Angefangen hat das freilich schon vor vier Milliarden Jahren. So alt ist die Geschichte unserer Gene. Da waren Sie nicht mehr als ein Einzeller. Aber auch das genetische Wissen dieses Kleinteils steckt noch in Ihnen drin. Gene sind das Erbe all unserer Vorfahren. Unsere rund 25 000 Gene haben wir von unseren Eltern, und die haben ihre von Oma und Opa. Wir alle miteinander haben nahezu die gleichen Gene und unterscheiden uns von unserem Nachbarn nur durch gerade mal drei Millionen Buchstaben-Veränderungen im 3,2 Milliarden-Buchstaben-Buch namens Genom.

Der Mensch – lauter Kopierfehler

Kleine Kopierfehler, winzige Schäden machten im Verlauf der Evolution aus dem Einzeller den Menschen. Wir verloren den Schwanz, das Fell … Und irgendwann vor einer Milliarde Jahren wurden dann von der Evolution die Lebewesen aussortiert, die nicht auf Süß standen. Seit Urzeiten beziehen wir unsere Energie aus Süßem, aus Zucker, aus zuckrigen Früchten. Überlebenswichtig. Denn wir konnten nun mal nicht vorm Säbelzahntiger flüchten, wenn der Blutzucker im Keller war. Die süße Frucht schenkte uns schnelle Energie. Weil wir Süß verwerten können, haben wir überlebt. Überlebt, weil wir uns über Jahrmillionen hinweg immer wieder an die Umwelt angepasst haben. Und das an die nächste Generation weitergaben. Die eine Genvariante macht blaue Augen, die andere Alzheimer. Die nächste lässt uns Alkohol nicht vertragen oder Milch. So Genvarianten vererben sich weiter. Oder sie verschwinden auch wieder, weil sie unsere Spezies weder zur Fortpflanzung noch zum Überleben braucht. Und Überleben hieß Jahrmillionen lang: Sparsam mit der Energie umgehen. So träge wie möglich sein, sich so viele Steaks und Wurzeln einverleiben, wie es nur gerade geht.

Kopierfehler: Milchverträglichkeit

Noch vor 10 000 Jahren etwa hatten wir so eine Genvariante, die dafür sorgte, dass uns Mutter nicht länger als ein paar Jahre stillt. Wir haben die Milch, den Milchzucker, natürlicherweise einfach plötzlich nicht mehr vertragen. Nennt man heute Laktoseintoleranz. Normal ist also, Milch im Kindesalter plötzlich nicht mehr zu vertragen; unnormal, sie zu vertragen. Normal sind nur noch wenige in Europa. Irgendwann vor etwa 8000 Jahren half uns die Milch nämlich beim Überleben. Und: Der Franzose erfand seinen tollen Käse! Das ist natürlich von Vorteil, wenn man das verträgt. Darum haben sich unsere Gene auf Milch und Milchprodukte eingestellt. Und nur noch jeder Zehnte trägt die Genvariante, die dafür sorgt, dass man auf Milch Bauchweh kriegt. Anders in Asien. Dort spielte die Milch in der Geschichte der Evolution keine Rolle. Dort verträgt man sie immer noch nicht.

Urprogramm: Steinzeit

Das Fell haben wir verloren, der Kiefer lässt uns Platz für ein großes gescheites Hirn, der unsinnige Weisheitszahn ist allerdings immer noch da … wir sind das Ergebnis der evolutionären Anpassung an die Umwelt – mit kleinen Kopierfehlern. Allerdings laufen wir immer noch mit dem Grundprogramm des Steinzeitmenschen herum. Und das passt nicht so richtig zu Weizen-Monokultur, zu Zucker aus der Fabrik, zu Tütensuppen, Fahrstühlen und anderen scheinbaren Annehmlichkeiten unseres »modernen« Lebens. Im Gegenteil. Als guter Futterverwerter konnten wir früher lange leben und uns prächtig vermehren – heutzutage macht uns dieses Ur-Genprogramm unfruchtbar und anfällig für Zivilisationskrankheiten, die da heißen Alzheimer, Diabetes, Herzinfarkt, Schlaganfall, Krebs … Anfällig. Punkt. Denn freilich kann man da was dagegen tun.

Alltagstauglicher
JUNGBRUNNEN

Steini-tauglich?

Das Wichtigste hier und gleich lautet: Wenn Sie vor Ihrem Kühlschrank, im Supermarkt oder in der Kantine stehen, dann fragen Sie sich: Was hätte der Steinzeitmensch gegessen? Und da greifen Sie zu. Alles andere lassen Sie erst einmal liegen. Der Großteil davon sollte pflanzlich sein.

Gentest: Will man's wissen?

Haben Sie gute Gene? Na, dann können Sie sich ja die Leberkäse-Semmel auf der Couch ohne schlechtes Gewissen reindrücken. Ich weiß: Wer weiß, dass er gute Gene hat, tendiert wahrscheinlich dazu, unvernünftig zu werden. Sie kennen sicher auch den Zigaretten-mit-schlechtem-Gewissen-im Aschenbecher-Ausdrücker-Spruch: »Meine Oma hat mit 99 noch geraucht.«

Haben Sie schlechte Gene? Einfach kurz umgucken im Verwandtenkreis. Vater hatte einen Herzinfarkt, Mutter Diabetes? Wo ist der Cholesterinspiegel hoch, wo drücken die Pfunde?

Was hilft uns die Antwort auf Fragen wie: Hilft mir der Betablocker überhaupt? Krieg ich später mal ne Osteoporose? Schlummert in meiner Brust der Krebs? Seit Angelina Jolie machen wir uns ja schon mehr oder weniger Gedanken, ob man vielleicht nicht doch einmal einen Gentest ... Schließlich entdeckt man immer mehr Veränderungen an unseren Chromosomen, die das Risiko für die eine oder andere ernsthafte Krankheit erhöhen. Viel Stoff für ein großes Geschäft: persönliche Genanalysen. Dafür wird man sogar für den Innovationspreis der deutschen Wirtschaft nominiert. Wie die anonymen Internet-Analysen von bio.logis, der »Personal Genomic Service« (PGS).

Manchmal lebensrettend ...

... manchmal lebensverlängernd, manchmal dumm. Gentests muss man, wie so vieles, differenziert betrachten. Natürlich möchte man wissen, ob im Neugeborenen eine Stoffwechsel- oder Hormonstörung schlummert, die das Kind schwer krank macht, wenn man es nicht behandelt. Darum wird schon heute das Blut von Neugeborenen routinemäßig auf Erbkrankheiten untersucht. Natürlich macht es Sinn, wenn bei Verdacht auf eine Erbkrankheit wie Morbus Crohn, Alzheimer, Chorea Huntington, Mukoviszidose mal untersucht wird, ob man ein defektes Gen dafür hat. Um die Diagnose abzusichern. Braucht man einen Gentest vorbeugend? Als Prävention? Beispielsweise den PGS. Da werden etwa 100 genetische Varianten untersucht. Und es gibt verschiedene Sets. Man erfährt zum Beispiel, ob ein Medikament wirklich wirkt. Das ist nämlich stoffwechselabhängig, und der Stoffwechsel ist genetisch bedingt. Ich weiß also, ob beispielsweise ein Statin mir hilft, das Schmerzmittel etwas ausrichtet, ob Tamoxifen oder ein Chemotherapeutikum das Richtige für einen ist, ob Psychopharmaka, Antibiotika und Antidiabetika wirklich wirken (Pharmakogenetik).

Dann gibt es noch ein weiteres Vorsorge-Set. Damit stellt man fest, ob man Milchprodukte verträgt, wie der Körper auf Alkohol, Fett, Koffein reagiert. Wie hoch der

Bedarf an Antioxidantien, Vitaminen und Mineralstoffen ist. Und: Welche Muskelfasern mir das Leben leichter machen, ob ich eher für Ausdauer oder Sprints gebaut bin.

Weitere Tests zeigen, wie der Körper die Schadstoffe aus der Umwelt entgiftet. Wie anfällig man für eine Herz-Kreislauf-Erkrankung ist – und welche Medikamente die richtigen für einen sind, von Betablocker über Clopidogrel bis Statine. Wie gut vertrage ich die Zigarette? Mit was entwöhne ich am besten? Kann man alles testen. So ein Rundumtest kostet etwa 500 Euro. Die Kasse zahlt freilich nicht. (www.bio.logis.de/personal-genomics-services/ oder: pgsbox.de)

Man checkt ja auch den Blutdruck

Wenn mir das Wissen um eine genetische Veränderung hilft, gesünder zu leben, mit einer einfachen Therapie oder Lebensstiländerung länger gesund und jung zu bleiben, dann ist so ein Test schon sinnvoll. Man checkt ja auch den Blutdruck, den Cholesterinwert und viele andere Körperwerte. Ganz ehrlich, bevor ich ein Medikament nehme, wenn ich's nehme, möchte ich wenigstens wissen, ob es wirkt. Oder nur nebenwirkt.

Doch das Wissen um mögliche genetische Beeinträchtigungen hat auch eine Schattenseite: Die Genetik schafft nie eine hundertprozentige Prognose. Der mit einem Alzheimer-Gen springt von einem Angstzustand in den nächsten, wenn er mal den Schlüssel vergisst, sich einen Namen nicht merken kann. Und er stirbt, bevor sich das Hirn meldet, an stressbedingtem Herzinfarkt.

Ein grauenhafter Schritt

Noch schlimmer: Angelina Jolie. Sensationsmeldung in allen Zeitungen auf diesem Globus. Die bekannte Filmschauspielerin hat sich beide Brüste entfernen lassen. Vorsorglich. Weil sie ein deutlich erhöhtes Risiko für Brustkrebs hätte, aufgrund eines Genes. Tatsächlich 85 Prozent. Jolie ist nicht allein: Schon melden sich auch in Deutschland die ersten Frauen, die den gleichen Schritt gegangen sind. Beide Brüste vorsorglich entfernt.

Angelina Jolie ist ein Vorbild. Wie viele Frauen werden sich auch noch zu diesem grauenhaften Schritt entschließen? Deutlicher kann man das grobe Missverständnis nicht klarmachen. Das Missverständnis, es gäbe ein Krebs-Gen, dem man hilflos ausgeliefert ist. Aber natürlich hat uns genau die Genforschung diesen wissenschaftlichen Unfug suggeriert. Kann man nix machen. Resultat: vorsorgliche Brustamputation. Und das wird so weitergehen. Bis jeder Arzt etwas von Epigenetik versteht. Dauert zehn Jahre, bis sich das herumspricht. Was ich freilich ganz genau weiß: Keiner wird sich in zehn Jahren entschuldigen. Bei den verstümmelten Frauen.

Die Epigenetik – eine neue Wissenschaft

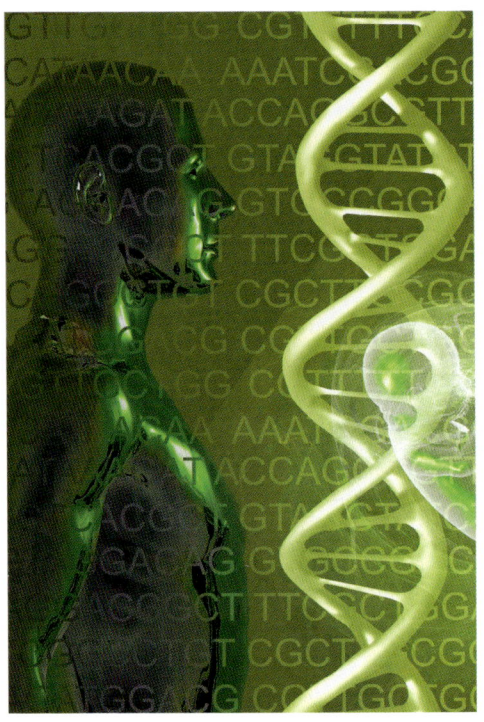

Eine grüne stachelige Raupe und ein zitronengelber Schmetterling haben das gleiche genetische Erbgut. Und sind doch völlig unterschiedlich. Verpuppen heißt: Die einen Gene werden an- und andere ausgeschaltet. Auch welche Bienenlarve später zur Königin wird, entscheidet nicht die Genetik, sondern das Futter. Das Königinnenfutter Gelée Royale schaltet Gene um – diese Biene wird doppelt so groß.

Die Entschlüsselung des genetischen Codes war für die Forschung – für Sie und mich – ein wenig arg enttäuschend. Wer will schon wissen, dass wir nicht viel mehr Gene besitzen als ein Regenwurm und sich unsere genetische Ausstattung zu weniger als zwei Prozent von der eines Schimpansen unterscheidet? Nun, wir haben rund 25 000 Gene. Und die bestimmen, wie und was wir sind? Falsch. Da gibt es nämlich den epigenetischen Code.

»Nur wer erwachsen wird und ein Kind bleibt, ist ein Mensch.«
ERICH KÄSTNER

Der zweite genetische Code

Erst über die Frage, welche Gene ein Organismus überhaupt aktiv benutzt, kann man herausfinden, was uns einzigartig macht, was uns wirklich krank macht, was uns schnell altern lässt. Wichtig ist also, welche Gene wie aktiv sind. Das untersucht die Epigenetik. Die gute Nachricht: Der epigenetische Code wird von dem, was wir im Laufe unseres Lebens tun und denken, beeinflusst. Heißt: Das Ganze lässt sich ändern. Sogar über Generationen hinweg!

Dicke Papas kriegen dicke Buben – aber schlanke Töchter. Fliegen, die während ihrer Entwicklung einem Hitzeschock ausgesetzt wurden, haben keine weißen, sondern rote Augen – und auch die nächste Generation hat rote Augen. Ein Beispiel aus der Epigenetik. Die neue Wissenschaft beschäftigt sich mit der Veränderbarkeit unserer Gene. Sogar über Generationen hinweg. Wir haben nicht nur unterschiedliche Gene. Zwillingsstudien zeigen, sie können durch unseren Lebensstil an- und abgeschaltet werden. Den Zwilling dick und früh krank machen – oder dünn und langlebig. Bis zu 70 Prozent können Gene bestimmen, ob wir uns einen Typ-2-Diabetes einfangen oder nicht. Allerdings kann man immer etwas tun. Der Diabetes kommt nicht, wenn wir ihn nicht mit Zucker anfüttern.

Programmänderung in einer Woche

Wie wir mit Essen und Bewegung und Entspannung verhindern, trotz schlechter Gene krank zu werden, das erforscht man zum Beispiel auch in der Berliner Charité. »Ernährt man gesunde Zwillingspaare bei gleicher Kalorienzahl einmal sehr kohlenhydratreich, aber fettarm, und danach umgekehrt, verändert sich schon in kürzester Zeit die Epigenetik«, sagt Prof. Andreas Pfeiffer, Endokrinologe. Schon innerhalb von sechs Tagen wurden Gene umprogrammiert. Binnen sechs Tagen verändern sich der Fettstoffwechsel und die Entzündungen im Körper. Was meinen Sie, was in Ihrem Körper passiert, wenn Sie

einfach mal 30 Tage lang das Steini-Fasten machen. Ab Seite 225 geht's los.

Fangen Sie gleich damit an. Denn ich denke, es dauert 15 Jahre, bis man aus den Gen-Studien eine »personalisierte Medizin« hat. Brauche ich nicht abwarten. Weiß ich schon jetzt. Erzählt mir die Evolutionsmedizin.

Ab Seite 130 finden Sie mein neues Forever-Young-Programm. Es macht aus Ihnen schon jetzt einen neuen Menschen. Verändert den zweiten genetischen Code. In nur vier Wochen hat man sich und den Körper, das Gehirn und den Stoffwechsel so umgedreht, dass einen auch die Gene nicht mehr müde machen, nicht mehr dick und nicht mehr krank. Ist ein Forever-Young-Code eben ☺.

Ein Genschalter namens Methylierung

Wie funktioniert denn so ein An- und Ausknipsen der Gene? Wenn der Körper ein Protein produziert – ein Hormon, ein Stück Muskel, Abwehrzellen – dann liest ein Enzym (= Stoffwechselarbeiter) auf unserem Erbgut, den Genen, genauer: der DNA, den Bauplan dafür ab. Und dafür gibt es biochemische Schalter. Z. B. Methylgruppen. Steht dem Enzym eine Methylgruppe im Weg, kann das dahinter liegende Gen nicht aktiv werden. Wird stillgelegt. Die Fachleute reden von Methylierung. An sich ist Methylierung eine gute Sache. Die Methy-

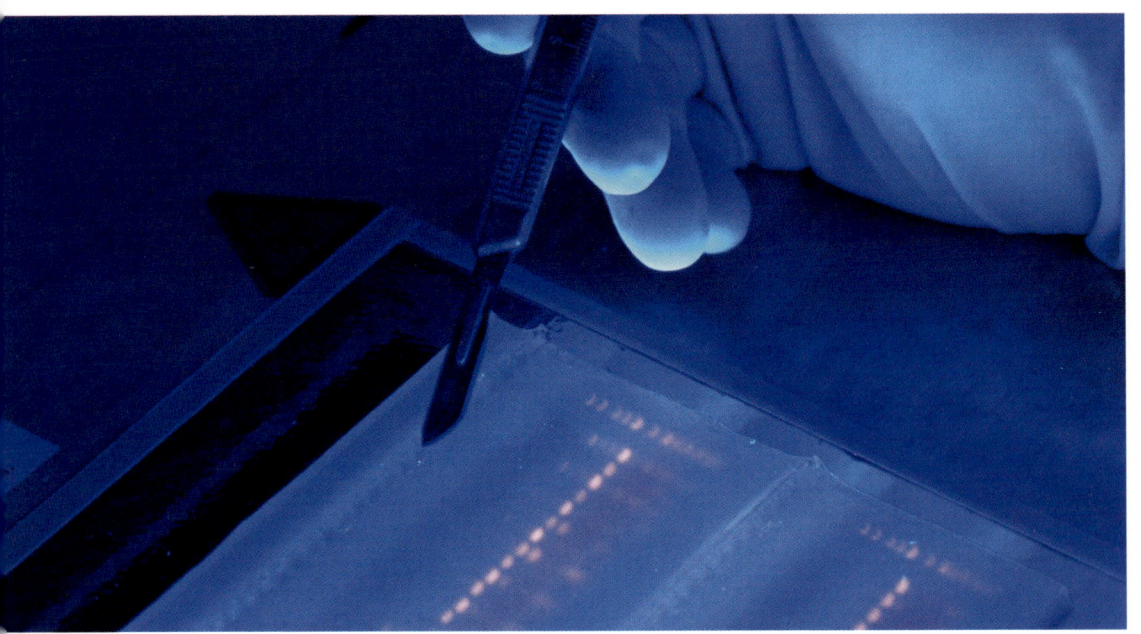

Gute Gene kann man durch entsprechendes Verhalten unterstützen, negative abschalten.

lierung verändert das Gen selbst nicht, nur seine Wirkung. Andersherum kann ein Gen durch Abspaltung einer Methylgruppe angeschaltet werden.

Solange alles in geregelten Bahnen verläuft, legt die Methylierung »schlechte« Gene still und lässt das Ablesen von »guten« Genen zu. Läuft sie aber aus dem Ruder, kann es durch Methylierung der falschen Gene zu Krankheiten wie Krebs und Alzheimer kommen. Ursachen dafür sind u. a. zu viele Umweltgifte, zu wenige Antioxidantien, zu viel Stress, zu wenig Bewegung, zu viel Zucker, zu wenig grüner Tee … Das Schöne ist: Wir können die Methylie-

rung beeinflussen. Unser Lebensstil hat Einfluss darauf, welche unserer Gene ein- und welche ausgeschaltet sind. Nennt sich Epigenetik. Nenne ich Forever-Young-Code. Mit Bewegung, genetisch korrekter Ernährung, genug Antioxidantien und Entspannung können wir also negative Gene ab- und positive anschalten. Vorsicht: Wenn wir wieder in bewegungsarme, stressige und kalorienreiche Lebensmuster verfallen, verlieren sich die positiven genetischen Veränderungen wieder. Sie dürfen ein Leben lang etwas Gutes für sich, ihren Kopf und Ihren Körper tun. Das tun Sie auch. Dann, wenn Sie Freude daran haben, wenn es leicht fällt, wenn Sie sich täglich jünger fühlen. Kommen Sie einfach mit.

Zurück in die Zukunft?

Es geht uns viel besser, als unseren Vorfahren vor (nur) 150 Jahren. Sagt doch jeder. Ganz besonders als der arbeitenden Klasse damals. Damals, im viktorianischen Zeitalter. Von 1850 bis 1880. Nichts falscher als das. In einer ausgesprochen peniblen Arbeit hat man sich einmal mit der Ernährung damals und der resultierenden Gesundheit beschäftigt. Und fand genau das Gegenteil von dem, was Sie glauben. Die Lebenserwartung damals – wenn man sie wegen der höheren Kindersterblichkeit von fünf Jahren an zählt – war höher, war länger als unsere Lebenserwartung heute. Hätten Sie das geglaubt?

Von den typischen Zivilisationskrankheiten, den degenerativen Krankheiten gab es nur zehn Prozent, verglichen mit heute. Die Menschen damals lebten also länger (Säuglingssterblichkeit ausgenommen) und waren ein Vielfaches gesünder.

Weshalb? Dabei haben die etwa doppelt so viel (an Kalorien) gegessen wie wir heute. Leicht zu verstehen: Die haben auch im Durchschnitt doppelt so viel körperliche Arbeit verrichtet wie wir. Und – jetzt kommt's – die haben so sehr viel mehr Früchte, Gemüse, volles Korn und Fisch gegessen, sodass die Menge an Vitaminen und Mineralien zehnmal größer war, verglichen mit Ihrer Vitaminversorgung. Hätten Sie das vermutet?

Um Ihnen eine Idee zu geben: Das billigste und häufigste Gemüse waren Zwiebeln. Dann kamen Brunnenkresse und Mohrrüben … Äpfel gab es von August bis Mai. Dann Kirschen von Mai bis Juli. Stachelbeeren von Juli bis August, Pflaumen von Juli bis September. Was lernen wir? Gegessen wurde, was das umliegende Land gerade hergab. Damals gab's noch keine Boeing 707 für den weltweiten Transport. Und man musste sich nicht über den CO_2-Anstieg stressen.

All das änderte sich dramatisch etwa 1880. Mit dem Aufkommen von verarbeitetem Essen, von Konservenkost (Corned Beef). Resultat: die Menschen wurden kleiner. Rapide. Die Infanterie musste die geforderte Minimalgröße der Rekruten 1883 verringern von 1,65 Meter auf 1,57 Meter. 18 Jahre später noch weiter auf nur noch 1,50 Meter.

Zurück zum Thema: Wenn die Lebenserwartung damals vor 150 Jahren höher war als heute, obwohl die doch damals keine Pillen hatten, kein Penicillin, wenig Chirurgie, kaum Anästhesie, kein Röntgen, kein Kernspin … dann muss diese höhere Lebenserwartung zurückzuführen sein auf den Lebensstil. Und der wird hier eben genau beschrieben:

- mehr körperliche Arbeit
- mehr Vitamine und Co.

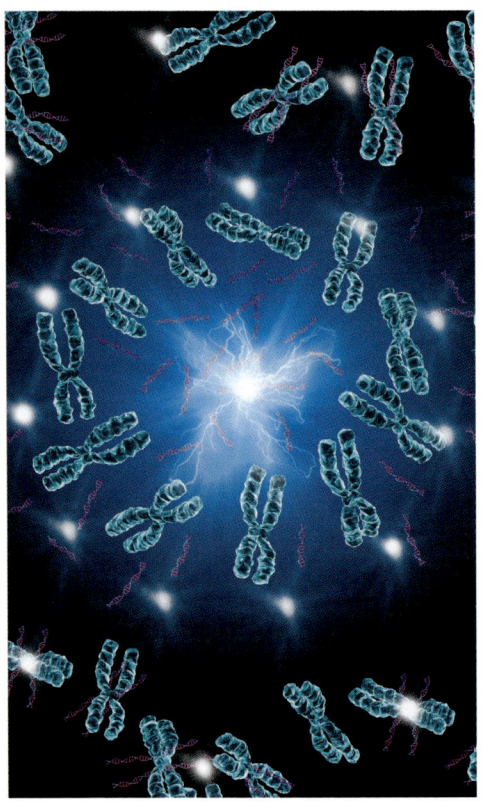

Zündschnüre des Lebens

Das sind die Telomere. Unsere Lebensuhr tickt an den Endstücken der Chromosomen, an den Trägern der Erbinformation. Dort stecken quasi wie Schutzkappen auf einem Schnürsenkel die Telomere. Proteine, die unsere DNA vor körpereigenen Abwehrmechanismen schützen. Jede Zellteilung wetzt die Telomere ein Stück kürzer. Sodass die Folgezellen weniger Schutzsubstanz haben. Sobald sie aufgebraucht ist, stirbt die Zelle. Und irgendwann ist der ganze Mensch tot. Das Enzym Telomerase kann die Telomere immer wieder reparieren und so den Alterungsprozess aufhalten.

Moderne Jungbrunnen

Wir wollen ja nicht unbedingt älter werden. Wir werden ja eh schon sehr alt. Ein Junge, der heute auf die Welt kommt, wird 78 (drei Jahre älter als vor zehn Jahren), ein Mädel 83 Jahre (1,5 Jahre älter als vor zehn Jahren). Wir wollen allerdings gesund alt werden. Ohne Fettmassen und Muskelschwund. Ohne Arteriosklerose, ohne Diabetes, ohne Herzinfarkt, ohne Schlaganfall, ohne Alzheimer, ohne Krebs, ohne Demenz, ohne Osteoporose, ohne Inkontinenz, ohne Depression, Schlafstörungen, Nervenleiden ...

Tja, und wie macht man das? Man verlängert die Zündschnüre des Lebens.

Gerade erst in der Fachzeitschrift *The Lancet Oncology* erschienen: Man muss nur mal eine Zeit lang gesund leben – und schon wachsen die Zündschnüre des Lebens. Ein gesunder Lebensstil lässt Zellen langsamer altern. Über fünf Jahre haben US-Forscher 35 Männer untersucht. Zehn Männer lebten in dieser Zeit besonders gesund. Sie ernährten sich nach der Vollwertkost mit viel Obst und Gemüse, machten täglich eine leichte Bewegungsübung, Yoga und Stressbewältigung. In dieser Gruppe wurden die Telomere um zehn Prozent länger. Die 25 Männer in der Kontrollgruppe änderten ihren Lebensstil nicht. Ihre Telomere schrumpften in den fünf Jahren um durchschnittlich drei Prozent. Bei dem einen mehr, bei den anderen ein wenig weniger. Wäre mir aber trotzdem schon zu viel: drei Prozent!

Verlängert das Leben: Telomerase

Kinder mit der seltenen Erbkrankheit Progerie stecken mit zwölf Jahren in einem greisen Körper. Sie altern im Zeitraffer. Ein Gendefekt stoppt die Telomerase. Ein Enzym, das unsere biologische Uhr zurückdrehen kann. Das, was dieses Enzym zum Arbeiten bringt, ist also ein echter Jungbrunnen. In jedem Lebewesen tickt eine innere Uhr – ist sie abgelaufen, stirbt es. Jede Zelle hat nämlich nur eine begrenzte Anzahl von Erneuerungsmöglichkeiten, 50 bis 150 Mal kann sie sich teilen. Und mit jeder Teilung wird die Zelle schwächer, und am Ende stirbt sie ab. Ganz normal ist: Täglich sterben 600 Milliarden Zellen ab – und genauso viele baut der gesunde, junge Körper wieder auf.

Die Entdeckung des Unsterblichkeitsenzyms

1984 stießen die ersten US-Forscher auf das Unsterblichkeitsenzym: Telomerase heißt der Stoffwechselarbeiter, der künftig den Tod entmachten soll. Das Enzym lässt Zellen vergessen, wie oft sie sich schon geteilt haben und stellt die biologische Uhr immer wieder zurück. Heißt, wir altern viel, viel langsamer, wenn wir viel aktive Telomerase haben. Diese Lebensuhr tickt an den Endstücken der Chromosomen, an den Trägern der Erbinformation. Dort stecken quasi wie Schutzkappen auf einem Schnürsenkel die Telomere. Proteine, die unsere DNA vor körpereigenen Abwehrmechanismen schützen. Jede Zellteilung wetzt die Telomere ein Stück kürzer. Sodass die Folgezellen weniger Schutzsubstanz haben. Sobald sie aufgebraucht ist, stirbt die Zelle. Und irgendwann ist der ganze Mensch tot. Das Enzym Telomerase kann die Telomere immer wieder reparieren und so den Alterungsprozess aufhalten. Aber nicht, wenn wir uns stressen lassen. Chronischer Stress knabbert nicht nur an den Nerven, sondern auch an den Telomeren.

Lang lebe der Wurm

Wir schrieben das Jahr 2004, als Forscher die Telomere-Theorie erstmals an einem Lebewesen nachwiesen. Der Wissenschaftlerliebling Caenorhabditis elegans, der einfache Fadenwurm, bestätigte koreanischen Forschern die plausibelste Forever-Young-Theorie: Würmer mit verlängerten Telomeren leben länger als genetisch identische Artgenossen. Und zwar leben die Würmer mit den verlängerten Telomeren 34 statt 20 Tage. Fast doppelt so lang. Wahnsinn. Man kann Chromosomen verlängern. Und mit ihnen das Leben. Nein, nicht nur das: Auch die Alterungsprozesse verzögerten die Forscher.

Im Jahr 2009 bekam Elisabeth Blackburn den Nobelpreis. Für »Forever Young«. Sie zeigte uns, weshalb Wimpertierchen, ihr Forschungsobjekt, unsterblich sind. Buchstäblich. Sie weiß, dass Schildkröten nicht altern, dass also selbst ein Fachmann keinen Unterschied zwischen den Organen einer jungen und einer hundertjährigen Schildkröte erkennen kann. Ihr verdanken wir die wesentliche Einsicht, dass die Länge Ihrer Telomere verknüpft ist mit Ihrer Gesundheit. Dass die typischen Zivilisationskrankheiten umso häufiger und umso eher auftreten, je stärker Ihre Telomere verkürzt sind. Die Schlussfolgerung ist klar: Ich hätte die Dinger gerne so lang wie möglich. Damit ich alt sterbe, aber nicht an einer Krankheit. Elisabeth Blackburn: »Was meinen wir eigentlich mit dem Wort Krankheit? Irgendein Bakterium oder Virus befällt uns, hier feiert die Medizin ihre großen Erfolge. Aber zum anderen gibt es Herz-Kreislauf-Krankheiten, Krebs oder Altersdiabetes. Sie entstehen aus dem Organismus selbst und bauen sich über lange Zeit auf. Die Ärzte können heute meist nur helfen, mit diesen Leiden zu leben – wenn

überhaupt. Denn unsere Medizin blickt zu eng auf die Symptome. Der Grund für diese Krankheiten ist eben ein allgemeiner: Offenbar versagen körpereigene Reparaturmechanismen.«

Klar: Damit meint sie die Reparatur der Telomere. »Die drei großen Killer Krebs, Herz-Kreislauf-Krankheiten und Lungenleiden haben eindeutig mit dem Zustand der Telomere zu tun.« Und sie glaubt fest daran, dass man den menschlichen Stoffwechsel so verbessern kann, dass auch wir »nicht mehr altern«.

Kann man übersetzen: Ich hätte gerne soviel Telomerase wie möglich. Also von dem Enzym, das den Abbau der Telomere hemmt, das die Telomere sogar verlängert. Wir sind dem Begriff »Forever Young« endlich, endlich messbar auf der Spur. Und ich weiß: Sie können dieses Wunderenzym, diesen Reparaturmechanismus um 25 Prozent in Ihrem Körper anheben mit ... Bewegung, Ernährung, Denken. Haben Sie das wirklich gründlich durchdacht? Dieses ungeheuerliche Versprechen?

Die Pille der ewigen Jugend

Die Telomere bauen wir Normalsterblichen ab, lassen sie kürzer werden, bis sie weg sind. Dann sind wir tot. Unsere Zellen sterben. Wir wissen aber auch, dass sie wieder wachsen können. Durch ein Enzym, durch die Telomerase. Man verkürzt oder verlängert sein Leben mit Telomerase. Und da gibt es jetzt tatsächlich die Pille der ewigen Jungend zu kaufen. Wird hergestellt in New York von der Firma T. A. Sciences. Die diese Wunderpille seit 2002 testet.

Die Wunderpille heißt TA-65 …

… und bewirkt eine wundersame, aber eben bewiesene Vermehrung des Enzyms Telomerase. Also des Enzyms, welches die Telomere verlängert. Dem Alterungsprozess entgegenwirkt. Auch dem Ihres Immunsystems. Macht Sie also auf direktem Weg widerstandfähiger, gesünder. TA-65 kann man kaufen. Kostet etwa 8000 Dollar pro Jahr. Gibt's auch bei Amazon. Kostet pro Tag 14 Euro. Zum Glück gibt es eine Alternative. Wie fast immer.

Die Alternative ist kostenlos. Deshalb wenig attraktiv. Lassen die meisten von Ihnen daher verächtlich links liegen. Was nichts kostet, taugt auch nichts. Bei rund 5000 Euro pro Jahr sind Sie eher geneigt, Wunderwirkungen anzunehmen.

Die kostenlose Alternative …

… ist längst bekannt und sogar sehr viel besser wissenschaftlich erforscht. Hat außerdem garantiert keine Nebenwirkung. Heißt Lebensstil. Der andere Lebensstil. Ruht auf den drei Säulen Bewegung – Ernährung – Denken. Der Forever-Young-Code eben.

Der richtige Lebensstil zupft das Leben lang

Die längsten Telomere, die man entdeckt hat, halten für 150 Jahre. Wenn wir Glück haben, liegen die in der Wiege und wir können uns ein wenig mehr Stress leisten als andere, die mit kurzen Telomeren auf die Welt kommen. Wir wissen: Bewegung verlängert Telomere, Stress verkürzt sie. Schon im Mutterleib. Auch ein Trauma in der Kindheit wirkt sich auf die Länge der Zündschnüre des Lebens aus. Auch Schlafmangel, Übergewicht und Rauchen lassen die Schutzkappen schrumpfen. Man kann also einfach jung bleiben. Mit dem Lebensstil. Mit Meditation. Mit kluger Bewegung. Mit gutem Essen. Das war's auch schon. Das ist Epigenetik. Wie ich heute weiß, die wahre Wunderpille. Das einzige Medikament, das wirklich zählt. Der wahre Jungbrunnen.

Im Vordergrund der richtigen Lebensgestaltung steht freilich die Vermeidung von chronischem Stress. Lauter kleine Traumata verkürzen eindeutig die Telomere und damit das Leben. Wie aber wird man Forever Young?

Was tut die Nobelpreisträgerin Elisabeth Blackburn denn selbst? Laufen. Das hat sie ihrer Forschung praktisch entnommen: Sie versucht, sich jeden Tag eine halbe Stunde zu bewegen. Wörtlich: »Das ist die einzige Wunderwaffe gegen den körperlichen Verfall, die ich akzeptiere. Die Datenlage dafür ist überwältigend.« Nun müsste sie nur noch ihre Vorurteile gegen Nahrungsergänzung ablegen. Dann würde sie sicherlich 120.

Denn wir wissen aus Studien, dass

- Vitamin D die Telomere lang hält
- Vitamin C die Telomere lang hält
- Vitamin E die Telomere lang hält
- Folsäure die Telomere lang hält
- Multivitamine die Telomere lang halten

Und wir wissen, dass die Länge der Telomere, also Ihre Lebensdauer, entscheidend von der Menge an Omega 3 abhängt, die Sie essen. Bewiesen an über 1000 Studienteilnehmern über fünf Jahre. Mit Omega 3 können Sie Ihre Telomere mindestens zehn Prozent länger lang halten. Heißt übersetzt: zehn Prozent länger leben. Omega 3, ein Nahrungsergänzungsmittel, verlängert also quasi Ihr Leben.

Kann man die Telomere messen?

Also fragen Sie mich: Können Sie, Dr. Strunz, mir meine Telomere messen? Antwort: nein. Das können die Forscher in den Universitätskliniken. Klar. Und: Folgende zwei Labors bieten diese Messung an: die Firma Life Length in Madrid. Und die Firma Telome Health, Kalifornien. Gegründet von Elisabeth Blackburn, der Nobelpreisträgerin selbst. Wozu messen? Fragen wir den CEO Matlin von Life Length: »Die Messung der Telomerelänge ist ein exzellenter Indikator für die allgemeine Gesundheit eines Menschen. Der Test kann in Zukunft ebenso Teil eines ärztlichen Check-ups sein wie Blutdruck und Cholesterinwert. Zudem ist es mithilfe der Telomerelänge auch möglich, das wahre, also das biologische Alter eines Menschen abzuschätzen.« Noch ist das recht teuer. Und noch nicht in jeder Arztpraxis erhältlich. Wissen Sie was? Im Grunde sagt ein Fahrradergometer-Test genauso viel. Hinter diesem Satz steckt die Philosophie »Forever Young«: Alles, was du tust, um fitter zu werden, um schlanker zu werden, um deine Körperzellen essenziell richtig zu ernähren, verlängert deine Telomere. Dazu brauchst du sie nicht unbedingt messen zu lassen.

Praxis aus der Forschung

Am meisten verblüfft an der Telomere-Forschung wirklich der praktische Aspekt. Mehr und mehr der hier beteiligten Wissenschaftler geben Ihnen, liebe Leser, praktische Ratschläge zum Thema: Wie stoppe ich den Alterungsprozess? Das heute verfügbare Wissen hat Michael Fossel zusammengefasst, wohl der berühmteste Altersforscher weltweit. In seinem Buch *The immortality edge*. Das Wichtigste fasst er in vier Statements zusammen. Darf ich?

1. Eindeutig und unbestreitbar ist der Vorgang des Alterns verknüpft mit der Länge der Telomere.

2. Wissenschaftlich eindeutig und reproduzierbar ist bewiesen, dass Nahrungsergänzung die Telomere verlängert.

3. Wissenschaftlich eindeutig ist der Effekt von Meditation und Stressabbau auf die Länge der Telomere nachgewiesen.

4. Und genau so eindeutig ist der positive Effekt von Sport auf die Länge der Telomere dokumentiert.

Es gibt da eine simple, verführerische Idee: Wer länger lebt, wer 100 Jahre alt wird, hat wahrscheinlich mit 50 keinen Herzinfarkt. Und wahrscheinlich mit 60 keinen Krebs, oder? Will sagen, wenn Sie sich darauf konzentrieren, Ihre Telomere zu verlängern (siehe oben), dürften Sie recht leicht und fröhlich, will sagen auffällig gesund durchs Leben schreiten. Ihre Telomere haben Sie selbst in der Hand. Arztpraxen, Krankenhäuser, Universitäten werden überflüssig. Der Telomere-Nobelpreis heißt für mich: die Einsicht, dass wir über unsere Gesundheit, auch die Länge unseres Lebens selbst in der Hand haben.
  Finde ich herrlich.

> »Man wird alt, wenn man merkt, dass die Neugierde nachlässt.«
>
> ANDRÉ SIEGFRIED

Wie alt bin ich denn?

Ihr numerisches Alter ist: ☐

1. Rauchen Sie? `plus 10`

2. Treiben Sie min. 30 Min. Sport an 5 oder mehr Tagen/Woche? `minus 5`

3. Schlafen Sie nachts meistens zwischen 7 und 9 Stunden? `minus 5`

4. Trinken Sie täglich mehr als 2 alkoholische Getränke? `plus 7`

5. Achten Sie auf ausreichend Omega-3-Fettsäuren (3 Gramm Fischöl pro Tag)? `minus 5`

6. Ihr Bauchumfang misst weniger als 88 cm, wenn sie eine Frau sind, bzw. weniger als 102 cm, wenn sie ein Mann sind. `minus 5`

7. Bezeichnen Sie sich als glücklich und zufrieden? `minus 5`

8. Essen Sie öfter als 2x pro Woche Gebratenes oder Frittiertes? `plus 3`

9. Fühlen Sie sich schon lange unter starker Belastung, unter chronischem Stress? `plus 10`

Ihr biologisches Alter ist: ☐

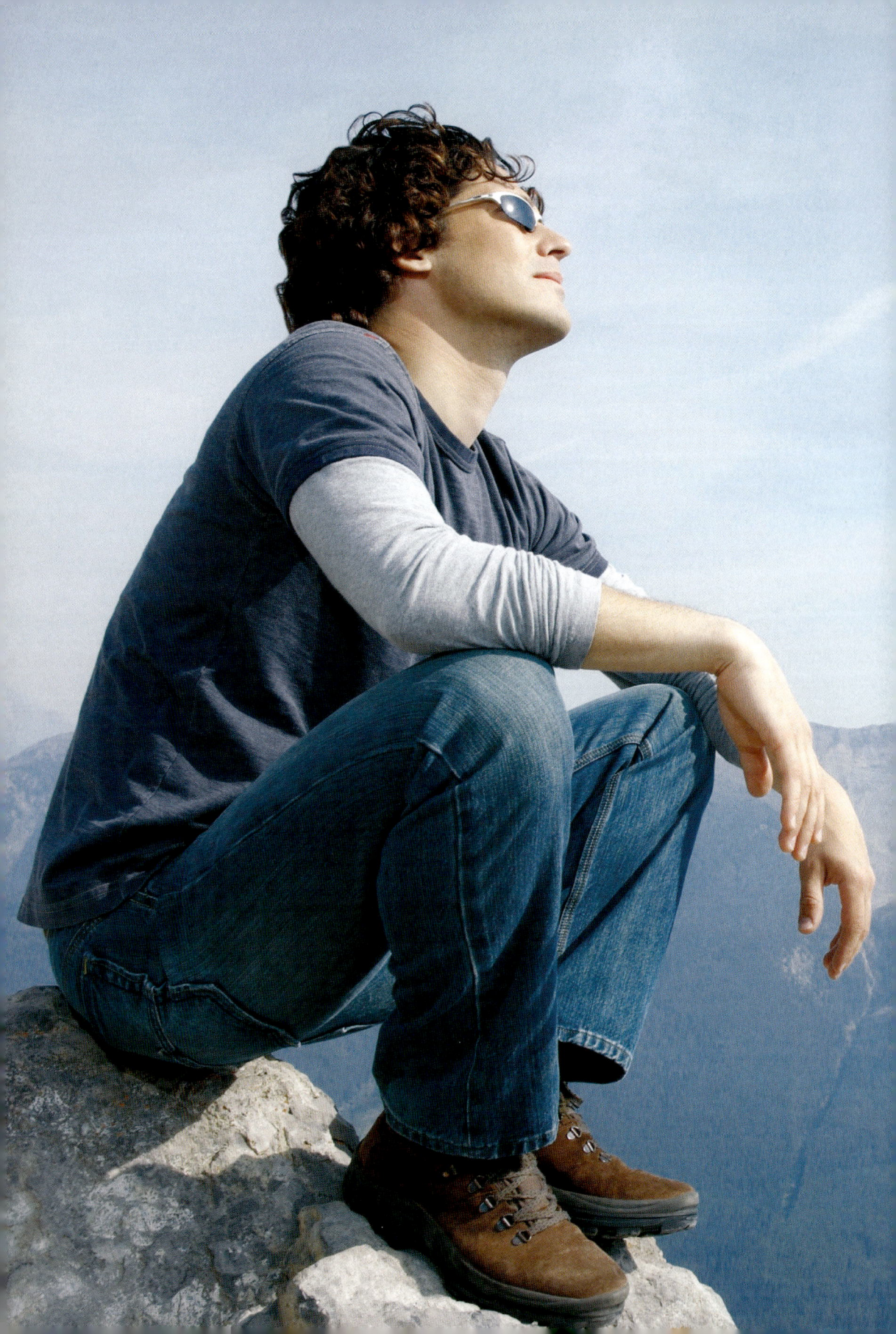

Jungbrunnen und Altmacher

Die neuen Erkenntnisse in Genetik und Epigenetik und das heutige Wissen über die Telomere vermitteln uns neues, wertvolles Wissen zum Thema »Forever Young«. Noch genauer können wir nun die Faktoren bestimmen, die uns jung bleiben, aber auch die, die uns alt aussehen und fühlen lassen. Damit können die Methoden und Programme entscheidend verbessert werden, die uns helfen, die Jugend zu bewahren. Und wir können die Einflüsse noch besser abwehren, die das Gegenteil bewirken.

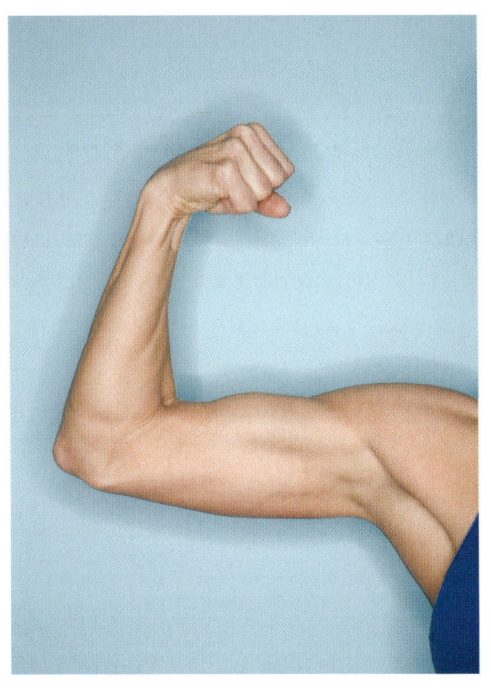

Das Forever-Young-Organ: der Muskel

Unsere frühen Vorfahren waren nicht dick. Die hatten auch keine Zivilisationskrankheiten. Die waren stark. Groß. Gesund. Freilich, sie lebten nur ein Drittel so lang wie wir. Allerdings ohne die Lebensqualität raubenden Zivilisationskrankheiten. Die Evolution hat uns den Muskel verpasst, damit wir ihn bewegen – und das ist Grundlage für den Erhalt unserer Körperfunktionen.

Erst als sich unsere Vorfahren davon verabschiedeten Jäger und Sammler zu sein, sich als Bauern am Acker niederließen, Getreide pflückten und Kühe molken, erst dann tauschten sie wertvolle Muskulatur gegen Fett.

Der Mensch, jeder Mensch, ist ursprünglich und tatsächlich schlank, muskulös, fit und gesund. Nur – das verdeckt er sehr geschickt. Zunehmend im Laufe der Jahre. Gucken Sie mal Ihre Körpermitte an: Da sitzt ein straffer, optisch außerordentlich ansprechender Waschbrettbauch. Nur, wie gesagt, der ist verborgen unter einer so weichen, verschiebbaren Masse. Sie brauchen gar nicht darüber nachzudenken, was das wohl für ein Schaumgummipolster ist. Sie sollten es auf jeden Fall loswerden. Egal, was in der Zeitung steht. Halten Sie sich an Eiweiß, verzichten Sie eine Zeit lang auf Kohlenhydrate, nehmen Sie sichtbar und fühlbar ab, machen Sie tiefe Kniebeugen, bauen Sie Sprints in Ihr Leben ein – und ... plötzlich ist er da: der Waschbrettbauch. Sie haben ihn bereits. Bloß ist er eben so geschickt kaschiert.

Der Muskel zieht die Telomere lang

Im Labor der Medizinischen Hochschule Hannover liegen Blutzellen in der Petrischale. Und die werden jünger und jünger und jünger. Die Telomere wachsen. Warum tun sie das? Weil die Mitarbeiter, denen diese Blutzellen gehören, an einem Sportprogramm teilnahmen. Was haben die gemacht, dass sich die Zellen verjüngen? Sie machten ein 30-Minuten-Ausdauertraining auf dem Fahrrad, beim Laufen oder Rudern – mit individueller Belastung. Nach drei Monaten sah man noch nix. Aber nach sechs Monaten waren die Telomere länger. So richtig erklären können sich das die Forscher nicht. Das wäre nämlich ein Jungbrunnen. Und da wäre eine Pille … Nun, bis es die gibt, frönen Sie weiterhin der puren Freude, sich bewegen zu dürfen.

Bitte mehr Muskeln

Die Kraft verhält sich proportional zur Lebenserwartung. Je mehr Kraft Sie haben, desto länger werden Sie leben. Das ist logisch – oder? Denn der Muskel ist das wichtigste Organ des menschlichen Körpers. Darum ist auch das Herz, der Lebensmotor, nichts anderes als ein Muskel. Die Frau hat 25 bis 35 Prozent ihres Körpergewichtes an Muskulatur, der Mann 40 bis 50. Ein 70 Kilogramm schwerer Mensch verfügt demnach über satte 30 Kilo Muskelmasse. Hoffentlich. Wenn man nämlich nicht aufpasst, dann verliert man pro Lebensjahrzehnt drei Kilo. Ab 20. Macht mit 50 ein Drittel Muskeln weniger. Ein Drittel weniger Energie. Fühlt man. Fühlt sich nicht gut an. Macht dick. Macht krank.

Macht alt. Denn Muskeln spucken Hormone und Nervenbotenstoffe aus, die uns jung und gesund halten.

Lange bevor man die im Labor messen konnte, wünschte man sich deshalb schon mehr davon. Die alten Griechen bemühten sich um den muskulösen Körper und beteten dafür, dass doch bitte in dem gesunden, muskelstarken Körper auch ein gesunder Geist wohnen möge. Das Zitat wird häufig missverstanden, vor dem Zitat »Mens sana in corpore sano« steht nämlich noch ein: »Orandum est ut sit!« Das heißt: beten sollte man darum, dass …

Machen Sie anders. Sie verlieren Muskeln nicht. Denn Sie gebrauchen sie. Und: Auch wenn man 80 ist, kann man sich wieder Muskeln machen.

Der Muskel ist Medizin – Forever-Young-Medizin

▸ Durch Muskelanspannung halten Sie den Knochen jung. Verhindern Knochenschwund. Osteoporose. Brüche im Alter.
▸ Kraft nimmt Schmerz. Sie können jedes Gelenk (auch im Kreuz) durch Muskeln »ersetzen«. Durch mehr Muskeln. Das starke Kreuz kennt nämlich keine Bandscheibenprobleme.
▸ Durch Steigerung der Muskelmasse können Sie den Abbau von Gelenkknorpel verhindern. Und falls Ihr Knorpel schon zu dünn, zu abgeschliffen ist, kann Bewegung ihn aufbauen.

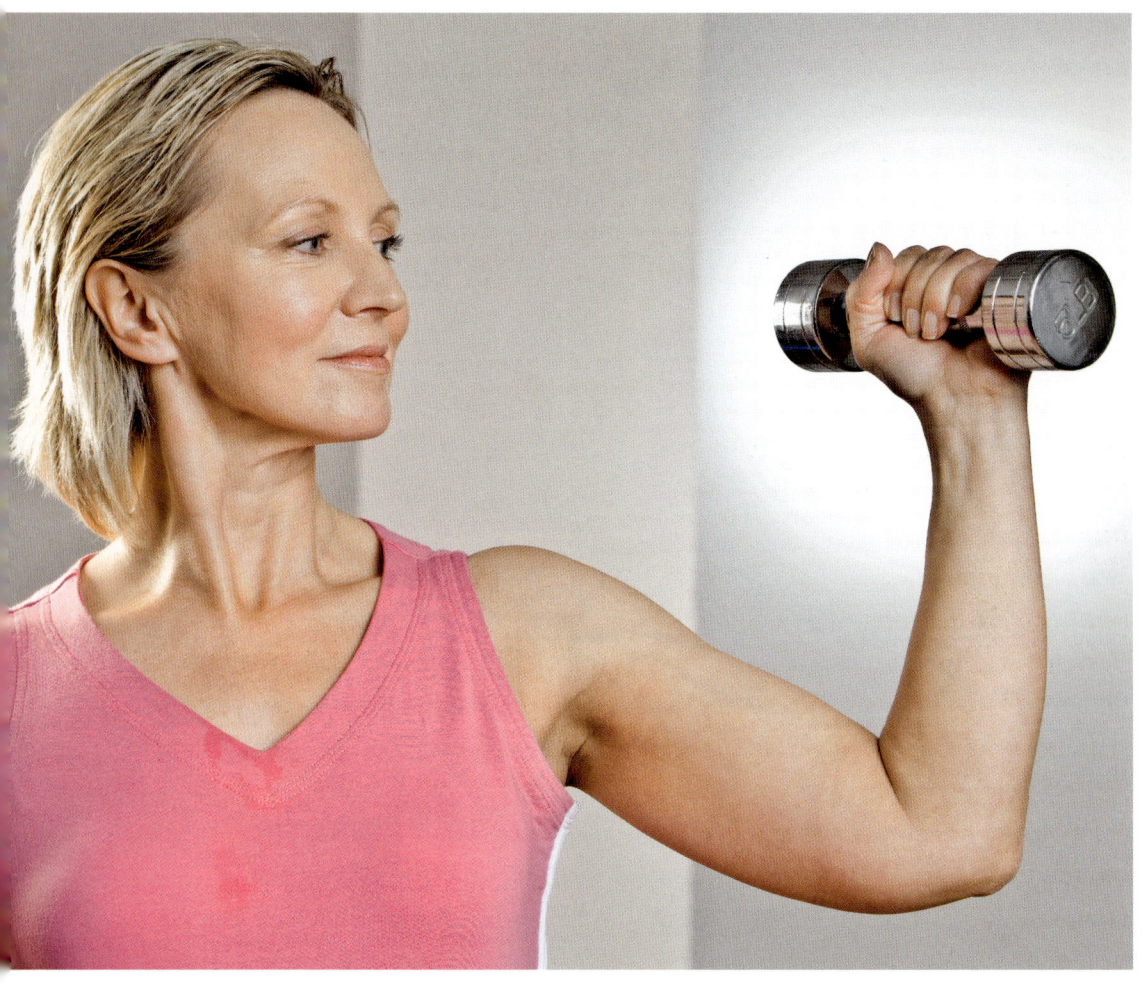

Bewegte, starke Muskeln sind die beste Anti-Aging-Medizin.
Regelmäßiges Krafttraining hält jung.

➤ Der durch Faulheit verursachte Muskelschwund namens Sarkopenie kann auch im hohen Alter durch Krafttraining rückgängig gemacht werden.

➤ Der gut bewegte Muskel stärkt das Immunsystem, unsere Killerzellen. Sie vermehren sich, Ihre Fitness steigt auf das Sechsfache an. Sie greifen nicht nur Viren und Bakterien an, sondern vernichten auch Krebszellen (Brust- und Darmkrebs).

➤ Der bewegte Muskel macht ein leistungsfähiges Herz-Kreislauf-System. Schützt vor Arteriosklerose, Schlaganfall, Bluthochdruck, Infarkt. Und er baut im Herzen natürliche Bypässe.

▶ Wer seine Muskeln benutzt, lindert auch Depressionen. Viel besser als jedes Medikament.

▶ Der Muskel ist die beste Medizin gegen Stoffwechselkrankheiten. Er verbrennt Fette im Blut, sensibilisiert die Zellen für Insulin und schützt vor Diabetes.

▶ Der bewegte Muskel hält den Kopf fit. Sorgt für Kreativität – und neue Nervenautobahnen wachsen. Beugt Demenz und Alzheimer vor.

▶ Und er macht glücklich. Mit einem ganzen Koffer voller körpereigener Drogen. Namens Endorphine, Serotonin, ACTH, Noradrenalin …

▶ Der Muskel macht über die Hormone jung: Er senkt den Cortisolspiegel = weniger Stress; er lässt uns mehr Schilddrüsenhormone bilden = mehr Energie, bessere Fettverbrennung. Mehr Testosteron, macht wach, energiegeladen, steigert die Libido.

Der Muskel verbrennt Fett

Ein Kilogramm Muskelmasse verbraucht im Ruhezustand, in der Hängematte, ohne dass Sie etwas tun, ohne dass Sie schwitzen, ohne dass Sie sich anstrengen, in 24 Stunden etwa 100 Kilokalorien. Wer also ein Kilogramm Muskeln aufbaut, der verbraucht täglich 100 Kilokalorien mehr. Das scheint nicht viel, summiert sich aber

über das Jahr auf 36 500 Kilokalorien. Und um ein Kilo Körperfett loszuwerden, muss man 7000 Kilokalorien einsparen. Heißt, Sie bauen nur ein Kilo Muskeln auf und werden fünf Kilo Fett los. In einem Jahr. In der Hängematte.

Der Muskel schützt vor Krebs, Alzheimer, Rheuma …

Der Muskel spuckt Wundermoleküle aus, wenn er benutzt wird. Bewegt wird. Angestrengt wird. So ein Wundermolekül heißt Interleukin-6 (IL-6). Ein Botenstoff, ein Kurier, der Botschaften von einer Immunzelle zur nächsten trägt. Ohne IL-6 keine Reaktion Ihres Immunsystems. Ohne IL-6 auch kein erfolgreicher Kampf gegen krankmachende Eindringlinge wie Bakterien, Viren, Krebszellen.

Der Hintergrund praktisch jeder Krankheit heißt Entzündung. Schwelende Entzündungen im Körper. Die verantwortlich sind für Alzheimer, Diabetes, Krebs, Rheuma, Herzinfarkt … Für alles, was Sie nicht kriegen wollen. Und bei Entzündungen messen wir grundsätzlich erhöht drei Stoffe: Genau dieses IL-6, genauso auch den Tumor-Nekrose-Faktor TNF. Und hsCRP. Das c-reaktive Protein. Wissen Sie. Aber jetzt kommt's: Im angestrengten (nicht überangestrengten) Muskel messen wir viel, viel neu ausgeschüttetes IL-6, aber nur wenig schädlichen TNF. Wir können also unser Immunsystem vermehren, stark machen, auf die Beine stellen. Gegen diese gefährlichen Entzündungen angehen.

Und dabei spielt der Muskel die Hauptrolle. Wörtliches Zitat von Frau Professor Bente Pedersen, Direktorin des Kopenhagener Zentrums für Entzündung und Stoffwechsel: »Schon immer gewusst haben wir«, so sagt sie, »dass Muskeln schützen vor Bluthochdruck, Zucker- und Herzkrankheit, also den drei Rachegeistern des Wohlstands. Schützen aber auch vor Brust- und Darmkrebs. Vor Osteoporose, vor Depression, vor Demenz und Alzheimer. Das haben wir schon lange gewusst.«

Sie auch? Rachegeister! Des Wohlstandes! Wir haben dieses Organ grüdlich unterschätzt. Und tun das künftig mit dem Forever-Young-Bewegungsprogramm nicht mehr. Starten Sie auf Seite 158.

Bewegung ist Heilung

Jede Heilung ist Selbstheilung. Das hat Albert Schweitzer einmal so treffend ausgedrückt:

»Der afrikanische Medizinmann hat aus dem gleichen Grund Erfolg wie wir westlichen Ärzte auch. Alle Patienten tragen ihren eigenen Arzt in sich. Sie kommen zu uns, ohne diese Wahrheit zu kennen. Wir sind dann am erfolgreichsten, wenn wir dem Arzt, der in jedem Patienten steckt, die Chance geben, in Funktion zu treten.«

Behandeln oder heilen? Die Frage stellt sich täglich millionenfach. Wann immer

Sie Hilfe suchen. Wann immer Sie den Arzt, die Klinik aufsuchen, werden Sie dort behandelt, aber Sie dürfen keine Heilung erwarten. Darf ich Ihnen das verdeutlichen? Am Lebensmotor, Ihrem Herzen?

Operationen heilen nicht ...

Die OECD rügte kürzlich Deutschland wegen der übermäßigen Operationsbereitschaft hierzulande. Die Hüfte und das Herz stehen im Vordergrund. Und beim Herz der Stent. Ein kleines Röhrchen, hineingeschoben in die verkalkte Herzkranzarterie. Häufigste Krankheit, häufigste Todesursache in Deutschland. Also ganz aktuell.

Zu diesem Thema der Kardiologe Erland Erdmann: »Wir behandeln ja nur Ihre Symptome, Ihre Erkrankung selbst können wir Ärzte gar nicht heilen – das ist ja das Fatale.« Oder im Herzzentrum Leipzig, Professor Gerhard Schuler: »Wenn wir die Patienten behandeln, dann gehen ihre Schmerzen sofort weg. Sie haben deshalb das Gefühl, wir hätten ihre Krankheit geheilt – das ist der große Trugschluss.«

Oder die US-Kardiologin Rita Redberg: »Das Stenten wird übertrieben, obwohl es keinen bekannten Nutzen hat und es eindeutige Schäden gibt.«

Noch einmal Schuler: »Zu den populären Irrtümern der Patienten gehört die Überzeugung, eine Stent-Behandlung verlängere in solchen Fällen das Leben. Dabei ändert der Stent nichts an der Prognose.

Die Leute sind immer ganz erstaunt, wenn ich ihnen das sage.«

Wussten Sie das? Mit dem Stent haben Sie die Behandlung angenommen, aber nicht die Heilung. Heilen können nur Sie selbst. Und es gibt auch nur eine Methode. Eine einzige. Die klingt leider so banal, dass sie in den Büchern der Schulmedizin praktisch nicht akzeptiert wird. Nur so … ganz am Rande.

... den Stent muss man sich schon erlaufen

Die zentrale Heilmethode ist, sich Umgehungskreisläufe um die Engstelle im Herzen selbst zu basteln. Kollaterale sprießen zu lassen. Natürliche Bypässe. Stent-Umgehungsmaßnahmen.

Erinnern Sie sich? Mr. De Mar, also Mr. Boston Marathon, hatte (nach seinem Tode festgestellt) zweieinhalb mal mehr Kollateralen im Herzen als Sie. Und die waren bis zu dreimal dicker, breiter, durchlässiger als Ihre. Na, wie der das wohl geschafft hat? Durch Sport, durch Laufen.

Die sicherste, natürlichste und effektivste Heilmethode für – bitte hören Sie zu – sämtliche Krankheiten, die wir kennen. Für sämtliche. Ist Bewegung. Bevor Sie überhaupt darüber nachdenken, sich jung zu essen, sollten Sie ihre Beine in die Hand nehmen und loslaufen.

Sie starten natürlich »leicht, locker, lächelnd« – ab und zu mit HIITs (Hoch-Intensives-Intervall-Training), sprich Sprints. Die einzig richtige Methode zu laufen. Täglich zu laufen. Mit wachsender Freude. Vier Wochen lang, immer zur gleichen Zeit, dann wird das zum Reflex. Zum Automatismus. Dann wollen Sie. Dann können Sie gar nicht mehr anders. Und dann wird es leicht. Am Herzen können Sie – mit dieser Lauftechnik – nicht mehr sterben. Das nennt man Heilen. Auf modern Epigenetik.

Das hält den Muskel jung

Viel trinken, denn der Muskel besteht zu 80 Prozent aus Wasser. Verliert man nur ein Prozent, büßt man Leistungskraft ein. Fetter Fisch liefert wichtige Proteine für den Muskelaufbau und Omega-3-Fettsäuren. Der Eiweißstoff L-Carnitin (steckt in tierischen Produkten) fördert den Fettabbau und verhindert Muskelabbau. Aus Vitamin C stellt der Körper Carnitin selbst her. Eier liefern Muskeleiweiß, ihr B12 hilft beim Aufbau von Carnitin. Auch Sprossen stärken die Muskeln, hemmen das kraftraubende Stresshormon Cortisol. Täglich eine kleine Hand voll Mandeln oder Kerne liefern Vitamin E, der Muskel kann besser wachsen.

Um zu lachen brauchen wir 17 Gesichtsmuskeln und 40, um die Stirn in Falten zu legen. Warum anstrengen?

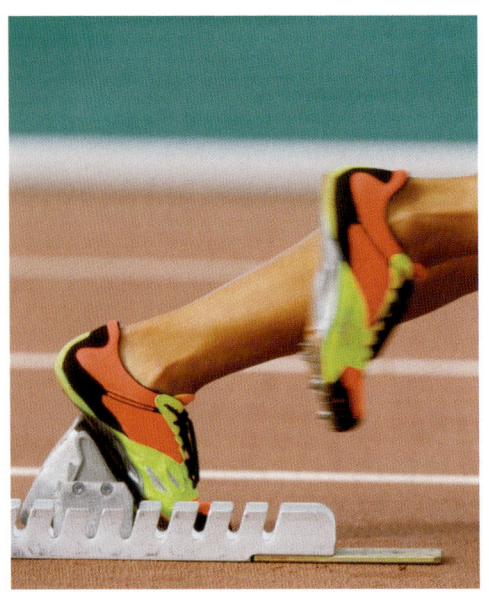

Über die Laktatschwelle sprinten

Mit den Muskeln machen Sie zwei überaus wichtige Dinge: Medizin herstellen und Fett verbrennen. Und damit das optimal läuft, brauchen Sie Ausdauertraining und Krafttraining. Und wie Sie das machen, heute, auf moderne Art kommt – wie so vieles Gesundheitsrevolutionäres – aus Amerika.

Ausdauer gewürzt mit Sprints

Ausdauertraining ist eine wahre Wunderwaffe gegen das Altern. Wenn man – leider, leider – die wissenschaftliche Wahrheit akzeptiert, dass Sie dabei über die Laktatschwelle gehen müssen. Also Milchsäure erzeugen müssen. Das scheint der stärkste Stimulus zu sein für das Ansteigen der Wunderwaffe gegen das Alter. Gegen Falten. Gegen Muskelabbau. Gegen Verfettung. Gegen das Schrumpfen der Organe. Gegen das Ablagern von Fett in den Blutgefäßen. All dies wird ja durch das Wachstumshormon zuverlässig verhindert.

Schon vor 15 Jahren erklärte ich das Geheimnis der Jugend mit: Laufen Sie locker, leicht, lächelnd – und bauen Sie Sieben-Sekunden-Sprints ein, dann, wenn Sie mehr wollen, dann, wenn Sie mehr können. Und genau das ist heute das große Geheimnis der modernen Sportwissenschaft. Nicht nur laufen. Auch sprinten. Das Wachstumshormon locken, das Fett ab- und Muskeln aufbaut. Neu ist: Man muss sauer werden. Man muss ein bisschen mehr als diese sieben Sekunden sprinten. 20 Sekunden. Milchsäure produzieren. Sich richtig anstrengen. Das verjüngt.

Können Sie auch in den Alltag integrieren. Zum Bäcker sprinten. Oder vielleicht gleich zum Gemüsemann. Die Treppe hoch im Büro. Vom Fernseher in die Küche und retour. Immer mal wieder sprinten. Am Anfang reichen so 20 Sekunden. Dann werden irgendwann zwei Minuten daraus.

Kurz und knapp

Was erfahrene Lauftrainer schon immer wussten, wird heute von Biochemikern erklärt. Was man bisher also Laufexperten glauben musste, kann man heute schwarz auf weiß beweisen. Wenn es beispielsweise um die körperliche Ausdauer geht. Um den Marathon. Um den Ironman. Biochemiker beweisen, dass man auch mit viel weniger (Zeitaufwand) ins Ziel kommen kann. Da spitze ich die Ohren:

Bekannt sei, meint der kanadische Sportwissenschaftler Professor Martin Gibala von der MacMaster University in Kanada, dass sehr kurze, sehr intensive Muskelarbeit eine Enzymkette in der Zelle anstößt, die letztendlich zum Muskelwachstum führt. Klar. Deshalb gibt's im Fitnessstudio all diese Gewichte.

Dass man mit kurz, knapp und schmerzhaft auch die Ausdauer stimuliert, zeigt eine Messung von PGC-1alpha. Ein Enzymregulator. Der neue Mitochondrien wachsen lässt. Also Kraftwerke in Ihren Muskelzellen. Je mehr dieser Mitochondrien, desto ausdauernder sind Sie. Desto mehr Sauerstoff könnten Sie verbraten. Desto höher Ihr VO2-Max (siehe auch Seite 42). VO2-Max ist der entscheidende Parameter für Ihre sportliche Leistungsfähigkeit. Als Normalmensch haben Sie vielleicht 35, als sehr guter Sportler 65.

Und dieses leistungsfördernde PGC-1alpha wird immer dann stimuliert, wenn man Ausdauersport betreibt. Also trainiert. Das war längst bekannt. Neu nun, so Prof. Gibala, es genügen bereits »only 2 min of all-out cycling«. Nur zwei Minuten maximaler Anstrengung auf dem Rad genügen also, um diesen geheimnisvollen Enzymaktivator anzuheben. Das gilt »auch für intensives Intervalltraining«, also etwas, was ich persönlich immer gehasst habe. Bewusst gemieden habe. Wie ich heute weiß: mein Fehler. Fazit: Kurzfristige, also zwei Minuten, Maximalanstrengung, genau so wie typisches Intervalltraining, stimuliert das Wachstum neuer Kraftwerke in den Muskelzellen und damit die Ausdauer. Aber auch den Stoffwechsel: Die Fettverbrennung (fatty acid oxidation) steigt rapide an.

Sapperlot!

Maximal angestrengt

Längst bekannt: Man kann eine Fremdsprache am Gymnasium in neun Jahren träge-bummelnd vor sich hin erlernen oder aber auch knallhart konzentriert und effektiv. Gibt es in jedem Bereich des Lebens. Neu ist: Auch beim Ausdauertraining kommt es auf die Trainingsintensität, auf die Anstrengung an. Im Trend ist HIIT. High Intensity Intervalltraining. Kurz: Zwischendrin sprinten. Sauer werden. Sprich: Laktat bilden. Die für mich interessanteste Tatsache, ist die, dass ich nicht unbedingt zehn Minuten oder länger über die Laktatschwelle gehen muss.

Studien zeigen: Gelegentliche Intensitätsspitzen bringen Feuer in die Fettverbrennung. Man spickte zum Beispiel ein Aerobic-Programm mit mehreren 90-Sekunden-Intervallen, in denen die Herzfrequenz auf bis zu 95 Prozent der maximalen Belastung stieg. Das Ergebnis: Der Fettabbau war dreieinhalbmal so hoch (350 Prozent mehr!) wie bei den Probanden, die sich gemütlich im Fettverbrennungsbereich bewegten. Was nichts anderes bedeutet, dass viele Wege nach Rom führen. Dass man, um die Ausdauer fürs Leben, für den Marathon zu bekommen, sehr viel Zeit investieren kann, aber eben auch nur wenig Zeit investieren muss. Heißt konkret: Statt einer Stunde täglich genügen vier Minuten.

Freilich, was wir Läufer bitte, bitte nicht vergessen wollen: Wenn ich die Wahl habe zwischen vier Minuten »voll Stoff« auf dem Heimtrainer oder 60 Minuten durch meinen Wald, begrüßt von meinen Rehen, begleitet von meinen Kaninchen … dann weiß ich, woran mein Herz hängt. Laufen ist mehr als nur eine gute Marathonzeit.

Das Forever-Young-Bewegungs-Programm

In Ihren Genen steht: Ich will Abwechslung … Einfach genial wäre: Laufen Sie einmal die Woche flott mit 85 Prozent der maximalen Herzfrequenz, ruhig mit kleinen Berg- und Talläufen. Laufen Sie dreimal die Woche angestrengt, aber nicht zu angestrengt – kurz unter dem Grenzpuls (siehe Seite 170). Und bauen Sie immer mal wieder ein kleines Sprintintervall ein – und eine kleine Meditation. Und laufen Sie zweimal die Woche länger und langsamer. Und meditieren Sie dabei ausführlich. Das Forever-Young-Laufprogramm finden Sie auf Seite 168.

 GUT ZU WISSEN

Die Tabata-Studie:

Trainiert wurde in zwei Gruppen, jeweils sechs Wochen. Die eine Gruppe 60 Minuten an fünf Tagen in der Woche. Relativ gemütlich. Resultat? Das so wertvolle VO2-max stieg um fünf Einheiten an. Von 53 auf 58 ml/kg Körpergewicht. Merkt man. Bessere aerobe Ausdauer.

Die zweite Gruppe trainierte auch sechs Wochen. Auch fünf Tage pro Woche. Aber eben nur achtmal 20 Sekunden »voll Stoff«. Dazwischen jeweils zehn Sekunden Erholungspause. Resultat? Das alles entscheidende VO2-max, also die Ausdauer, stieg sogar um sieben Einheiten an (verglichen mit fünf), und zusätzlich stieg die anaerobe Kapazität um 28 Prozent.

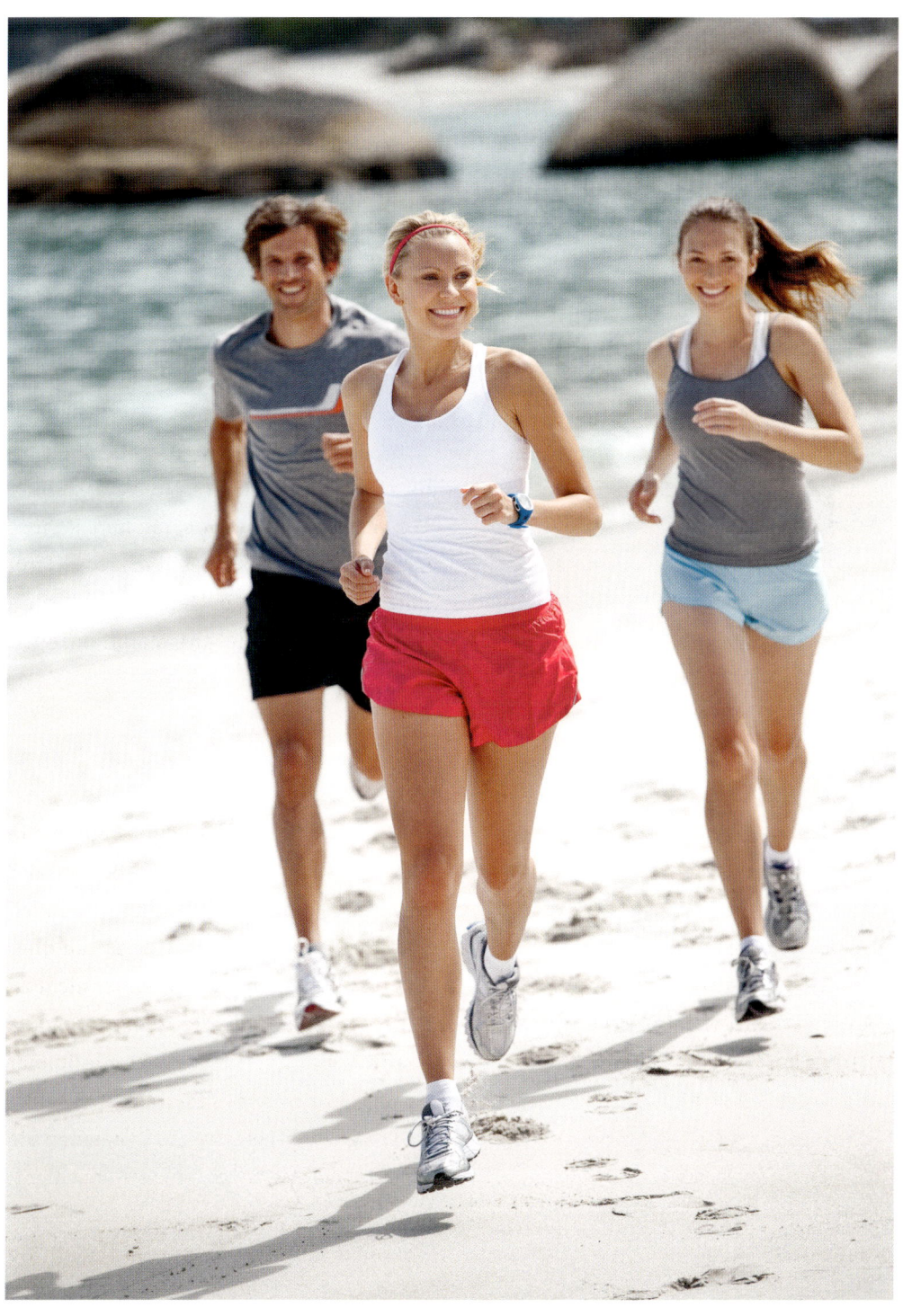

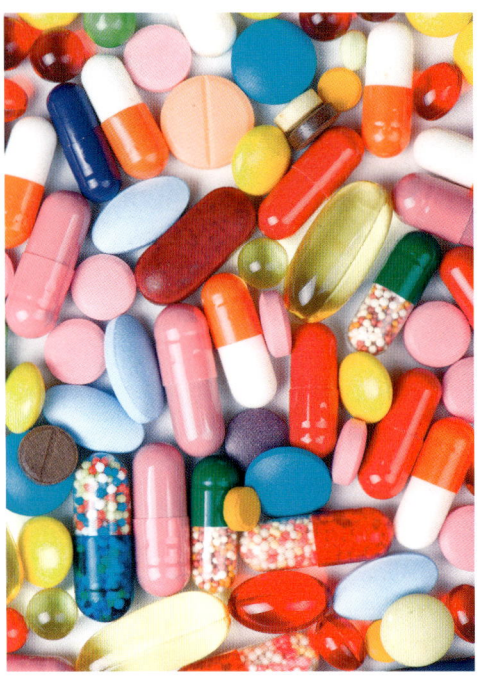

Das Fasten und die ewige Jugend

Gibt es eigentlich ein Anti-Aging-Mittel, das die Lebenserwartung erhöht? Freilich, das gibt es. Es gibt eine Substanz, die für die Gerontologen so was wie der Stein der Weisen ist. Sie heißt Rapamycin und verlängert die maximale Lebensspanne von Labormäusen bis zu einem Drittel. Verlangsamt also tatsächlich den Alterungsprozess.

Die neueste Jung-Pille

Die Jugend stammt von den Osterinseln. Dort nämlich, und anscheinend nur dort, gibt es einen Bakterienstamm, welcher Rapamycin produziert. Gibt's als Kapsel in der Apotheke. Wurde bisher verwendet, um nach Transplantationen die Organabstoßung zu verhindern. Wurde bisher innen auf Stents (kleine Röhrchen in den Herzkranzgefäßen) aufgetragen, damit die nicht verstopfen. Also ein bekanntes Mittel.

Und das hat man alten Mäusen gegeben. Mäusen, die – umgerechnet auf den Menschen – schon 60 Jahre alt waren. Und hat damit deren weiteres Leben dramatisch verlängert. Nämlich knapp 30 Prozent bei den männlichen, um knapp 40 Prozent bei den weiblichen Mäusen. Dazu meint Prof. A. Richardson von der University of Texas: »Ich bin seit 35 Jahren in der Altersforschung und habe viele Anti-Aging-Mittel gesehen, die nie erfolgreich waren. Ich hätte nie gedacht, dass wir zu meinen Lebzeiten noch ein vielversprechendes Mittel finden würden.« Hab ich natürlich gleich ausprobiert. Sie tun das natürlich nicht.

Der Witz an diesem ungewöhnlichen Präparat ist, dass es ein Zelleiweiß namens TOR hemmt. Welches auch dann gehemmt wird, wenn die Kalorienzufuhr gesenkt wird. Dazu gleich Genaueres. Das ist es nämlich. Denn dass wir länger leben, wenn wir weniger essen, ist längst bekannt. Vielfach nachgewiesen. Nur – wer will schon sein ganzes Leben weniger essen? Da macht Rapamycin doch Hoffnung.

Die Arbeit ist erschienen in *Nature*. Und natürlich wird sofort gewarnt (Sie wissen schon, Experten warnen immer): Die Substanz habe halt auch Nebenwirkungen. Sie erhöhe Infektanfälligkeit und Blutfettwerte, verursache Blutarmut, störe die Wundheilung. Folglich sollte man es lieber weiterhin nur da einsetzen, wo es Sinn macht. In mancher Krebstherapie, als Immunsuppressivum nach Organtransplantation. Rapamycin unterdrückt nämlich das Immunsystem und macht damit natürlich auch anfällig gegen Krankheiten. Aber soeben wurde bei gesunden Mäusen mit normalem Immunsystem bewiesen, dass es nicht krank macht, sondern im Gegenteil. Gut. Um das Medikament gegen das Altern breit einzusetzen, weiß man heute noch zu wenig. Man kennt nicht mal die richtige Dosis. Aber es gibt ja immer auch einen anderen Weg, keiner muss schlucken.

Hungern heißt: weniger Krebs und mehr Mitochondrien

Damit wir nach einer Hungersnot die Chance haben, uns doch noch fortzupflanzen, hat uns die Evolution wunderbar genetisch ausgestattet: Während wir hungern, altern wir weniger. Damit wir da-

nach noch genug Zeit haben, unsere Gene zu verbreiten. Dahinter steckt mTOR und sein Gen. Das ist die Abkürzung für mamalian Target Of Rapamycin. Das Ziel von Rapamycin in Säugern. Senkt man nämlich die Aktivität des Eiweißstoffes mTOR in der Zelle, dann senkt man gleichzeitig das Risiko für die Leiden des Alters: Alzheimer, Krebs, Parkinson, Herzmuskelschwäche, Typ-2-Diabetes, Osteoporose, Makuladegeneration. Und das ist schlichtweg sensationell. Sieben auf einen Streich.

Alltagstauglicher
JUNGBRUNNEN

Teilzeit-Fasten

mTor muss man blockieren, um länger zu leben. Freilich haben die Forscher auch schon gelernt, das Ganze genetisch zu unterdrücken. Schweizer Forscher verdoppelten das Leben von Rundwürmern, US-Forscher verlängerten das von Taufliegen und Hefezellen. Funktioniert vielleicht irgendwann auch beim Menschen. Bis dahin verzichtet, wer lang gesund leben will, halt auf Zucker. Und lässt ab und zu einfach eine Mahlzeit aus. Auch Teilzeitfasten führt zur TOR-Blockade und verlängert das Leben.

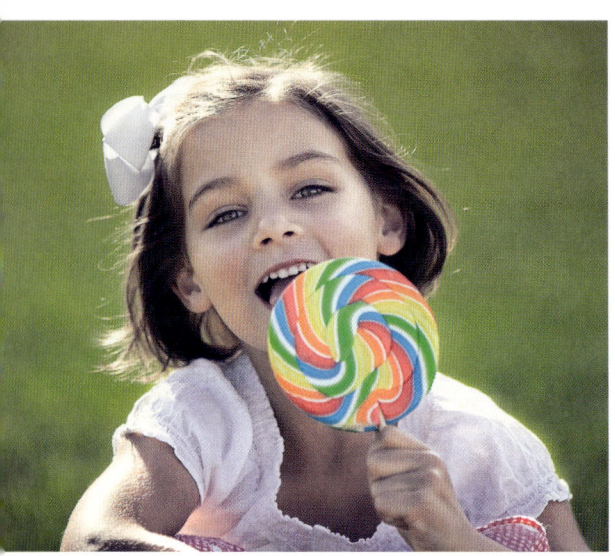

Die süße Gefahr. Zucker gehört zu den gefährlichsten Jugendräubern. Am besten, gar nicht erst damit anfangen

Noch mal kurz zusammengefasst: TOR lässt Arterien verkalken und Fettpölsterchen wachsen, die Entzündungen begünstigen. Es sorgt für Insulinresistenz, die in Diabetes mündet, es heizt Osteoklasten an, die Osteoporose machen. Und TOR kann man hemmen. Mit einem Medikament und seinen nicht so richtig erforschten Nebenwirkungen. Oder auf meine Weise. Mit Lebensstil. Mit dem Forever-Young-Code. Mit Epigenetik.

TOR dient nämlich als Sensor für Nährstoffe. Kommt genug Essen an, dann kurbelt die Zelle ihre Eiweißproduktion an und beginnt sich zu teilen. Kommt nix, dann legt sich TOR zum Schlafen hin; die Zelle teilt sich nicht mehr, sondern verdaut sich selbst. Und zwar auf eine recht kluge Art und Weise. Sie guckt sie sich die Stellen aus, die defekt sind, missgestaltet sind, nicht funktionierende Mitochondrien, die Zellkraftwerke. Sie putzt sie sozusagen. Und nutzt den Müll als Brennstoff. Das Interessante daran: Die Zelle futtert sich sozusagen einen eigenen Krebsschutz. Dieser als Autophagie bezeichnete Vorgang ernährt übrigens das Mäusebaby, bis es an die Brust kommt. Und noch interessanter macht das Ganze die Tatsache: Schlafendes TOR führt dazu, dass die Zelle mehr Energiekraftwerke baut. Um sich für künftige Notzeiten zu wappnen, sich vor dem Altern zu schützten. Allerdings: Solange es schläft, werden keine Muskeln aufgebaut. Darum schauen die US-Anti-Aging-Freaks so ausgemergelt aus. Möchte ich ehrlich gesagt nicht. Also muss man da einen klugen Plan entwickeln.

Uralte Fadenwürmer und jung gebliebene Rhesusaffen

Und genau das wissen wir schon seit 1935. Ratten der New Yorker Cornell-Universität, auf Hungerdiät gesetzt, lebten damals schon viel, viel länger. Weniger Kalorien schenkt Fruchtfliegen ein längeres Leben, Fadenwürmern, Hefepilze, Spinnen, Hunden, Rhesusaffen … Reduziert man die Kalorien um ein Drittel schon in jungen Jahren, erntete man eine um 30 bis 40 Prozent längere Lebensspanne. Und Sie glauben gar nicht, wie jung diese Affen im Alter aussehen und wie gesund die sind.

Blockiert man das TOR ist das nix anderes als: Kalorienrestriktion. Funktioniert leider erst ab dem mittleren Lebensalter. Und nur, wenn man die richtigen Kalorien reduziert. Funktioniert nämlich nicht, wenn man weiter Weißmehl, Kartoffeln und Zucker isst.

Der Zucker und das TOR

Und noch etwas. TOR reagiert zusammen mit dem Insulin. Hat den gleichen Signalweg. Wie Sie wissen, ist Insulin unser Blutzuckerhormon, das die Bauchspeicheldrüse immer dann in den Blutkreislauf schickt, wenn wir Kohlenhydrate essen, wenn der Blutzucker steigt. Das Hormon sorgt dafür, dass der Zucker, also die Glukose, aus dem Blut in den Zellen aufgenommen wird und dort verbrennt oder als Energie gespeichert wird. Umgewandelt in Fett. Insulin sorgt auch dafür, dass wir Fett und Muskeln aufbauen. Es ist ein anaboles Hormon. Und so sorgt es dafür, dass TOR in Schwung kommt und die Zellen sich teilen, das, was sich teilt, wächst ... Leider passiert dabei auch etwas, was wir gar nicht wollen: Wenn Insulin TOR stimuliert, reagieren die Zellen nicht mehr so richtig auf Insulin. Kennen Sie. Heißt Insulinresistenz. Autobahn zum Diabetes. Dem Jugendräuber Nr. 1. Macht auch Arte-

riosklerose. Verengt die Herzgefäße. Sorgt für Knochenschwund (Osteoporose). Unterdrückt die Autophagie, die Selbstverdauung des Zellmülls, das fördert Krebs. Nenne ich schnell und grauenhaft altern. Kriegt man durch zu viel Essen. Durch zu viele Kohlenhydrate. Durch zu viel Zucker und Weißmehl. Deswegen überlegt man auch, ob man das Diabetesmedikament Metformin gegen das Altern einsetzt. Im Mäuseversuch hat es schon die gleiche Wirkung auf die Genaktivität wie Hungern. Nun, ist eine Pille. Kann man auch ohne. Drehen Sie einfach mal den Kohlenhydrathahn zu. Essen Sie genetisch korrekt. Wie der Steini. Auf Seite 225 geht es los. Übrigens das Neueste über die Altersforschung erbloggen kann man sich wunderbar unter www.davidstipp.com Der Bostoner Gesundheitsjournalist schrieb auch das Buch *The Youth Pill: Scientists at the Brink of an Anti-Aging-Revolution*.

Merken: Bremst man TOR, bremst man das Altern – aber auch Immunsystem und Muskelwachstum. Auch hier gilt: Yin und Yang. Anspannen und Entspannen. Mal so, mal so.

Die Kalorienlüge

Weshalb die Kalorienzählerei nichts bringt? Sie nur frustriert und enttäuscht? Weil Sie ein Mensch sind und keine Laborratte. Im Labor nämlich wurden Kalorien erfunden und definiert als der Brennwert einzelner Lebensmittel. Also von Fetten, Eiweißen, Kohlenhydraten.

Nützt Ihnen im täglichen Leben nichts. Sie sind kein Laborapparat. Sie möchten abnehmen. Gewicht verlieren. Fett verbrennen. Schlank und fit werden. Und da nützt Ihnen der Begriff Kalorien gar nichts. Im Gegenteil, er konserviert Sie. Er hält Sie dick und fett. Weshalb die Kalorienzählerei sogar kontraproduktiv ist? Ganz einfach, weil

→ Der Körper sich anpasst. Geben Sie ihm weniger Kalorien, kommt er auch mit weniger aus. Sie können sich herunterkasteien von den gewohnten 3000 kcal täglich auf 1000 kcal täglich ... Sie werden nicht abnehmen. Der Körper begnügt sich mit den 1000 kcal.

→ Weil Fett-Kalorien erst dann wirksam werden können, wenn der Insulinspiegel steigt. Insulin schafft Fett in die Fettzellen und siegelt diese zu. Fett allein macht Sie nicht dick. Beweis: Jeder Eskimo, der 70 Prozent Fett täglich zu sich nimmt. Sein ganzes Leben. Und schlank ist. Und dass Eiweißkalorien im Gegenteil zehren, schlank machen, das wissen Sie längst.

Die Kalorie ist längst abgelöst durch neues Wissen. Neues Wissen? Noch einmal erklärt: Wenn wir abnehmen wollen, müssen wir etwas wissen über die hormonelle Regulation des Stoffwechsels, besonders der Fettzelle. Und hier gibt es Tatsachen,

messbar mit Spirometrie, wenn Sie wollen, jeden Tag und bei jedem von Ihnen: Kohlenhydrate stoppen die Fettverbrennung. Je mehr, desto vollständiger. Und so lange in Ihrer Diät Kohlenhydrate enthalten sind, diäten Sie umsonst. Ohne Fettverbrennung nehmen Sie nun einmal nicht ab.

Erst »No Carb« mobilisiert Fett aus den Fettzellen, und Fett wird dann tatsächlich verbrannt. Als hoch wertvoller Betriebsstoff: Neun Kalorien pro Gramm Fett. Das hält viel länger als Kohlenhydrate: Nur vier Kalorien pro Gramm Kohlenhydrat. Bei No Carb, in der Fettverbrennung, bleiben Sie länger satt, Ihr Appetit ist reduziert, und es resultiert ein stärkerer Energieverlust. Sie werden schneller schlank. Noch schneller.

Hat mit Kalorien nachweislich nichts zu tun. Aber bis dieser Uraltzopf endlich einmal abgeschnitten ist, werden noch viele neue Präsidenten in der Deutschen Gesellschaft für Ernährung (DGE) gewählt werden.

Essen wirkt wie Hormone

Wann Ihnen künftig einer der unzähligen Ernährungsexperten etwas von Kalorien erzählt, Kalorien berechnet, Ihnen mit Dinosauriersätzen kommt wie: Dick werden Sie dann, wenn Sie mehr Kalorien essen, als Sie verbrauchen ... dann winken Sie bitte ab. Wie gesagt: Wissen aus dem 19. Jahrhundert. Längst überholt. Entscheidend sind nicht die ausgerechneten

Kalorien, sondern die Wirkung einzelner Nahrungsbestandteile auf Hormonfunktionen an und in den Fettzellen. Zum Beispiel: Kohlenhydrate sind nicht einfach Kalorien, sondern sie stoppen die Fettverbrennung. Eiweiße sind nicht einfach Kalorien, sondern rauben Ihnen Körperfett (spezifisch dynamische Wirkung). Eiweiß macht also schlank. Ob Sie's glauben oder nicht: Den meisten deutschen Ernährungsexperten einfach nicht bekannt.

Essen kann noch sehr viel mehr. Hinter der Nahrungsaufnahme tun sich – dem Kenner jedenfalls – Wunderwelten auf. Man spricht heute in der Fachwelt tatsächlich schon von

Food as a hormone

Essen wirkt genauso wie Hormone. Hält also nicht nur einfach so am Leben. Beispiele gefällig?

Omega 3 aktiviert den Rezeptor GPR 120. Und der gibt das Signal, Entzündungen herunterzufahren, Gewichtszunahme zu stoppen. Heißt: Omega 3 wird nicht einfach zu Energie verarbeitet, sondern transportiert höchst erwünschte Botschaften.

Andere Fette aktivieren den Rezeptor PPAR Gamma, der die Fettzelle überredet, Fett nur so zu bunkern. Und der außerdem in Ihrem Gehirn »Hyperphagie«, also richtiggehende Fresssucht auslöst. Diese Studien haben uns gezeigt, wie fettreiche Mahlzeiten Fresssucht und Übergewicht aktivieren über spezielle Rezeptoren im Gehirn.

Die berühmten drei BCAA (verzweigtkettige Aminosäuren), besonders Leucin, aktivieren direkt mTOR im Gehirn, bremsen dadurch höchst elegant Ihren Appetit und schlussendlich die Gewichtszunahme. Ein aktives mTOR-System hält Menschen schlank. Aminosäuren!

Das sind nur einige Beispiele. Die zeigen, was die Mehrzahl der deutschen Ernährungsexperten noch überhaupt nicht verstanden hat: Kalorien zählen ist 19. Jahrhundert. Wir sind heute wesentlich weiter. Wir verstehen langsam, wie man mit einzelnen, geschickt hervorgehobenen Nahrungsbestandteilen Appetit, Sättigung, Gewichtszu- sowie -abnahme direkt steuern kann.

Präzise diese Hormonvorstellung führte zu Amino-Ampullen, angereichert mit Arginin und Ornithin zur direkten Stimulation des sogenannten Jungbrunnens. Auch wenn es unglaublich klingt, ein biochemisches Fakt. Essen war früher für mich ein – keine Zeit, keine Zeit – notwendiges Den-Bauch-füllen. Heute ist jeder Bissen für mich ein Wunder. Weil in meinem Geiste Bilder auftauchen über all die glücklichen, segensreichen Wirkungen, die wir einzelnen Aminosäuren oder Omega 3 oder Vitaminen verdanken.

> »Es dauert seine Zeit,
> bis man jung ist.«
>
> PABLO PICASSO

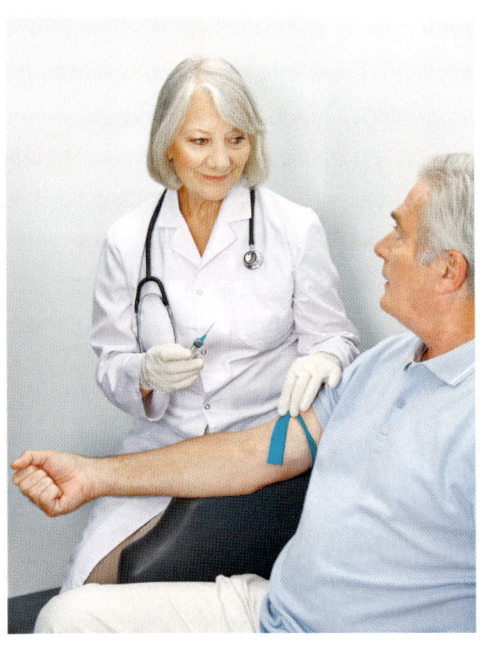

Jungbrunnen Aminosäuren

Das Geheimnis des Lebens, das Geheimnis der Energie, das Geheimnis der Leistungskraft – und somit der Jugend – heißt nicht Traubenzucker, sondern Aminosäuren. Der Mensch besteht nämlich im Wesentlichen aus Wasser und aus Aminosäuren. Die Eiweißbausteinchen sind die geronnene Information, also das Endprodukt Ihrer Gene. Nicht etwa Fett, nicht etwa Kohlenhydrate. Einzig und allein Aminosäuren.

Eiweiß ist Medizin pur

Es macht dynamisch, hält schlank, putzt die Arterien durch und aktiviert eine gesunde Darmflora. Eiweiß schützt uns vor Depression, macht das Gehirn fit, hält uns wach und lässt uns ruhig schlafen. Es stillt Schmerzen, hält die Haut jung, verhindert Entzündungen im Körper und kräftigt die Knochen

Kennen Sie Ihren Blut-Eiweißspiegel?

Was genügend Eiweiß praktisch bedeutet, zeigen mir Ihr Blutbild und Ihr Befinden dazu. Darunter befindet sich mitunter auch ein Olympiasieger. Also der Weltbeste. Einer, an dem es sich wirklich lohnt, seine Gesundheit, seine Leistungskraft zu messen. Solche raren, wertvollen Exemplare werden jährlich in Leistungszentren untersucht. Übrigens sehr viel eingehender, als Sie glauben: Da werden auch psychologische Profile erstellt, Motivationsdefizite aufgedeckt, also nicht nur Kraft, Ausdauer, Beweglichkeit getestet.

Jetzt kommt's: Wenn solch ein Modellathlet innerhalb von einem Jahr seine körperliche Leistung um 28 Prozent verbessert, steht das Leistungszentrum auf dem Kopf. Versteht die Welt nicht mehr. So etwas gibt es einfach nicht. Das kommt vielleicht vor beim sportlichen Anfänger: In den ersten Monaten/Jahren kann die Leistung explodieren. Auf dem Niveau Olympiasieg erst einmal angekommen, bleibt sie doch recht stabil. Mal ein bisschen mehr, mal ein bisschen weniger. 28 Prozent Steigerung sind unmöglich.

Darum haben die mich angerufen, und der Hintergrund aller Fragen war selbstverständlich: Doping? Tja. Da konnte ich sie beruhigen: nix Doping. Aminosäuren! Hat sich in der normalen Medizin noch gar nicht und wird sich in der Sportmedizin erst ganz, ganz langsam herumsprechen. Woher ich das weiß? Weil wir messen. Wir raten nicht, wir rätseln nicht, wir probieren nicht, wir messen.

Nennt man Molekularmedizin!

Das Aminogramm dieses jungen Mannes war in meinen Augen im Vorjahr katastrophal gewesen. Sieben von neun essenziellen Aminosäuren lagen deutlich zu niedrig. Tatsächlich ließ seine Trainingsleistung auch zu wünschen übrig. Wusste der auch. Bloß wusste der nicht, weshalb.

Zur Erinnerung: Aminosäuren sind ja nicht nur Sauerstofftransport (Arginin), sondern auch Souveränität und Stressresistenz im Wettkampf (Tryptophan). Aminosäuren (BCAA) sind ja nicht nur die Anzahl der Mitochondrien, also der Kraftwerke pro Muskelzelle, sondern sind auch der pure, unerschöpfliche Antrieb (Phenylalanin, Noradrenalin). Übersetzt in die Discosprache: Amphetamin.

Der junge Mann stammt vom Lande. Kann also noch normal denken. Hat be-

griffen und seine Ernährung auf den Kopf gestellt. Die jetzt lautet: Aminosäuren. Die nicht mehr lautet: Knödel, Pasta.

Das Resultat war »fast ein Wunder« (Zitat Laborarzt). Ein traumhaftes Aminogramm, also sehr hohe einzelne Aminosäuren. Also deutlich mehr Antrieb, deutlich mehr Durchblutung, deutlich mehr Souveränität, deutlich mehr Kraft (Mitochondrien) pro Muskelzelle, deutlich mehr Virusabwehr (Methionin) etc. Kann man auch ganz normal ausdrücken: Der Heuschnupfen war weg. Die Infektanfälligkeit war weg. Er hatte also auch keine Krankheitspausen mehr im Training. Das summiert sich.

Frohmedizin ist eben nicht das Zitieren von Lehrbüchern. Frohmedizin gründet sich ausdrücklich und bewusst auf praktische Erfahrung. Heißt in der Arztpraxis: Wer heilt, hat recht. Heißt im Leistungssport: Nur die Goldmedaille zählt. In dem Fall: die nächste.

Ich bin natürlich gespannt wie ein Flitzebogen.

Das Eiweiß und der Muskelschwund

Der Muskel besteht aus Eiweiß. Und ohne Eiweiß schwindet der Muskel. Eine besondere Rolle spielen die BCAA = Branched Chain Amino Acids. BCAA steht für ein Gemisch aus den essenziellen Aminosäuren Isoleucin, Leucin und Valin. Wer abnehmen will, wer Muskeln aufbauen will, braucht dringend ausreichend BCAAs. Die verhindern Muskelabbau und fördern Fettabbau. Sie steigern den Grundumsatz, man verbrennt mehr Kalorien, auch auf der Couch. Wer während einer Diät zu wenig BCAAs aufnimmt, verliert an Muskelmasse und bremst den Fettabbau. BCAAs locken das Wachstumshormon, das Somatotropin ausschüttet. Es hält alle Organe jung, stabilisiert Knochen, lässt Muskeln wachsen.

Durch körperliche Anstrengung, psychischen Stress oder Verletzungen baut der Körper vermehrt Proteine ab. Da braucht man dann mehr BCAAs.

Die BCAAs fördern die Aufnahme aller Aminosäuren in die Zellen, die dort dann für den erneuten Proteinaufbau genutzt werden können.

- Wunden heilen schneller.
- Das Immunsystem wird gestärkt.

Freilich gibt es diese wertvollen Aminosäuren auch als Nahrungsergänzung.

Glutathion weckt die Telomerase

Glutathion ist eine Wundersubstanz. Besteht aus drei Aminosäuren. Und gilt als das wichtigste körpereigene System, um in der Körperzelle freie Radikale zu binden und unschädlich zu machen. Wie wichtig Glutathion ist, erkennen Sie schon an der Tatsache, dass führende wissenschaftliche Institute, wie das Helmholtz-Institut in München, ihre Zellexperimente mit genau dieser Substanz durchführen. Und Erfolg haben. Zellalterung und -zerstörung, also Krankheit verhindern. Zuverlässig. Weshalb ist dann diese Substanz nicht Hauptthema jeder Medizinvorlesung? Hauptverschreibung in jeder Arztpraxis? Kann ich Ihnen sagen: Das wäre ja Frohmedizin. Das würde ja helfen. Oh!

Wir geben Glutathion beispielsweise, um Ihren Körper von dem nervengiftigen Aluminium zu befreien. Aluminium, das sich bei Demenzkranken im Gehirn anhäuft. Wir messen Aluminium im Blut vorher und nachher und beweisen Ihnen, dass Glutathion dieses ungute Gift (Deo, Nespresso ...) beseitigt.

Und: Glutathion beeinflusst ganz entscheidend Ihre Telomerase. Also das wunderbare Jugendenzym. Das Enzym, das die Telomere, die Schutzkappen an Ihren Chromosomen, verlängert. Also nicht nur den Abbau verhindert, sondern buchstäblich verlängert. Die Zelle wieder jung macht. Den Menschen jünger macht.

Jetzt können Sie entweder Glutathion kaufen und einnehmen, Sie können sich Glutathion herstellen aus Glutamin (ein Esslöffel täglich) oder aber Sie erinnern sich, dass Glutathion aus drei Aminosäuren besteht. Und achten einfach auf einen mindestens durchschnittlichen Eiweißspiegel von 7,65 Milligramm/pro Kilogramm Körpergewicht oder mehr.

Eiweiß kann man übrigens essen.

Das Eiweiß und die Fettleber

Fettleber muss nicht sein. Haben wir soeben von Frau Professor Susanne Klaus von der Uni Potsdam gelernt. Die da Sensationelles, Neues erforscht und verkündet.

Fettleber ist fast ein Normalbefund beim Deutschen. Seit ich vor genau 40 Jahren mit den ersten medizinischen Ultraschallgeräten arbeiten durfte … Wir haben tatsächlich unsere Geräte an der deutschen Fettleber geeicht. Hat praktisch jeder Übergewichtige. Also liegt's am Fett?

Liegt's nicht. Fett wandert nur dann in die Zellen, also in die Leberzellen, wenn es vom Insulin eingeschleust wird. Dafür braucht es Kohlenhydrate. Ohne Kohlenhydrate rauscht das Fett an Ihren Zellen vorbei.

Wer das weiß? Jede Gans. Die produzieren Gänsestopfleber. Dann, wenn man sie mästet, stopft. Ein übrigens ziemlich schrecklicher Vorgang. Und was stopft man denen in den Hals? Getreide. Unablässig große Mengen. Körner. Übrigens Vollkörner! Betone ich, weil es ja immer noch Menschen unter Ihnen gibt, die an die magische Gesundheitswirkung des vollen Kornes glauben. Die Gans weiß es besser: Die entwickelt eine extreme Fettleber. Vom Vollkorn.

Kohlenhydrate also produzieren die Fettleber. Und das bringt uns zur Entdeckung von Frau Prof. Klaus. Die ja wörtlich schreibt: »Die Leberverfettung wird also durch stark eiweißreiche Kost verhindert.«

Verhindert! Sie brauchen also nur normal zu essen (unsere Vorfahren aßen dreimal mehr Eiweiß als wir), nur normal, also eiweißreich zu essen, und Sie bekommen keine Fettleber.

Wissen Sie, wen das interessiert? Den deutschen Biertrinker. Bei denen man mit schöner Regelmäßigkeit die Fettleber diagnostiziert. Bier ist reines Kohlenhydrat. Und zwar schnell wirkend. Und weil flüssig, passt da recht rasch, recht viel in den Magen. Resultat: deutsche Fettleber. Und dann, so Frau Prof. Klaus: »… kann sie zur Leberzirrhose führen.«

Ungut. Hab ich jahrelang auf der Intensivstation der Uniklinik Erlangen miterlebt. Den grauslichen Tod (glauben Sie mir) von Patienten mit Leberzirrhose. Muss nicht sein. Die nagelneue gute Nachricht aus Potsdam: Essen Sie mehr Eiweiß, und Sie behalten eine gesunde Leber. Und die Leber ist das Organ, das Sie jung hält. Tagtäglich.

Das Eiweiß und der Schmerz

Es gibt nichts, was mehr an unserer Lebensqualität nagt als Schmerzen. Die machen wirklich schnell alt. Nun die gute Nachricht: Schmerz kann man mit Eiweiß besiegen. Der zentrale Satz von dem Rheumaspezialisten Dr. Forest S. Tennant:

»Patienten mit chronischem Schmerz brauchen massiv Eiweiß und möglichst wenig Kohlenhydrate«. Das war's auch schon. Weshalb viel mehr Eiweiß? Hier hat er sich natürlich Gedanken gemacht und führt vier logische Argumente auf:

1. Eiweiß wird im Darm zu einzelnen Aminosäuren zerlegt. Die werden dann mit dem Blut in die Leber und das Gehirn transportiert, wo sie Stoffe bilden, die entscheidend sind bei der Schmerzstillung. Nämlich Stoffe wie Endorphine, Dopamin, Serotonin und GABA.

Er fügt hinzu, dass die typische Schwäche, die Müdigkeit, die Antriebslosigkeit der Patienten mit schweren Schmerzen viele Gründe haben mag, aber ein Mangel an Eiweiß sei sicher einer von ihnen. Wir wissen: Energie, Dynamik beziehen wir aus Phenylalanin.

2. Aminosäuren bauen Gewebe auf. So ist zum Beispiel die Aminosäure Prolin ein Hauptbestandteil des Kollagens, was Ihr Körper braucht, um neuen Knorpel zu bilden oder neues Bandscheibengewebe.

3. Eiweiß stimuliert das Hormon Glukagon (Gegenspieler vom Insulin). Glukagon erhöht den Blutzucker, ist aber das einzige Hormon, das die Umwandlung und Speicherung von Kohlenhydraten zu Fett blockiert. Wesentliches Wissen! Wenn man also zu jeder Mahlzeit reichlich Eiweiß isst, verhindert man raschen Insulinanstieg, die Speicherung von Fett in den Fett-

zellen und – besonders wichtig – die nach etwa zwei Stunden daraus resultierende Unterzuckerung. Nach langjähriger Erfahrung von Tennant lässt ein abgesunkener Blutzucker Schmerzen stark aufflammen. Wird durch Eiweiß verhindert.

4. Zusätzlich Omega-3-Fettsäuren. Klug ausgewähltes Eiweiß wie Fisch oder Bio-Fleisch enthält Stoffe, die Entzündungen verhindern (z. B. Omega 3).

Fazit: Tennant hat sich Jahrzehnte mit chronischen Schmerzpatienten beschäftigt. Und empfiehlt heute eine eiweißreiche, kohlenhydratarme Kost mit wenig Salz. Eiweiß schon wegen der Bildung von schmerzstillenden Neurotransmittern, aber auch zum Aufbau von neuem Gewebe wie Knorpel. Zusätzlich empfiehlt er NEM (Supplements), welche Entzündungen entgegenwirken (Omega 3, Antioxidantien etc.).

Wie gesagt, das ist neu. Diese erste Arbeit zum Thema stammt aus dem Jahr 2011. Nach meinen – auch für mich überraschenden Erfahrungen – mit Rheumapatienten kann ich nur sagen: Der Mann hat recht.

Freilich meine ich: Wenn schon, denn schon. Also nicht Low Carb, sondern No Carb. Schmerzpatienten wie Rheumatiker oder an Fibromyalgie Leidende hören einem übrigens überraschend aufmerksam zu.

Eiweiß und nitrosativer Stress

Wir brauchen Eiweiß zum Entgiften. Und ohne Eiweiß geht die Darmfunktion flöten. Das ist neu! Wir brauchen L-Glutaminsäure. Die brauchen wir für Nerven, Gehirn, für die Muskelregeneration ... Und L-Glutaminsäure wirkt stark entgiftend, besonders wenn unser Körper übersäuert ist.

Im Körper regieren zu viele toxische Stickstoffverbindungen. Das nennt man nitrosativen Stress. Den hat man durch zu viel Wurst, zu viel Stickstoffdüngung (Nitrat).

Für die Entgiftung des nitrosativen Stresses aber fehlen Eiweißbausteine, und zwar für das Immunsystem. Alle Abwehrkörper bestehen aus Eiweiß. Der Grund: Die Darmwand ist oft geschädigt – zu wenige Eiweißbausteine driften zum Immunsystem.

Also: Die Darmwand, das Epithel – sprich alle Schleimhäute – müssen ständig mithilfe von Aminosäuren erneuert werden. Ist der Darm okay, kommt das Eiweiß aus der Nahrung zum Immunsystem – und unsere Entgiftungsküche funktioniert wunderbar.

Führt man also diese Aminosäuren in einer für den Körper gut zugänglichen Form und reich an L-Glutaminsäure zu, können die Immunkörperchen und die Zellen der Schleimhäute leichter ersetzt und erneuert werden, die Darmschleimhaut regeneriert sich, die Muskeln regenerieren sich, die Nerven ebenfalls – und gleichzeitig läuft die Stickstoffentgiftung auf Hochtouren.

Glutaminsäure steckt in Erdnüssen, in Mandeln, Hartkäse, Fleisch, Fisch, Tofu ... Und für Menschen mit Darmproblemen auch in der Kapsel.

GUT ZU WISSEN

Mit Eiweiß abnehmen

Wer genügend Eiweiß zu sich nimmt (mindestens 1,5 Gramm pro Kilogramm Körpergewicht), beugt dem Übergewicht vor – oder er nimmt ab, so Forscher des Deutschen Instituts für Ernährungsforschung. Sie fütterten Mäuse mit vier verschiedenen Futtermischungen. Darunter waren drei entweder mit Molke, Leucin oder Alanin angereichert, die vierte mit normalem Eiweißanteil. Das Ergebnis: Die Tiere mit eiweißreichem Futter tranken mehr, fraßen weniger und nahmen trotz fettreicher Ernährung nicht zu – im Vergleich zu Mäusen, die Futter mit normalem Eiweißgehalt bekamen. Zudem wiesen sie niedrigere Cholesterin- und Leberfettwerte auf.

Das deckt unseren Eiweißbedarf

Wir brauchen täglich 1,5 Gramm pro Kilogramm Körpergewicht.

Zehn Gramm Eiweiß stecken in

FLEISCH, GEFLÜGEL

- 30 g Schinken (ohne Fettrand)
- 40 g Hühnerbrust (ohne Haut), Putenbrust, magerem Lamm
- 50 g Kaninchen
- 50 g Kalbsfilet, Rinderfilet, Rinderlende
- 50 g Rehrücken, Schweinefilet

FISCH & MEERESFRÜCHTE

- 40 g Räucherlachs
- 60 g Scholle, Kabeljau, Seezunge, Steinbutt, Matjesfilet
- 63 g Tintenfisch
- 50 g Zander, Heilbutt, Lachs, Sardine, Thunfisch, Flusskrebs
- 55 g Garnelen
- 55 g Makrele
- 100 g Mies-, Venus- oder Jakobsmuscheln

MILCHPRODUKTE & CO.

- 1 großem Hühnerei
- 2 Bechern Joghurt (300 g)
- 75 g magerem Quark
- 0,3 l Milch, Kefir, Dickmilch, Buttermilch
- 0,4 l Sojamilch
- 100 g Tofu
- 25 g (2 EL) Parmesan
- 40 g Camembert (30 %)
- 60 g Harzer Käse
- 60 g Mozzarella
- 60 g Feta (40 %)
- 75 g Frischkäse (20 %)

HÜLSENFRÜCHTE, GEMÜSE & ALGEN

- 15 g Algen, getrocknet
- 25 g Sojaschnetzel
- 30 g Sojabohnen
- 50 g getrockneten Bohnen, Linsen, Kichererbsen
- 180 g Steinpilze
- 200 g Rosen- oder Grünkohl
- 200 g Sojasprossen
- 300 g Brokkoli
- 400 g Austernpilzen

SAMEN & NÜSSE

- 20 g Chiasamen
- 35 g Erdnüssen
- 40 g Leinsamen
- 45 g Pinienkernen
- 45 g Sonnenblumenkernen
- 50 g Mandeln
- 50 g Pistazienkernen
- 55 g Sesamsamen
- 60 g Cashewnüssen
- 70 g Walnüssen

ZEHN GRAMM EIWEISS STECKEN AUCH IN EINEM ESSLÖFFEL GUTEM EIWEISSPULVER MIT HOHER BIOLOGISCHER WERTIGKEIT ÜBER 100 UND SO GUT WIE KEINEN KOHLENHYDRATEN.

Ein magischer Forever-Young-Drink

Besorgen Sie sich ein gutes Eiweißpulver und mixen Sie sich immer dann einen Drink, wenn Sie gerade nicht kochen können. Tanken Sie Eiweiß pur – und es wachsen Ihnen wirklich Flügel. Mittlerweile gibt's die essenziellen Aminosäuren auch in Aminosäurekonzentraten.

Es gibt zehn besonders wichtige Eiweißbausteine. Davon acht Aminosäuren, die Ihr Körper selbst nicht herstellen kann. Kommt kein Nachschub mit dem Essen, sind auch die anderen Eiweißbausteine nutzlos – wie ein Haus, dem die Balken fehlen.

LEUCIN HÄLT FIT Leucin ist ein wichtiger Baustein im Bluteiweiß und im Gewebe. Diese Aminosäure ist wesentlich für muskuläre Ausdauer, für körperliche Leistungsfähigkeit. Ein Mangel schwächt den ganzen Körper.

ISOLEUCIN WAPPNET GEGEN STRESS Diese Aminosäure fördert die Verwertung anderer Aminosäuren aus der Nahrung. Isoleucin ist wesentlich für muskuläre Ausdauer und arbeitet als gehirnaktive Aminosäure. Und es bildet vor allem die Neurotransmitter (Gehirnbotenstoffe), die gegen Stress feien.

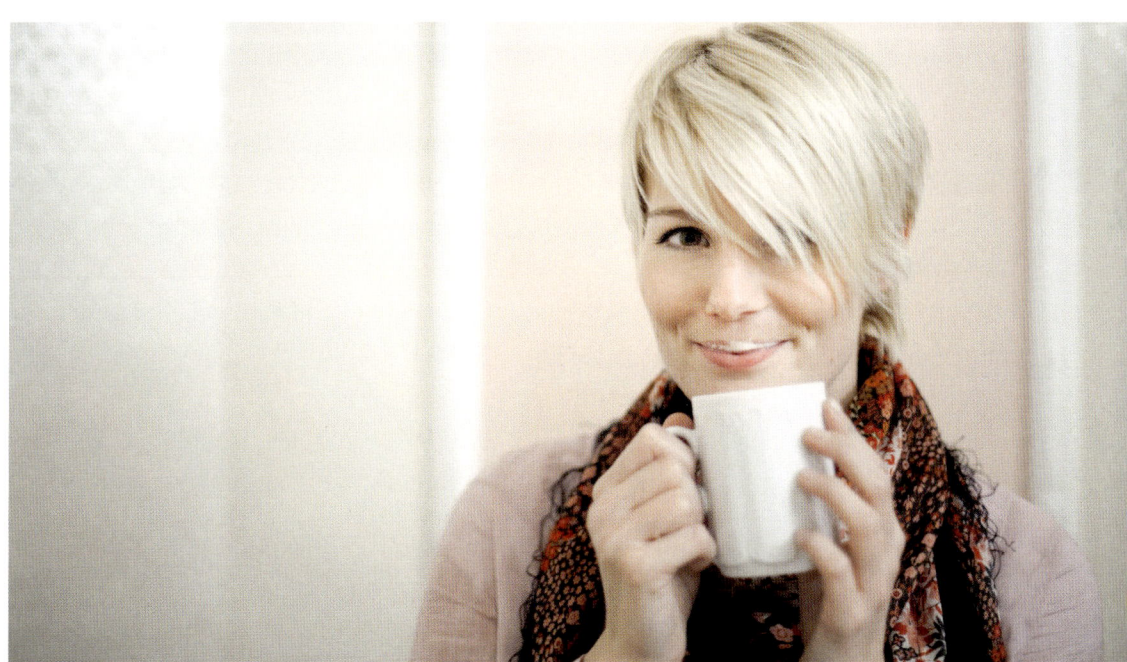

Tanken Sie Eiweiß pur – ein gutes Eiweißpulver ist die Grundlage für den magischen Forever-Young-Drink.

LYSIN HÄLT JUNG Als Bestandteil des Kollagens hält Lysin die Haut straff. Es beeinflusst die Aufnahme von Kalzium in die Knochen. Lysin verhindert die Anheftung von Lipoprotein-a an die Arterienwände und entfernt bereits bestehende Plaques. Plaques entstehen, wenn Lipoprotein-a in zu hoher Konzentration die Gefäßwände verklebt. Als Baustein von Enzymen stimuliert es das Wachstumshormon, den physiologischen Jungbrunnen, der Muskeln auf- und Fett abbaut. Ohne Lysin gibt es keine Enzyme, die Krebszellen niederkämpfen. Zudem ist Lysin Teil des Carnitins, des Stoffs, der Fett in die Zelle einschleust und damit die Fettverbrennung überhaupt ermöglicht. Lysin stimuliert die Abwehrkräfte gegen Viren. Und wer unter Antriebslosigkeit, Konzentrationsstörungen und Gedächtnisschwäche leidet, dem hilft Lysin.

METHIONIN – TAUSENDSASSA IM STOFFWECHSEL Ausgangspunkt für jeglichen Eiweißaufbau. Die Aminosäure ist selbst Bestandteil des Carnitins, das Fett in die Zelle transportiert, wo es dann verbrannt wird. Methionin ist wichtig für die Abwehrfunktion (Phagozytose-Fähigkeit) der Killerzellen im Blut. Als Bauteil von Cholin schützt Methionin die Leber.

PHENYLALANIN MACHT GLÜCKLICH – UND SATT Diese Aminosäure dient als Ausgangssubstanz für so lebenswichtige Botenstoffe und Hormone wie Noradrenalin, ACTH, Dopamin und Endorphine, die wesentlich für die Stimmung des Menschen sind. Phenylalanin hilft gegen Depressionen und schenkt Selbstvertrauen. Phenylalanin wird übrigens auch in der Schmerztherapie eingesetzt, z. B. bei Arthritis, Rheuma und Muskelschmerzen. Im Darm ist Phenylalanin beteiligt am Aufbau von Cholezystokinin. Das Hormon, das dem Gehirn signalisiert: Satt! Phenylalanin ist also ein natürlicher Appetitzügler. Es regt an wie ein Amphetamin, steigert die Aufmerksamkeit und fördert die Libido.

THREONIN WECKT MÜDE AUF Threonin ist die Schlüsselsubstanz für die Herstellung des Endothel-Relaxing-Faktors, also wesentlich für die Weiterstellung der Blutgefäße und damit für die Durchblutung des Körpers, des Herzens, des Gehirns. Ein Mangel bedeutet fast immer enggestellte Blutgefäße, Müdigkeit, bis hin zu Herzbeschwerden.

TRYPTOPHAN ENTSPANNT UND FÖRDERT DEN SCHLAF Aus Tryptophan bildet der Körper Serotonin, das Chefhormon. Das Hormon der inneren Ruhe, der Ausgeglichenheit, des Glücks. Wer im Stress ist oder unter Angstzuständen oder Schlaflosigkeit leidet oder wer mit dem Rauchen aufhören will, sollte auf eine Extraportion

Tryptophan achten. Einfach ein Gramm zum Essen dazu nehmen. Bei Mangel droht die Entwicklung von Depressionen bis hin zu Psychosen. Zudem ist Tryptophan die Schlüsselsubstanz für die Herstellung von Melatonin, einem hochpotenten Antioxidans, einem hormonellen Jungbrunnen. Der uns gut schlafen lässt.

VALIN PEPPT NERVEN UND ABWEHRKRÄFTE AUF Es sorgt für ein funktionierendes Nervensystem und ist beteiligt am Aufbau von Hämoglobin, dem roten Blutfarbstoff – dem Boot, das vitalisierenden Sauerstoff zu allen Zellen trägt. Wichtig zum Aufbau eines aktiven Immunsystems.

HISTIDIN SORGT FÜR BIOLOGISCHEN RÜCKENWIND Hierbei handelt es sich um eine sogenannte semiessenzielle Aminosäure. Histidin wird benötigt zum Aufbau des Sauerstoff übertragenden roten Blutfarbstoffs. Das heißt: Je mehr Histidin, desto leistungsfähiger ist der Mensch – körperlich wie mental. Histidin reguliert Zellwachstum und Regeneration, also die Erneuerung der Zellen. Diese Aminosäure wird in den Zellkraftwerken, den Mitochondrien, zur Sauerstoffübertragung und damit zur Kraftentfaltung benötigt.

TAURIN HÄLT SCHLANK Taurin ist auch eine semiessenzielle Aminosäure. Nur für Dicke und Genießer! Denn Taurin verbessert die Fettverbrennung um den Faktor 4. Und Taurin entgiftet die Leber bei toxischer Überlastung (z. B. Alkohol). Zudem blockt dieser Eiweißbaustein unangenehme Koffeinnebenwirkung, das heißt, er beruhigt den Puls.

L-CARNITIN Der Stoff aus zwei Aminosäuren hilft Muskeln aufzubauen und Fett abzubauen. Aber nur dann, wenn man auch Sport treibt.

> »Leben, von seinen niedrigsten bis zu seinen höchsten Formen, ist nichts anderes als die normale Daseinsweise der Eiweißkörper.«
>
> FRIEDRICH ENGELS

Das moderne Eiweißpulver

Zuviel Eiweiß schadet der Niere und erhöht die Harnsäurewerte? Quatsch! Tatsächlich wird überflüssiges Eiweiß als Harnstoff/Stickstoff ausgeschieden. Die Niere arbeitet fröhlich ein bisschen mehr – und wächst an ihrer Aufgabe. Wird tüchtiger und gesünder. Sagt die Uni Kopenhagen. Und Harnsäure? Purine machen Harnsäure. Eiweiß aber nicht.

Eiweiß macht satt. Eiweiß macht schlank. Eiweiß lässt unsere Muskeln wachsen. Und: Eiweiß zehrt. Essen Sie 200 Gramm Eiweißpulver, dann schießt der Körper Energie zu. 400 Kilokalorien aus dem Fettdepot. Ein gutes Eiweißpulver kann unser täglich Fisch, Obst und Gemüse (hoffentlich nicht länger Brot) wunderbar »ergänzen«. Ob es gut ist, erkennen Sie daran, dass auf dem Etikett eine biologische Wertigkeit über 100 ausgewiesen ist. Achten Sie darauf, dass im Pulver kaum Kohlenhydrate drinstecken. Natürlich unterstützen Sie ihre Niere – mit viel, viel trinken.

Die gute biologische Wertigkeit

Ich nehme täglich Sojaeiweiß zu mir. In Form von hochgereinigtem Eiweißpulver. Kombiniert mit drei anderen Quellen (Molke, Milch, Ei). Kombiniert deshalb, weil man so eine höhere biologische Wertigkeit erreicht. Heißt übersetzt: Weil die einzelnen Eiweißquellen sich glücklich ergänzen, was den entscheidenden Anteil an essenziellen Aminosäuren betrifft. Sojaeiweiß hat den Riesenvorteil, dass es basisch macht. Also der allgegenwärtigen Säure (in unserem Blut) entgegenwirkt. Säure, die ja nicht nur durch tierische Produkte, sondern leider auch durch Mehl (Ihr täglich Brot) produziert wird.

Zum Sojaeiweiß äußert sich eine wirkliche Expertin, Prof. Sabine Kulling, Professorin für Lebensmittelchemie, Institut für Ernährungswissenschaft an der Uni Potsdam wörtlich: »Nach dem derzeit gängigen Bewertungssystem des ›Protein Digestibility Corrected Amino Acid Score‹ (PDCAAS), welches sowohl die Proteinverdaulichkeit als auch den Gehalt limitierender Aminosäuren berücksichtigt, erreicht das Protein von Sojaprodukten Werte zwischen 0,92 und 1,00, dem ernährungsphysiologischen Optimalwert. Hinsichtlich seiner Wertigkeit ist Sojaprotein damit eine adäquate Alternative zu Eiweiß aus Fleischprodukten. Limitierend ist im Sojaprotein der niedrige Gehalt an der essenziellen Aminosäure L-Methionin, weshalb bei bestimmten Sojaprodukten eine Supplementierung erfolgt.«

Sojaeiweiß erreicht also den ernährungsphysiologischen Optimalwert. Mehr geht nicht.

Ideal: Sojaeiweiß plus Carnitin

Nur in einem Punkt sollte oder könnte man es verbessern: Methionin. Und diese Aminosäure brauchen wir dringend im Kampf gegen Viren und Krebs. Deswegen spricht Frau Prof. Pulling hier auch von Substitution, von Zusatz.

Kein Zufall, dass Carnitin zur Hälfte aus Methionin besteht (Methionin + Lysin). Also mischt man Carnitin dem Eiweißpulver bei und hat dann das vielleicht ideale Produkt.

PS: Für die Steini-Diät gibt's auch Powereiweiß pur. Ganz ohne moderne Zusatzstoffe. Frei von Farb- und Geschmacksstoffen.

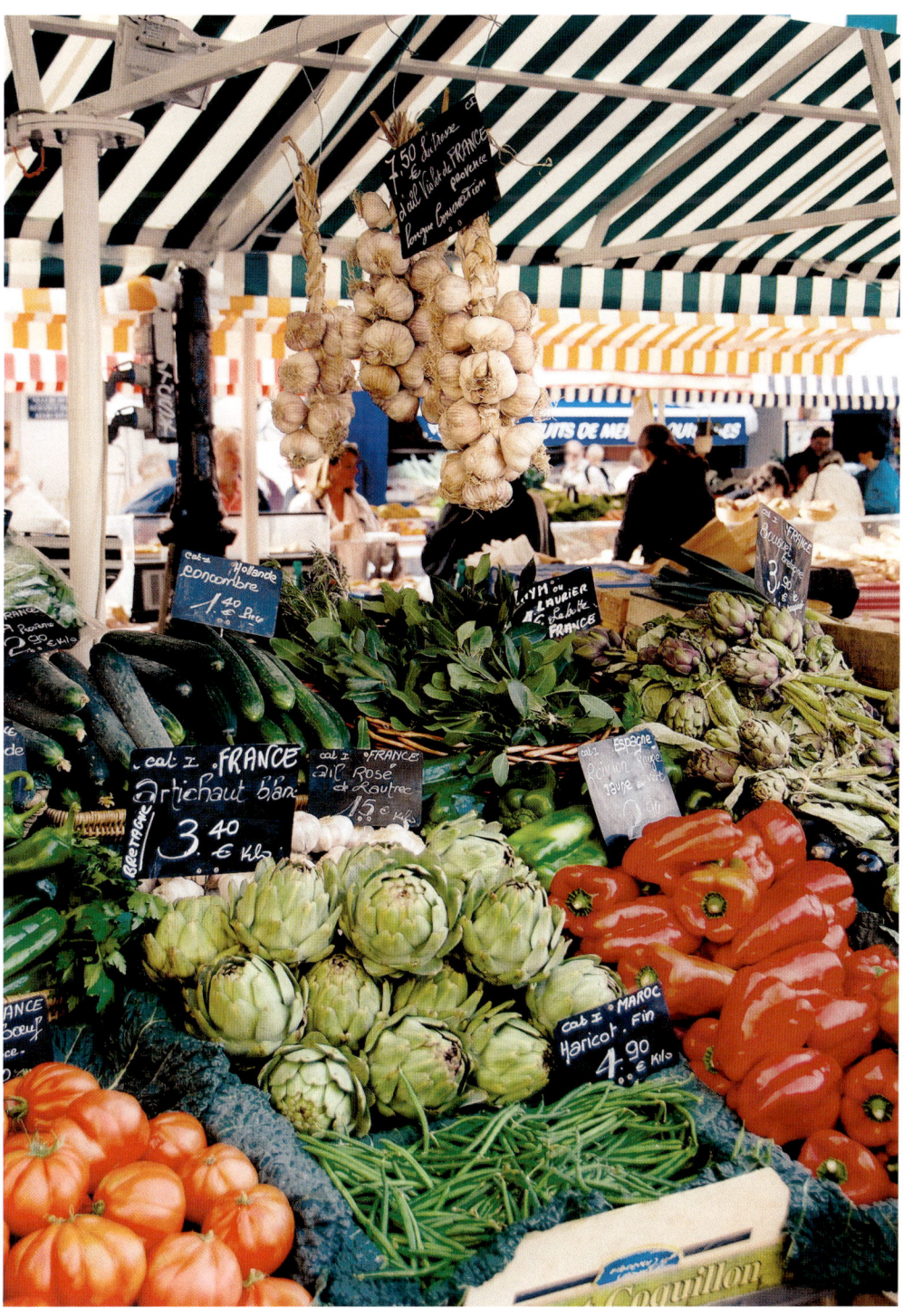

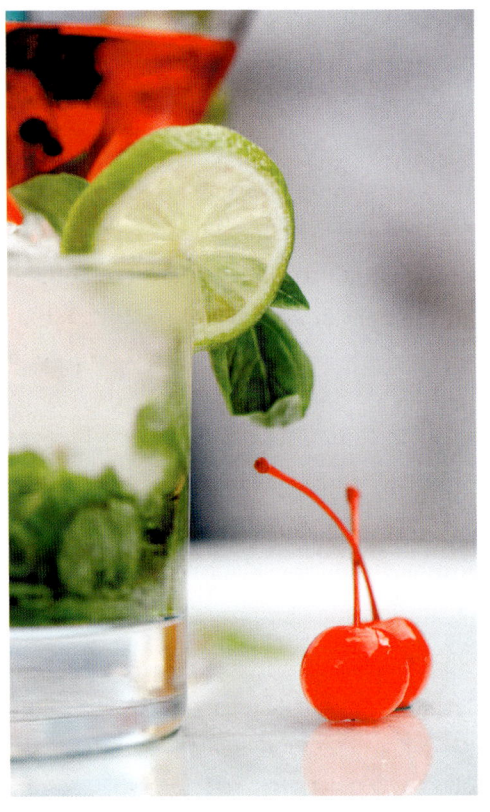

Der Forever-Young-Cocktail

Nahrungsergänzung – ja oder nein? Klar. Ja. Wer lange jung bleiben will, kommt am Apotheker nicht vorbei. Glauben Sie nicht? Ehrlich: Da diskutiere ich heutzutage nicht mehr lange. Ich messe. Und damit zeige ich Ihnen die bittere Realität: Selen fehlt, Mangan fehlt, Magnesium fehlt, B-Vitamine fehlen … Dann füllen Sie das auf. Und dann glauben Sie mir doch plötzlich, weil es Ihnen schlicht und einfach viel, viel besser geht. Und außerdem viele Drohwerte aus Ihrem Blut verschwinden. Wie schwelende Entzündungen, hohes Cortisol, Homocystein.

Graue Haare ade!

Wissen Sie, was eines der sichtbarsten Alterszeichen eines Vitalstoffmangels ist? Das nennen manche von Ihnen »Reife«. Genau: graue Haare. Einige von Ihnen mögen ihre grauen Haare nicht. Kämpfen dagegen an. Und wollen das ändern. Das ging nicht nur unserem Altkanzler Schröder oder dem italienischen Milliardär Berlusconi so.

Doch viele wollen das lieber auf natürliche Weise ändern. Also epigenetisch. Der Farbstoff der Haare heißt Melanin. Ent-

steht aus Phenylalanin, einer essenziellen Aminosäure. Die uns normalerweise Antrieb liefert (über Dopamin, über Noradrenalin, mehr Seite 109). Den Antrieb im Leben. Kann man eigentlich nie genug haben, habe ich immer gedacht. Treffe aber genügend von Ihnen an, die im Aminogramm hier ein Defizit aufweisen.

Aus dem Nähkästchen: Es wird Sie nicht verwundern, dass mein Phenylalanin-Spiegel weit, weit oberhalb der angeblichen Obergrenze liegt. Für mich heißt das: normal. Sogenannte »Normalwerte« in Ihren Laborbögen akzeptiere ich schon lange nicht mehr.

Aber zurück: Also haben viele von Ihnen, unzufrieden mit den grauen Haaren, Phenylalanin (am bequemsten im Form von Tyrosin) zu sich genommen. Nützt nichts. Das wissen wir inzwischen. Immer habe ich betont, dass natürlich andere Stoffe, Katalysatoren, notwendig sein müssen (rein logisch), um den Einbau des Farbstoffes, um die Umwandlung zu gewährleisten. Nur ... welche Stoffe?

Weiß ich seit heute. Im *FASEB Journal* berichten soeben europäische Wissenschaftler, dass die Entfärbung im Haarbalg passiert. Der Schadstoff heißt Wasserstoffperoxid. Ein typisches freies Radikal. Der typische Altmacher. Auch: das Signal für das Haar auszubleichen.

Wasserstoffperoxid kennen Sie. Produzieren Sie unter Stress. Produzieren wir sogar absichtlich, wenn wir hohe Dosen Vitamin C infundieren. Das erzeugte giftige Wasserstoffperoxid in den Tumorzellen tötet diese ab.

Es geht also wieder einmal um das einzig mir bekannte Krankheitsprinzip: freie Radikale. Mir bekannt heißt, dass ich in zehn bis zwanzig Jahren erwarte, dass sich dieses Wissen allgemein durchsetzt. Nun ja.

Jetzt kommt das Neue: Die Forscher haben ein Gegenmittel gefunden. Na was wohl: eine Katalase. Katalase ist ein Schutzenzym in der Zelle, welches Wasserstoffperoxid in das ungefährliche Wasser und Sauerstoff umwandelt und damit entschärft.

Diese Katalase haben die Forscher elegant erzeugt durch UV-Bestrahlung. Wenn Sie wollen, durch Sonnenlicht oder Höhensonne. Kann ich Ihnen nicht empfehlen. Empfehlen kann ich Ihnen: Wasserstoffperoxid, also freie Radikale in Ihren Haarbälgen gar nicht erst entstehen zu lassen. Wie das funktioniert: Kein Stress, viele Antioxidantien. Vitamine. Spurenelemente. Selen, E, Betacarotin, C ... um nur einige zu nennen. Fehlen Ihnen, wenn Sie graue Haare kriegen. Sollten Sie substituieren. Und genau so erklären sich die bisher drei Fälle meiner Praxis (alle drei weiblich), die es tatsächlich geschafft haben, bei komplett ergrautem Haar schwarze Haarwurzeln wieder nachwachsen zu lassen. Jetzt habe ich verstanden.

Erklärt mir übrigens auch, weshalb man durch extremen Stress »über Nacht« grau werden kann. Wenn wir unsere Wissenschaft nicht hätten ...! Und erklär mir: Vitamine helfen. Immer. Punkt.

Der kanadische Wundertrunk

Also was nehmen? Kanadische Forscher haben kürzlich einen Wundercocktail veröffentlicht, einen Wundercocktail, der nicht nur das Leben verlängern soll, sondern eben auch die Leistungsfähigkeit bis ins hohe Alter erhalten soll. Träume?

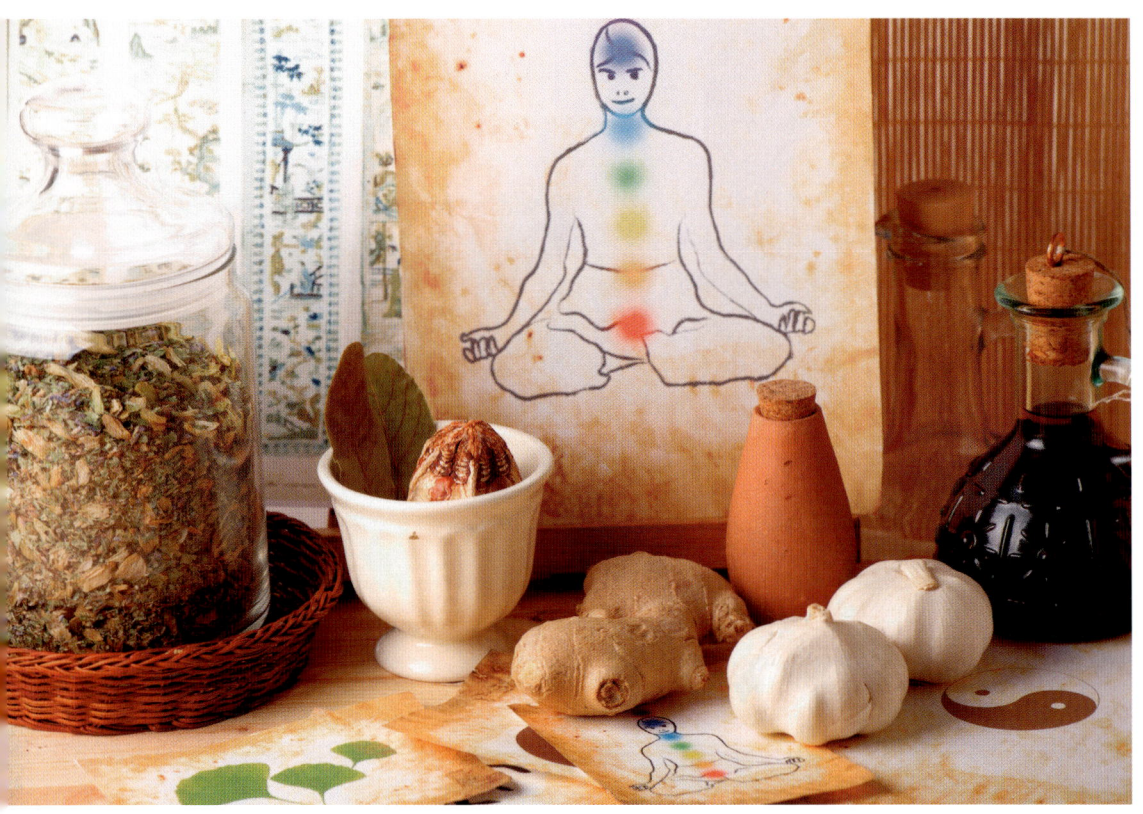

Exotische Zutaten für den kanadischen Wunder-Cocktail: unter anderem Extrakte aus Knoblauch, Ingwer, Ginkgo, Ginseng und grünem Tee.

Die Wissenschaft macht aus Träumen Realität: Der Wundercocktail der kanadischen Forscher zielt auf drei zentrale Punkte:

- Er erhöht die Leistung der Mitochondrien. Unserer Energiekraftwerke.
- Er fängt möglichst viele freie Radikale weg. Welche die Erbsubstanz angreifen und schädigen. Bekannt.
- Und er will die Insulinresistenz verhindern. Das Ansprechen der Körperzellen auf Insulin möglichst hochempfindlich und so den Insulinspiegel tief halten.

Das Gebräu – das drei Jugendräuber mit einer Klappe schlägt – hat man bisher an Mäusen getestet. Verständlich. Beim Menschen bräuchte man ja 50 bis 60 Jahre, um den Erfolg abzuwarten. Man hat bewiesen, dass Mäuse auch im hohen Alter lebendig, also voller Antrieb und Beweglichkeit blieben, dass sie länger lebten und dass auch die Hirnchemie der Tiere weniger Veränderungen zeigte als bei Kontrolltieren. Dass also »die Lebensqualität bis ins hohe Alter erhalten blieb«.

Die Zutaten dieses Wundercocktails kennen Sie. Sie ahnen, dass der Cocktail nicht aus dem geliebten Vollkornbrot (Ex-Ministerin Ulla Schmidt) oder aus den gepriesenen Nudeln (DGE) besteht. Sondern aus: Vitamin B_1, B_3, B_6, B_{12}, Vitamin C, Vitamin D, Vitamin E, Folsäure, Betacarotin, Carnitin, Flavonoiden, Chrompicolinat, Glutathion und Acetylcystein. Dazu Mangan, Selen, Kalium, Magnesium, Q10 und Extrakten aus Knoblauch, Ingwer, Ginkgo, Ginseng und grünem Tee. Dazu eine Prise Melatonin und obendrüber Lebertran und Leinsamen.

Wohl bekomm's! All das, was daran kompliziert klingen mag, ist einfach: Essen Sie gesund, nehmen Sie ein gutes Vitalstoffpräparat. Und messen Sie die 47 wertvollen Stoffe, die man zum Jungbleiben braucht, wenigstens einmal im Leben in Ihrem Körper.

Schwindelstudien

Immer wieder kann man in der Zeitung lesen: Neue Studie zeigt: Omega 3 hilft nicht. Vitamine helfen nicht … Wer macht eigentlich solche Schwindelstudien, solche Schrottstudien. Bei denen das negative Ergebnis von vorneherein feststand. Weil man einfach die untersuchte Substanz zu niedrig dosierte. Ein billiger Trick. Schreibt mir einer von Ihnen und klärt mich auf: »Man könne ja nachlesen, wer eigentlich solche Studien macht. Steht doch drunter. Da steht (übersetzt): »Diese Studie wurde unterstützt durch … Pfizer …«

Also eine Pharmafirma. Welche ihr Geld in erster Linie mit Statinen verdient. Also einem Cholesterinsenker. Gegen Herzinfarkt, Schlaganfall usw. Und die jetzt mit dieser Schrottstudie das gegen Infarkt wesentlich wirksamere Omega 3 ins Abseits stellen möchte.

Verständlich. Das Statin von Pfizer, Lipitor, ist das am meisten verkaufte Arzneimittel der Welt und brachte dem Konzern fast 13 Milliarden Dollar in die Kasse. Pro Jahr. Jetzt ist leider der Patentschutz abgelaufen …

Fest steht: Mehr als die Hälfte aller Studien ist nicht reproduzierbar. Oder noch hübscher: 2000 bis 2010 haben etwa 80 000 Patienten an klinischen Studien teilgenommen, die später zurückgenommen werden mussten. Weil sie falsch waren.

Hier können Sie für Pfizer jede andere »Drug-Company« einsetzen.

Ich sehe das als Notwehr: Hätten Vitamine und Co. eine auch nur annähernd starke Lobby, würden die Menschen, also die deutsche Bevölkerung, erfahren, dass Vitamine fast immer stärker wirken als chemische Pillen, dass Vitamine sogar heilen, dann würde ein wichtiger Wirtschaftszweig einfach zusammenbrechen. Und da sei ... vor.

Ergänzen oder nicht? Messen!

Immer wieder bekomme ich zu hören: Vitalstoffe extra ... brauche ich doch nicht? Ich esse doch gesund. Nützen doch eh nix. Sind doch gefährlich ... Auf diese Diskussion lasse ich mich wirklich nicht mehr ein. Punkt. Ich sage: Messen. Auffüllen. Fühlen. Nachmessen. Dann sehen Sie selbst. Kann man alles beweisen. Muss man nix mutmaßen. Lassen Sie mal Ihr Selen messen. Krebsschutz haben Sie bei einem Spiegel von 150 µg/l. Messen Sie mal Ihr Eiweiß. Gut geht es Ihnen bei 8 g/dl. Messen Sie mal Ihr Magnesium. Nur wenn Sie 0,96 mmol/l haben, dann ist ihr Herz gesund. Wer klug ist, lässt auch einfach mal einen ganz wichtigen Risikofaktor bestimmen. Das Risiko für die häufigste und tödliche Erkrankung, nämlich Gefäßverkalkung. Also Herzinfarkt, Schlaganfall, aber eben auch Demenz. Verblödung.

Der Risikofaktor heißt Homocystein.

Der wird immer unterschätzt. Weit unterschätzt von der deutschen Medizin. Wohl auch deshalb, weil man diesen Risikofaktor ganz leicht beseitigen kann – ohne seinen Lebensstil ändern zu müssen. Man braucht (klappt fast immer) nur genügend von drei B-Vitaminen zu sich zu nehmen: Folsäure, B_6, B_{12}. So einfach ist das. Gibt es ja als Pille. Und weil so einfach, wird Homocystein wohl unterschätzt. Fast jeder von Ihnen, der zu mir kommt, hat Homocystein im Bereich zwischen 10 und 14. Gilt schon als Risiko. Um Sie aufzuwecken, um Ihnen klar zu machen, wie wichtig Wissen in diesem Fall für Sie ist, wie wichtig es ist, diesen Faktor zu bestimmen, zitiere ich Ihnen eine Untersuchung der Universität Bergen, Norwegen. Untersucht wurden knapp 5000 Probanden im Alter von 60 bis 70 Jahren. Die hatten ein durchschnittliches Homocystein von 11 µmol/l. Nur 11, wie Ihnen jedes deutsche Labor versichert: Dort gilt normal bis 12. Die Herrschaften waren also – angeblich – gesund. Deutsche Medizin.

B-Vitamine verlängern das Leben

In dieser Studie wurde gezeigt, dass die Senkung des Homocysteins um nur fünf Punkte Folgendes bewirkt:

➤ ein allgemein vermindertes Todesrisiko von 49 Prozent

➤ ein um 50 Prozent vermindertes Risiko, an Herzinfarkt oder Schlaganfall zu sterben

➤ ein um 26 Prozent vermindertes Risiko, an Krebs zu erkranken

➤ ein um 94 Prozent vermindertes Risiko, an irgendeiner anderen Erkrankung (außer Krebs oder Herzinfarkt) zu sterben

Also: Man kann sein Leben drastisch gesünder und jünger machen. Messen. Ergänzen. Fühlen. Mal wieder nachmessen. Und dann endlich mal glauben, was der Körper erzählt.

Vitamine statt Pillen

Sie kennen meinen Glaubenssatz: Vitamine, richtig dosiert, schlagen jedes Pharmapräparat. Sie wissen, dass dieser Glaubenssatz eine Tatsache wiedergibt. Bewiesen durch Tausende, Zehntausende von Studien. Viele zitiert auf Strunz. com. Dass die milliardenschwere Pharmaindustrie und deswegen die Schulmedizin mit diesem Satz wenig anfangen kann, ist verständlich. Nur: Die Front bröckelt, der Widerstand weicht. Aus völlig unerwarteter Ecke, nämlich von den Nuklearmedizinern, kommt jetzt Unterstützung. Jetzt heißt: im Jahre 2013. Da berichtet doch Dr. Detlef Moka, der Vorsitzende des Berufsverbandes der Nuklearmediziner, dass jetzt im Frühjahr 2013 verstärkt Patienten mit Knochen- und Muskelschmerzen seine Praxis betreten würden. Nur, mit all seinen Apparaten würde er nichts finden. Die Diagnose käme regelmäßig durch die Blutanalyse (aufmerken!!!!). Nämlich ein ausgeprägter Vitamin-D-Mangel.

Und zwar in diesem Jahr, 2013, deutlich mehr als früher. Würde ihm bestätigt von allen Kollegen in seinem Verband. Wörtlich »Vitamin-D-Mangel ist generell ein unterschätztes Phänomen«. Hört, hört! Kann ich nur zustimmen. Ein oft übersehener Gesichtspunkt ist nämlich die Tatsache, dass Vitamin D fettlöslich ist. Also bei einem, wie er höflich sich ausdrückt, höheren Fettanteil im Körper verstärkt nur als inaktive Form im Fettgewebe eingelagert wird. Also nicht aktiv werden kann, das entscheidende Vitamin D.

Oh. Gewusst?

Neben Knochen- und Muskelschmerzen stünden im Vordergrund übrigens Müdigkeit, Konzentrationsschwäche, Infektanfälligkeit.

Sympathischerweise rät Dr. Moka jetzt nicht einfach zur Einnahme von Vitamin D, sondern zunächst zum Bluttest, dann zur Substitution. Völlig korrekt. Was Sie dabei erstaunt erfahren würden, wäre dann die Tatsache, wie viel Vitamin D der Mensch tatsächlich braucht. Um Knochenschmerzen, Müdigkeit, Infektanfälligkeit zu beseitigen. Das können ohne weiteres 10 000 I.E. sein. Und eben gerade nicht die 800 I.E., empfohlen von der DGE.

In diesen zwei Zahlen spiegelt sich der Gegensatz zwischen dem mittelalterlichen Ratespiel der DGE und dem modernen Messmethoden der heutigen Molekularmedizin.

Auf den folgenden Seiten finden Sie eine Übersicht, die zeigt, was Vitalstoffe alles für Sie tun – und im Buchladen ein neues Büchlein: *Vitamine – aus der Natur oder als Nahrungsergänzung – wie sie wirken, warum sie helfen.*

Vitalstoffe – wo sie herkommen und wie sie helfen

Vor allem Vitamine und Mineralien sind die wirksamen Bestandteile der Vitalstoffe, die ich hier für Sie zusammengestellt habe. Sie erfahren, in welchen Lebensmitteln diese Stoffe stecken, was sie im Körper bewirken und zu welchen Therapien sie herangezogen werden. Außerdem finden Sie hier die tägliche Zufuhrempfehlung für Erwachsene und Einnahmehinweise bei Supplementierung.

VITAMIN A steckt in Lebertran, Rinderleber, Karotten, Butter, Feldsalat, Grünkohl, Camembert, Gouda, Petersilie, Heilbutt, Makrele.

Es ist im Körper mit verantwortlich für: Sehen, Schleimhautschutz, Immunschutz, Bildung von Sexualhormonen, Zellwachstum, Embryonalentwicklung, Spermienproduktion und -beweglichkeit, Haut- und Knochenwachstum/-heilung.

Therapeutisch wird Vitamin A u. a. bei Akne und Augenerkrankungen eingesetzt.

► **Täglich sollten 3000 I.E. Vitamin A zugeführt werden.**

Carotinoide bzw. Betacarotin werden am besten mit etwas Fett aufgenommen.

VITAMIN B$_1$ (Thiamin) findet man in Bierhefe, Schweinefleisch und Erbsen.

Im Organismus sorgt es für den Nerven- und Muskelaufbau, nimmt Einfluss auf den Kohlenhydratstoffwechsel sowie den Aufbau von Eiweißen.

► **Täglich sollten 10 bis 40 Milligramm (mg) Vitamin B$_1$ aufgenommen werden.**

VITAMIN B$_2$ (Riboflavin) steckt in Leber, Rind- und Schweinefleisch, Emmentaler, Gorgonzola, Grünkohl, Bierhefe.

Im Körper leistet es wichtige Beiträge zur Energiegewinnung, im Zellstoffwechsel, bei der Produktion von Schilddrüsenhormonen, bei Eiweißaufbau, dem Schutz der Augenlinse, bei der Entgiftung, als Antioxidans.

Therapeutisch wird Vitamin B$_2$ bei Blutarmut, Diabetes, Hauterkrankungen und Muskelschwäche angewendet.

► **Täglich sollten 10 bis 400 mg Vitamin B$_2$ zugeführt werden.**

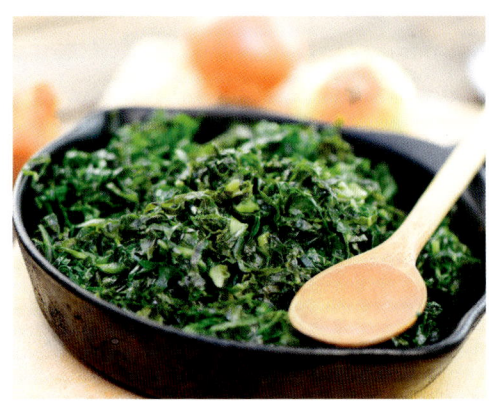

Grünkohl liefert Vitamin B$_2$

VITAMIN B₃ (Niacin/Nicotinsäure) ist in vielen pflanzlichen und tierischen Lebensmitteln enthalten. Niacin hauptsächlich in pflanzlichen, Niacinamid vorwiegend in tierischen.

Im Körper unterstützen Niacin und Niacinamid unter anderem die die Energiegewinnung, die DNA-Reparatur, den Zellschutz, die Senkung der Blutfette, die Funktion des Magen-Darm-Trakts sowie die Produktion von Serotonin und Melatonin.

Der therapeutische Einsatz von Niacin und Nicotinsäure – u. a. bei Stoffwechselstörungen und Herz-Kreislauf-Erkrankungen muss unter ärztlicher Kontrolle erfolgen.

▶ **Die tägliche Zufuhr an Vitamin B₃ sollte zwischen 50 und 200 mg liegen.**

VITAMIN B₅ (Pantothensäure) liefern Kalbsleber, Bierhefe, Erdnüsse, Champignons, Weizenkeime.

Das Vitamin fördert den Energiestoffwechsel, als Vorstufe des Cholesterins sorgt es für Wachstum und Pigmentierung der Haare, es unterstützt die Blutbildung und die Produktion von Antikörpern.

Therapeutisch wird Pantothensäure bei Arthritis, Schleimhautentzündungen und Blutarmut genutzt.

▶ **Täglich sollten 50 bis 150 mg Vitamin B₅ aufgenommen werden.**

VITAMIN B₆ (Pyridoxin) findet sich vor allem in Kartoffeln, Hühner- und Schweinefleisch, Bohnen, Erdnüssen, Makrelen und Sardinen.

Im Körper unterstützt es den Fett-und Eiweißstoffwechsel, den Homocysteinabbau, die Produktion von Fress- und Killerzellen sowie von Antikörpern.

Vitamin B₆ wird therapeutisch bei der Behandlung von Herz-Kreislauf-Erkrankungen, von Asthma, diabetischen Nervenstörungen und Glutamat-Unverträglichkeit eingesetzt.

▶ **Die tägliche Zufuhrempfehlung für Erwachsene beträgt 10 bis 40 mg.**

Bei einer täglichen Dosis über 300 mg können Gesundheitsstörungen auftreten.

VITAMIN B₁₂ (Cobalamin) ist vorwiegend in Innereien, Hering, Forelle, Eiern, Käse, Sauerkraut enthalten. Ansonsten sind Obst und Gemüse eher arm an Vitamin B₁₂.

Die Funktionen im Körper sind: Eiweißaufbau, Zellwachstum und -teilung, Blutbildung, Folsäurestoffwechsel, Homocysteinabbau (in Zusammenarbeit mit Vitamin B₆ und Folsäure) sowie die Produktion von Nerven-Botenstoffen.

Man setzt das Vitamin B₁₂ therapeutisch zur Behandlung von Herz-Kreislauf-Erkrankungen, Morbus Crohn und multipler Sklerose ein.

▶ **Täglich sollten 5 bis 15 Mikrogramm (µg) Vitamin B₁₂ aufgenommen werden.**

VITAMIN D findet man in Lebertran, Bückling, Hering, Lachs, Sahne, Käse, Eiern, Rinderleber.

Im Organismus sorgt das Vitamin für Knochengesundheit, Zellaufbau und -teilung, für Immunschutz, die Bildung von Nerven-Botenstoffen, die Insulinausschüttung und Tumorhemmung.

Therapeutisch bei Babys wegen Rachitis-Gefahr (20 µg) und bei Senioren zur Osteoporose-Behandlung (10 µg) in Kombination mit Kalzium, Kupfer, Fluor und Vitamin K_1.

►**Die tägliche Aufnahmeempfehlung: 50 bis 100 µg.**

In sonnenarmen Wintern wird Supplementierung empfohlen.

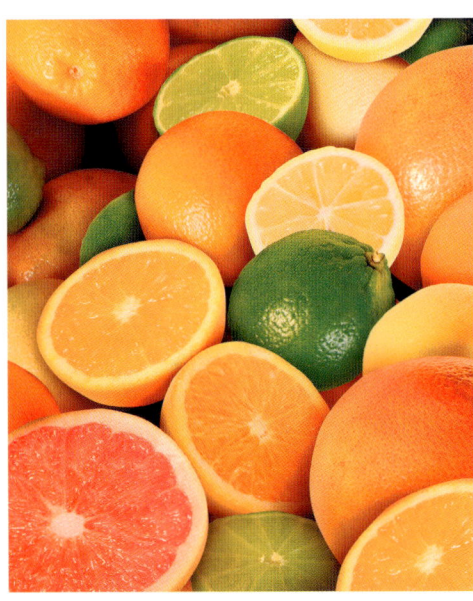

Zitrusfrüchte – Orangen, Zitronen und Grapefruits sind reich an lebenswichtigem Vitamin C.

VITAMIN E ist u. a. in pflanzlichen Ölen, Sonnenblumenkernen, Weizenkeimen, Süßkartoffeln, Avocados und Fenchel enthalten.

Im Körper wirkt es als fettlösliches Antioxidans, schützt vor Herzinfarkt, Schlaganfall, Bluthochdruck, dient zur Immunstärkung, Entzündungshemmung und als Antikoagulans.

►**Die Empfehlung für die tägliche Zufuhr von Vitamin E liegt zwischen 100 bis 400 mg.**

Als antioxidativer »Teamplayer« wirkt Vitamin E zusammen mit Vitamin C.

Bitte nicht am Abend einnehmen!

VITAMIN C ist in Zitrusfrüchten, Papaya, Sanddorn, schwarzen Johannisbeeren, Hagebutten, Petersilie, Paprika, Blumenkohl, Brokkoli und Acerolakirschen reichlich enthalten.

Im Organismus wirkt es als Antioxidans, hilft bei der Immunstärkung, beim Cholesterinabbau, der Leberentgiftung und der Histaminkontrolle. Es fördert die Fettverbrennung, die Produktion von Nervenbotenstoffen, die Eisenaufnahme und die Aktivierung von Folsäure.

►**Die tägliche Zufuhrempfehlung liegt zwischen 1 und 6 Gramm (g), am besten in mehreren Portionen über den Tag verteilt.**

VITAMIN K liefert grünes Gemüse (grüne Kohlsorten, grüner Salat, Schnittlauch.

Im Organismus unterstützt Vitamin K die Blutgerinnung, die Bildung des Knochenproteins Osteocalcin sowie die Knochenmineralisierung.

In der ärztlichen Therapie wird Vitamin K bei der Behandlung von Osteoporose sowie bei der Prävention von Blutungen bei Neugeborenen eingesetzt.

► **Die tägliche Aufnahmeempfehlung: 100 bis 200 µg.**

Menschen, die Blutgerinnungshemmer (Marcumar) einnehmen, sollten eine Vitamin-K-Einnahme mit ihrem Arzt absprechen.

BIOTIN ist in Hefe, Leber, Sojabohnen, Weizenkleie, Weizenkeimen, Erdnüssen, Walnüssen und Haferflocken enthalten.

Im Körper fördert Biotin den Energiestoffwechsel, den Aufbau von Fettsäuren und Zellmembranen, das Wachstum von Haaren und Nägeln, die Blutbildung und die Immunabwehr.

Therapeutisch wird Biotin bei der Behandlung von Haarausfall, Blutarmut und chronischer Müdigkeit eingesetzt.

► **Empfohlen wird eine tägliche Zufuhr von 50 bis 150 µg.**

FOLSÄURE findet sich in grünem Gemüse, Weizenkeimen, frischem Salat, Spinat, Leber und – in geringen Mengen – auch in frischem Obst.

Im Organismus sorgt Folsäure für Eiweißaufbau, Zellwachstum und -teilung, Blutbildung, Synthese von Glückshormonen und die Homocysteinentgiftung.

In der medizinischen Praxis wird Folsäure als Therapeutikum bei Frauen mit Kinderwunsch sowie bei der Behandlung eines erhöhten Homocysteinspiegels eingesetzt.

► **Täglich sollten 400 bis 800 µg Folsäure aufgenommen werden.**

Achtung: Durch hohe Folsäuregaben kann eine durch Vitamin-B_{12}-Mangel verursachte Blutarmut maskiert werden. Darum Folsäure immer mit Vitamin B_{12} kombiniert einnehmen.

KALIUM ist u. a. in weißen Bohnen, Spinat, Brokkoli, Kartoffeln (mit Schale), Feldsalat und Bananen enthalten.

Der Mineralstoff ist wichtig für den Energiestoffwechsel, das Herz-Kreislauf-System, den Wasserhaushalt, die Spannkraft der Muskulatur, die Zellaktivierung.

Kalium wird bei der Therapie von Bluthochdruck, Herz-Kreislauf-Erkrankungen und Verbrennungen verwendet.

► **Empfohlen wird eine tägliche Aufnahme von 2000 mg – in mehreren Einzeldosen über den Tag verteilt.**

KALZIUM findet sich in Brokkoli, Fenchel, Spinat, Kräutern, Ölsardinen, Mandeln, Haselnüssen und Milchprodukten).

Kalzium hat im Organismus wichtige Aufgaben bei der Stabilisierung des Knochengerüsts. Es wirkt als Botenstoff im Zellstoffwechsel und als natürlicher Stresskiller.

Medizinisch wird Kalzium als Therapeutikum bei der Osteoporose-Prophylaxe sowie zur Behandlung von Bluthochdruck, Rachitis und bei rheumatischen Erkrankungen eingesetzt.

► **Die tägliche Aufnahmeempfehlung: 1000 mg.**

Übrigens verbessert die zusätzliche Aufnahme von Vitamin D_3 die Kalziumverwertung.

JOD steckt in Seefischen, Krustentieren, Algen, Knoblauch und Milch.

Im Organismus ist es an der Produktion der Schilddrüsenhormone T_3 und T_4 beteiligt, hat eine antioxidative Wirkung und sorgt für den Schutz der Gefäße.

Es dient als Therapeutikum in der Kropf-Behandlung.

► **Die tägliche Aufnahmeempfehlung: 200 µg.**

Jodpräparate können die Wirkung von Medikamenten gegen Schilddrüsenüberfunktion beeinträchtigen.

MAGNESIUM steckt in Kartoffeln, Weizenkeimen, Sojamehl, Nüssen, Haferflocken, Bananen und Milch(-produkten).

Im Körper erfüllt Magnesium folgende wichtige Funktionen: Baustoff des Knochengerüsts, Beteiligung an vielen Enzymreaktionen, Hormonspeicherung und -freisetzung, Reizleitung in Nervenzellen, Energiestoffwechsel, Zellaktivierung, Stresskiller, Muskelkontraktion.

Therapeutisch wird Magnesium bei der Behandlung von Muskelkrämpfen, Migräne, Osteoporose, Herz-Kreislauf-Erkrankungen, Diabetes mellitus, Asthma, Bluthochdruck und Verstopfung angewendet.

► **Empfohlen wird eine tägliche Aufnahme von 300 bis 900 mg.**

Magnesium sollte längerfristig zugeführt werden, aber nicht auf nüchternen Magen.

EISEN ist u. a. in Hülsenfrüchten, grünem Gemüse, rotem Fleisch und in Vollkornprodukten enthalten.

Im Körper unterstützt Eisen die Blutbildung, den Muskelaufbau, Sauerstofftransport und -speicherung sowie die Immunabwehr.

Als Therapeutikum wirken Eisenpräparate bei Blutarmut, chronischer Müdigkeit und Phenylketonurie.

► **Es wird eine tägliche Eisenaufnahme von 10 bis 15 mg empfohlen.**

Vitamin C verbessert die Eisenaufnahme.

SELEN ist in Kartoffeln, Reis, Roggen, Samen, Nüssen, Seefischen, Eiern sowie Hühner- und Rindfleisch enthalten.

Selen wirkt im Körper als starkes Antioxidans. Es schützt vor Infektions- und Krebserkrankungen sowie vor Herzinfarkt.

► **Die tägliche Aufnahmeempfehlung für Selen: 100 bis 200 μg.**

Vitamin C setzt die Bioverfügbarkeit von Selen herab.

ZINK steckt in Fleisch, Innereien, Eiern, Käse, Milchprodukten, Meeresfrüchten, Roggen-, Weizenkeimen, Weizenkleie, Haferflocken.

Wichtige Funktionen im Körper sind Antikörperbildung, Neurotransmitterstoffwechsel, Hormonbildung, Enzymstabilität, Zuckerstoffwechsel, Sinnesfunktionen, Stärkung des Immunsystems.

Therapeutische Anwendung bei Immunschwäche, Diabetes, Allergien, Neurodermitis, Makuladegeneration sowie zur Verbesserung der Wundheilung.

► **Die tägliche Aufnahmeempfehlung für Zink liegt bei 10 bis 30 mg.**

Die gleichzeitige Einnahme von Eisen und Kupfer behindert die Zinkaufnahme, deshalb Abstand von ca. 6 Stunden einhalten.

CHROM ist u. a. in Bierhefe, Linsen, Vollkornbrot und Hühnerfleisch enthalten.

Im Organismus wirkt Chrom bei der Regulation des Insulinspiegels, der Gewichtsregulierung sowie der Cholesterinsteuerung.

Chrom wird bei der Therapie von Diabetes und Übergewicht angewendet. Bei Sportlern verbessert es die Ausdauer.

► **Es wird eine tägliche Chromaufnahme von 30 bis 100 μg empfohlen.**

Aber: Chrom kann bei Diabetikern den Bedarf an Insulin oder anderen Diabetesmedikamenten verändern. Bitte mit dem Arzt besprechen!

KOENZYM Q10 ist in Hühner-, Schaf-, Lammfleisch sowie in Eiern, Spinat, Nüssen, Soja und Knoblauch enthalten.

Im Körper wirkt es als Antioxidans, Entzündungshemmer, unterstützt die Muskelregeneration nach Beanspruchung, schützt das Herz, stabilisiert den Blutzuckerspiegel und senkt den Blutdruck.

Therapeutisch wird Koenzym Q10 eingesetzt bei Aids, Bluthochdruck, Herz-Kreislauf-Erkrankungen, Krebs, Migräne, Parkinson sowie bei Zahnfleischerkrankungen.

► **Die tägliche Zufuhrempfehlung: 50 bis 150 mg.**

Thrombosegefährdete Patienten sollten vor einer Ergänzung mit Q10 mit ihrem Arzt sprechen.

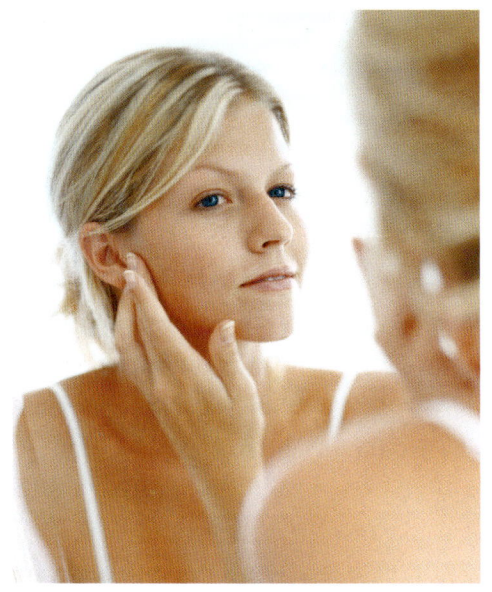

Bioidentische Hormone

So mit 40 Jahren kriegt man langsam Falten. Alles sieht ein wenig schlaffer aus, der Muskel schwächelt, die Organe tun alles ein wenig langsamer, der Geist leider auch … Der Körper produziert nicht mehr so viele der das Gewebe verjüngenden Hormone. Dazu zählen die Östrogene, Gestagene und Testosteron sowie das Wachstumshormon STH aus der Hypophyse.

Hormontherapie – ja oder nein?

Das lässt sich ganz einfach beantworten. Braucht der clever bewegte, gut ernährte, turboentspannte, regelmäßig meditierende Mensch nicht. Der nimmt hohe Hormonspiegel mit ins Grab. Für alle anderen gilt: Machen niedrige Hormonspiegel Probleme, von Depressionen über Osteoporose und Gedächtnislücken bis zu Schlafstörungen, dann kann man Hormone nehmen. Das sind aber keine Bonbons, sondern Medikamente. Für viele auch ein Segen. Aber … heißt, was wirkt, hat Nebenwirkungen – und die Verabreichung gehört in die Hand eines guten Arztes. Und zwar eines Endokrinologen. Eines Hormonarztes. Der davon eine Ahnung hat und nicht Cremchen verschreibt, wenn Hormoncremchen nicht wirken können. Und da muss regelmäßig gemessen werden. Und geguckt werden, ob die Hormongabe auch noch die richtige ist. Ob die Beschwerden abnehmen.

Testosteron …

… lässt an der Börse gewinnen. 95 Prozent der Börsianer in der Wallstreet sind Männer. Weil sie mehr Testosteron haben als Frauen. Das macht sie erfolgreich – für diesen Job. Forscher der Universität Cambridge haben festgestellt, dass viel Testosteron in der Frühe den Börsenerfolg am Nachmittag garantiert. Denn Testosteron macht zuversichtlich und bereit, ein Risiko einzugehen. Nur da muss man dann schon sehr ausbalanciert leben. Das kippt näm-

Alltagstauglicher

JUNGBRUNNEN

Der Budwig-Quark

Es gibt Erfahrungswissen, dass sich durchgesetzt hat, obwohl es die Wissenschaft verpönt, wie die Öl-Eiweiß-Kost von Dr. Johanna Budwig. Hochaktuell: das Budwig-Müsli. Es versorgt uns mit wertvollsten Fettsäuren, lebenswichtigen Aminosäuren, einem Berg von Vitalstoffen. Es bringt den Darm in Schwung, stärkt das Immunsystem, macht uns hellwach und fröhlich. Und es schmeckt. Und so geht's:

2 Esslöffel frisch geschroteten Leinsamen in eine Schüssel geben, darauf schnippelt man frische Bio-Früchte und 2 Esslöffel gehackte Nüsse und Mandeln (keine Erdnüsse). Darüber kommt Quark-Leinöl: 3 Esslöffel Milch, 3 Esslöffel Leinöl, 100 Gramm Magerquark, 1 Teelöffel Honig. Mit dem Zauberstab oder Handrührer zu einer cremigen Paste verrühren.

lich leicht um: Zu viel Testosteron macht leichtsinnig – und vorbei ist es mit dem Erfolg. Männer sind schuld an der Finanzkrise, behauptet Neurowissenschaftler John Coates, Autor und ehemaliger Börsianer.

Viel Testosteron heißt viel Energie, mehr Fettabbau. Und zwar unabhängig vom Geschlecht. Das gilt für den Mann wie für die Frau. Der Testosteronspiegel sinkt aber ab 30 stetig ab. Außer Sie treiben kräftig Sport. Nicht nur das Altern spielt eine Rolle: Fast jedem zweiten Mann mit Übergewicht fehlt es an Testosteron. Und das macht unweigerlich dick. Weil sich Testosteron, Zucker- und Fettstoffwechsel gegenseitig beeinflussen. Vor allem das Bauchfett spielt seine ungute Rolle: Es ist ein aktives Organ, und es verwandelt Testosteron in Östrogen. Und verweiblicht den Körper. Niedriges Testosteron kann man also auch am Bauchumfang messen. Männer mit einem Umfang von mehr als 102 Zentimeter haben meistens einen niedrigen Spiegel. Den Bauch kriegt man runter – und den Testosteronspiegel wieder rauf: Mit Zuckerfasten, durch Sport – und manchmal verschreibt der Endokrinologe auch ein Gel.

Tipp: Testosteron, und zwar das aktive Testosteron steigt an mit Eiweiß, Zink, Meditation und Krafttraining.

Wachstumshormon

Das Wachstumshormon, auch Somatropin (STH) und HGH (von Human Growth Hormon) genannt, besteht aus reinem Eiweiß. Und zwar aus 191 Aminosäuren. Wenn eine davon fehlt, haben Sie eben zu wenig von dem Jungbrunnen. Eiweiß kann man messen, und Eiweiß kann man essen.

Wichtig, denn HGH ist wirklich das Forever-Young-Hormon. Es

- stimuliert den Muskelaufbau
- regt das Immunsystem an
- stärkt Knochen und Gelenke
- reguliert die Eiweißsynthese
- reduziert das gefährliche Bauchfett
- bremst Zahnfleischschwund und die Rückbildung des Kieferknochens
- senkt den Cholesterinspiegel
- verbessert die Lungenkapazität und die Aufnahme von Sauerstoff im Blut
- verringert das Risiko von Arteriosklerose, Herzinfarkt, Schlaganfall und Diabetes Typ 2
- verringert Schlafstörungen
- mindert Depressionen und Ängste
- erhöht die Merk-, Lern- und Konzentrationsfähigkeit
- schenkt neue Energie und Lebensfreude
- steigert Libido und Potenz
- und macht auch noch schöne, straffe, pralle Haut

Dummerweise nimmt die körpereigene Produktion schon ab dem 20. Lebensjahr ab. Um durchschnittlich 14 Prozent alle zehn Jahre. Da kann man sich ausrechnen, wie viel man mit 60 oder 80 noch hat. Wenn man nichts dagegen tut.

Die körpereigene Ausschüttung des Wachstumshormons wird stimuliert durch einen tiefen Insulinspiegel. Also abends nach 18 Uhr bitte keinerlei Kohlenhydrate, nur Eiweiß mit Gemüse. Dadurch verstärkt sich der natürliche Wachstumshormonausstoß, den der Mensch sowieso in der Nacht hat. Stichwort »Schlank im Schlaf«.

Das Wachstumshormon steigt an durch moderaten Ausdauersport. Damit starten Sie ab Seite 158.

Tipp: Das Wachstumshormon steigt deutlich an durch erschöpfendes Krafttraining. Ab Seite 180. Ein Glas Wein unterdrückt den Wachstumshormonausstoß um 70 Prozent. Selber schuld.

Wachstumshormon wird noch leichter freigesetzt, wenn der Körperfettanteil unter 15 Prozent liegt. Präzise die Zahl der Sporthochschule Köln.

Und wie gesagt, Wachstumshormon besteht aus Eiweiß. Aber wie Sie genug von diesen Lebensbausteinen bekommen, das wissen Sie ja schon ...

DHEA

Der Jungbrunnen mit dem unaussprechlichen Namen Dehydroepiandrosteron hemmt viele Altersprozesse. Schon ab dem 30. Lebensjahr sinkt die DHEA-Konzentration im Blut, dafür produziert die Nebenniere immer mehr vom Stresshormon Cortisol. Dem Zellgift. Es zerstört schleichend Hirnzellen, die für die Merk- und Konzentrationsfähigkeit zuständig sind. Anti-Aging-Mediziner raten nicht nur deswegen zu gezielter Supplementierung: DHEA stärkt das Immunsystem. Schützt vor Krebs und Arteriosklerose. Stabilisiert den Blutzucker-spiegel. Lässt Fettpolster schrumpfen, Muskeln wachsen. Schenkt mehr Lebensfreude. Und mehr Lust auf Sex.

Tipp: Wer Krafttraining macht, der erhöht seinen DHEA-Spiegel auf ganz natürlichem Weg. Und meditieren Sie. Regelmäßig. Das achtsame Innehalten schenkt ebenfalls ein deutliches Plus an diesem und anderen Jugendhormonen.

Östrogen

In den Wechseljahren sinkt der Östrogenspiegel. Östrogenmangel ist Stress pur. Denn Östrogenmangel ist der weibliche Körper nicht gewohnt. Das stresst ihn. Sinkt das Östrogen, steigt das Stresshormon Cortisol an, und das nimmt sofort das Insulin mit nach oben. Dieser in den Wechseljahren oft unerkannt stressentgleiste Zuckerstoffwechsel sagt dem Hirn immer: »Du bist am Verhungern.« Es plagt ständig mit Heißhunger. Außerdem brauchen Frauen ab 50 etwa ein Drittel weniger Energie als in ihren fruchtbaren Jahren. Folge: Viele Frauen ab der Lebensmitte plagen sich mit Gewichtszunahme und/oder hartnäckigen Fettpolstern.

Östrogenmangel macht die Haut dünn und faltig, das Haar stumpf und brüchig. Die Knochensubstanz leidet, Osteoporose droht. Nicht selten steigen die Blutfettwerte an und mit ihnen das Risiko für Arteriosklerose, Herzinfarkt und Schlaganfall.

Östrogenmangel ist für Wechseljahresbeschwerden verantwortlich. Für Hitzewallungen, Schweißausbrüche, Stimmungsschwankungen, Schlafstörungen, Depressionen. Nicht jede Frau leidet darunter – aber wenn, dann kann ein Endokrinologe gut helfen. Angst vor Krebs bei Hormonersatztherapien ist heute so gut wie unbegründet. Hormonabhängiger Krebs entsteht nur, wenn man Östradiol schluckt. Und zwar durch seine Abbauprodukte. Die sind kanzerogen. Die modernen bioidentischen Östradiolpräparate werden jedoch als Gel auf die Haut aufgetragen. So muss das Östradiol nicht in der Leber verstoffwechselt werden (der sogenannte First-Pass-Effekt). Und es entsteht kein hormonabhängiger Krebs.

Östradiol sollte allerdings nie einzeln verabreicht werden, sondern nur zusammen mit seinem Gegenspieler Progesteron. Aktuelle Studien zeigen, dass das Brustkrebsrisiko bei optimaler Hormonsupplementierung sogar sinkt.

Also bitte den Spiegel beider Hormone regelmäßig messen lassen! Die individuell richtige Dosis kann aber nicht nur durch Messen, sondern muss insbesondere durch das Wohlbefinden bestimmt werden.

Progesteron

Progesteron, auch Gelbkörperhormon genannt, gehört zur Familie der Gestagene. Es ist das zweite weibliche Haupthormon, auch Männer produzieren es in geringerem Maß in den Nebennieren. Progesteron wirkt als Gegenspieler von Östrogen, kann sich im Körper zu DHEA wandeln und bildet eine Vorstufe von Cortisol und Aldosteron.

Es wirkt im Gehirn angstlösend und verbessert Konzentration und Merkfähigkeit. Außerdem verhindert es den Abbau von Kollagenfasern, schützt also vor Faltenbildung. Und es entwässert.

Ab dem Klimakterium produzieren Frauen jedes Jahr etwa fünf Prozent weniger Progesteron, deswegen ist eine Supplementierung ratsam. Aber bitte kein synthetisches Progesteron! Sondern das natürliche, bioidentische Gelbkörperhormon. Als Vaginalzäpfchen.

Melatonin

Das kennt man aus den Drugstores in den USA. Es wird dort als Anti-Jetlag-Pille verkauft. Normalerweise wird Melatonin in unserer Zirbeldrüse gebildet. Immer dann, wenn es dunkel wird. Und sorgt dann dafür, dass wir müde werden und selig schlummern. Aber Melatonin ist sehr viel mehr als nur ein Schlafhormon. Wer zu wenig davon hat, riskiert auch Anfälligkeit für Erkältungen und Virusinfektionen, Stimmungsschwankungen, Konzentrationsprobleme, Gedächtnisschwäche, Depressionen, Verdauungsschwäche, chronisches Müdigkeitssyndrom, Haarausfall und vorzeitige Hautalterung.

Man schreibt diesem Hormon sogar einen gewissen Krebsschutz zu. Weil Melatonin ein hochwirksames Antioxidans ist, schützt es insbesondere vor Hautkrebs. Das hat Dr. Tobias W. Fischer aus Lübeck herausgefunden. Er berichtet: »Wir konnten im Zellmodell nachweisen, dass die antioxidative Wirkung von Melatonin wesentlich intensiver ist als die von Vitamin E oder Vitamin C.« Im Alter von acht Jahren haben wir mit etwa 125 Pikogramm pro Milliliter Blut die höchste Melatoninkonzentration, mit 16 Jahren schwimmen noch rund 87 Pikogramm in einem Milliliter Blut, mit 45 nur noch rund 50 und mit 80 Jahren bloß noch 25. Wenn man nichts dagegen tut.

Wenn man unter Melatoninmangel leidet, zum Beispiel massive Schlafstörungen hat, kann man phasenweise auch mal Melatonin schlucken. Unter Aufsicht des Endokrinologen. Nur: Der Körper wird leider faul, sobald Hormone von außen kommen, stellt er die Eigenproduktion ein. Das ist hier tragisch, denn das Melatonin kann er selber machen. Und zwar aus Serotonin. Und das stellt er aus Tryptophan her. Ununterbrochen. Ununterbrochen dann, wenn man seinen Körper mehrmals am Tag mit Eiweiß, also Tryptophan, verwöhnt.

> »Liebe ist nichts anderes als ein Boogie-Woogie der Hormone.«
>
> HENRY MILLER

Pregnenolon

Frauen klagen häufig über Wortfindungsstörungen, wenn sie in die Wechseljahre kommen. Liegt an einem Hormon. Dann fehlt Pregnenolon. Dieses Superhormon entsteht aus Cholesterin. Es kann sich in DHEA umwandeln oder in Sexualhormone wie Östrogen, Progesteron oder Testosteron. Schon vor über 70 Jahren wurde Pregnenolon erfolgreich gegen rheumatische Erkrankungen eingesetzt. Aber seine wichtigste Eigenschaft ist: Es hält geistig fit. Auch mit 80 oder 90. Pregnenolon stimuliert nämlich die Neubildung von neuronalen Netzen im Gehirn und schützt die Myelinscheiden, also die äußere Schutzhülle der Nervenfasern. Studien zeigen, dass sich schon nach geringen Pregnenolondosen die Gedächtnisleistung, insbesondere das Langzeitgedächtnis, deutlich verbessert. Deswegen nennen US-Wissenschaftler Progesteron auch »Smart Drug« = kluges Medikament.

Vitamin D

Vitamin D wirkt im Körper wie ein Hormon. Und es wurde lange unterschätzt: Das Sonnenhormon scheint nicht nur vor Osteoporose wirksam zu schützen, sondern eines der effektivsten Anti-Aging-Mittel überhaupt zu sein.

Bloß: Wir haben fast alle viel zu wenig davon im Blut. Nicht nur, weil hierzulande Sonnentage selten sind und UV-Schutzmittel die Vitamin-D-Bildung in der Haut verlangsamen oder gar verhindern. Sondern auch deshalb, weil die DGE nach wie vor 800 I.E. täglich für absolut ausreichend hält. Dabei empfehlen internationale Wissenschaftler mindestens 4000 bis sogar 10 000 I.E., wenn die Speicher leer sind. Und das kann man messen. 40 bis 60 Nanogramm/Deziliter Blut halten führende Vitamin-D-Forscher heute für ideal. Nur: So einen Wert haben bloß fünf Prozent meiner Patienten ...

Auch Dr. Detlef Moka, der Vorsitzende des Berufsverbands der Nuklearmediziner, verzeichnet viel zu niedrige Werte bei seinen Patienten mit Knochen- und Muskelschmerzen: Er stellt fest: »Vitamin-D-Mangel ist generell ein unterschätztes Phänomen.«

Also messen lassen – und gegebenenfalls supplementieren! Dieses Hormon-Vitamin macht jede Ihrer Zellen jünger. Beweisbar seit langem. Gemessen an dem wundervollen Forever-Young-Parameter Telomere. Also an den Schutzkappen Ihrer Chromosomen, die sich im Laufe Ihres Lebens stetig verkürzen. Vitamin D stoppt die Verkürzung, stoppt also das Altern. Eine Untersuchung an der Uni London mit 2160 Zwillingen zeigte, dass die Gruppe mit dem höchsten Vitamin-D-Spiegel »fünf Jahre längere« Telomere hatte als die Gruppe mit dem niedrigsten Vitamin-D-Spiegel.

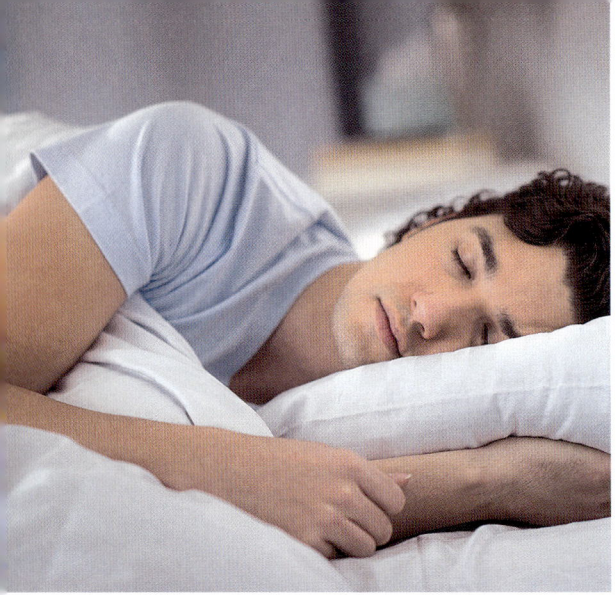

Aus Serotonin stellt unser Körper das Gute-Nacht-Hormon Melatonin her.

Aber das Hormon kann noch viel mehr, als die Jugend bewahren: Es schützt vor

- Muskel- und Knochenschwund
- multipler Sklerose
- Diabetes Typ 1
- Arthrose
- Krebs (insbesondere Dickdarmkrebs)
- Depressionen
- Immunschwäche
- körperlichem und geistigem Leistungsabfall

Kennen Sie Ihren Vitamin-D-Spiegel?

Serotonin

Aus dem Eiweißbaustein Tryptophan bastelt sich der Körper Serotonin. Das Glückshormon. Serotonin produziert dieses feine innere Leuchten, die innere Ruhe, den Abstand zum Problem, schlicht: die Souveränität im Alltag. Davon habe ich damals als

überarbeiteter Kassenarzt nur geträumt. Denn schwimmt zu wenig Glückshormon in unserem Blut, fühlen wir uns überfordert, gereizt, gestresst, nervös, ängstlich …

Hält der Mangel an, kann es sogar zu ausgeprägten Depressionen kommen. Serotonin beeinflusst aber nicht nur unsere Stimmung, sondern auch die Darmperistaltik, das Hungergefühl sowie die Dehnung der Blutgefäße. Serotoninmangel macht also auch Heißhunger, verschlechtert die Verdauung und begünstigt Herz-Kreislaufleiden.

Dabei ist es so einfach, sich sein Glück zu basteln: Dreimal täglich allerbestes Eiweiß!

Übrigens: Der Bauer tut dem unglücklichen, leistungsschwachen Vieh Tryptophan ins Futter, weil, wenn es von Getreide lebt, es häufig zu wenig davon hat. Und: Auch das Hundefutter sorgt, mit Tryptophan angereichert, für die gute Laune unserer Lieblinge.

Ein Gramm, abends genommen, hilft übrigens beim Einschlafen. Weil der Körper aus Serotonin nämlich sein Gute-Nacht-Hormon Melatonin herstellt. Tagsüber macht ein halbes Gramm Tryptophan zum Essen bessere Laune.

GABA

Die Gamma-Amino-Buttersäure (englisch: Gamma-Amino-Butyric Acid) ist kein Hormon, sondern eine nichtessenzielle

Aminosäure. GABA ist der wichtigste inhibitorische Neurotransmitter des Gehirns. GABA hemmt die Reizübertragung, ist also das natürliche »Antistressmittel« des Gehirns. Und es fördert die Freisetzung des Wachstumshormons HGH.

Zu wenig GABA beschert innere Unruhe, Schlafprobleme, Krampfanfälligkeit, Koordinations- und Bewegungsstörungen. Und auch zu wenig HGH (siehe Seite 75).

Übrigens konnte eine Supplementierung mit GABA bei Schlaganfallpatienten die Wiedererlangung von motorischen wie geistigen Fähigkeiten deutlich verbessern und beschleunigen. Sprechen Sie mit Ihrem Endokrinologen.

Koenzym Q10

Seit ich damals von einem Mäuse-Experiment erfuhr, nehme ich täglich Koenzym Q10. Forscher gaben ihren kalifornischen Labormäusen den vitaminähnlichen Stoff ins Futter – und sie lebten länger. Aber nicht nur länger, sondern besser, jünger, aktiver. Und sie sahen fantastisch aus: Eitel pflegten sie ihr glänzendes Fell und ließen keine Mäusin aus. Jungen Mäusen hilft das Q10 gar nichts. Aber älteren. Wie mir. Denn ab 45 produzieren wir weniger von diesem körpereigenen Jungbrunnen.

Koenzym Q10 verhält sich wie ein Vitamin, es bekämpft freie Radikale und ackert vor allem dort, wo Leben entsteht: in den kleinen Zellkraftwerken (Mitochondrien), die Nährstoffe in Energie umsetzen. Dort schürt es die Öfen an. Fehlt es, geht der Ofen aus, die Zelle stirbt. Vor allem im Herzen ist Q10 aktiv. Weshalb es Leistungssportler gerne nehmen, um noch mehr Leistung zu bringen.

Dem alternden Herzen (um die 45 Jahre) geht das Koenzym langsam aus. Darum hat sich Q10 vor allem in der Herzforschung einen guten Namen gemacht: Es senkt den Blutdruck, verhindert das Bösartigwerden (Oxidieren) von LDL-Cholesterin, verbessert Herzfunktionen und lässt unseren Lebensmotor länger, kräftiger, gesünder schlagen. Übrigens: Das Q10 bremst auch sonst das Altern, weil es das Immunsystem stärkt.

Wie kommt man an sein Koenzym Q10? Man isst fetten Fisch. Makrele, Hering, Lachs, Thunfisch liefern den Stoff, aus dem das junge Herz ist. Doch dann müsste man schon drei Pfund Hering vertilgen oder vier Kilo Erdnüsse knabbern – für 100 Milligramm Q10.

Wenn Sie, wie ich, in die Apotheke gehen, dann wählen Sie eine Koenzym Q10-Kapsel (100 Milligramm), die auch Öl enthält. Sonst landet der ganze Herzschutz in der Kanalisation.

»Jugend ist vor allem das Übergewicht der Hormone über die Argumente.«

DAVID FROST

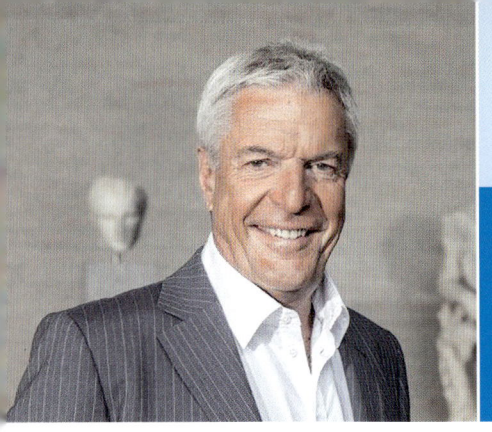

Dr. med. Helmut Lacher, Gynäkologe und Hormonspezialist. Er kümmert sich im »Hormonzentrum an der Oper« in München um Well-Aging. Seine Behandlungsschwerpunkte: Reproduktionsmedizin und Endokrinologie.

Experten-Interview

Hormone ja oder nein?

? Das Wort Anti-Aging hört man von Ihnen nicht. Sie nennen es Well-Aging ...
Genau. Unser Ziel ist das gesunde Altern.

? Hormon-Ersatztherapie ist ja ziemlich in Verruf geraten – krebserregend, herzinfarktfördernd. Warum eigentlich?
Weil man in diesen schlecht angelegten Studien den ungeeigneten Patienten mit falschen Medikamenten behandelt hat. Weil diese Studien nur bruchstückhaft und fehlerhaft ausgewertet wurden. Und nicht zuletzt: Weil die Presse Negativschlagzeilen liebt – lieber negativ über Hormone berichtet, ohne die Nutzeffekte zu erwähnen.

? Viele Frauen haben wegen dieser Studien immer noch Angst vor Hormonen ...
Völlig unberechtigt. Wir verwenden heute bioidentische Hormone, wenn es geht, über die Haut – und wohl dosiert.

? Was macht das damals verwendete Östrogenpräparat so gefährlich?
Vom Pferd stammende Östrogene erhöhten – geschluckt – bei einer Risikopatientin in den USA das Thrombose- und Schlaganfallrisiko. Und in geringem Maße auch das Brustkrebsrisiko.

? Risikoklientel heißt ja nichts anderes, als: Man hat vorbelastete Kranke mit ungünstigen Hormonen therapiert.
Die Hälfte der Probanden in diesen Studien hatte Übergewicht und Bluthochdruck. Einige litten sogar schon unter Diabetes. Viele haben geraucht. Und nicht wenige hatten Thrombosen und Herzinfarkte in der Vorgeschichte. Diesen Menschen würden wir hier keine Hormontherapie verordnen.

? Hormonabhängiger Krebs entsteht nicht durch das Östradiol, also das natürliche Therapie-Östrogen, sondern durch

seine Abbauprodukte – und zwar dann, wenn man es schluckt.

Das erste Problem ist, dass diese Pillen synthetische Gestagene enthalten, die das Brustkrebsrisiko erhöhen. Das zweite Problem besteht darin, dass übergewichtige Menschen das Östrogen-Abbauprodukt dieser Pillen, das Östron, in hoher Konzentration im Fettgewebe speichern. Darum ist der größte Risikofaktor für das Mamma-Karzinom das Übergewicht und nicht die Hormone.

? *Was versteht man unter bioidentischen Hormonen?*

Hormone, die in ihrer chemischen Struktur mit den körpereigenen Hormonen übereinstimmen. Also genau das ersetzen, was in unserem Körper fehlt.

? *Kritiker behaupten, man könne keine exakten Hormonspiegelaussagen machen.*

Doch, man kann. Sonst könnte man weder Blutzucker, Insulin noch Schilddrüsenhormone messen und die entsprechenden Funktionsstörungen entdecken und therapieren.

? *Was halten Sie von den Präparaten, die man auf die Haut aufträgt?*

Eine gute Lösung. Dann fällt die Passage über die Leber weg, der sogenannte First-Pass-Effekt. Schluckt man das Präparat, entstehen in der Leber Abbauprodukte, die die Blutgerinnung beeinflussen können. Und man braucht meist auch eine höhere Dosis, als wenn man den Weg über die Haut nimmt.

? *Aber nicht jedes Präparat hilft über die Haut ...*

Progesteron-Cremes werden zwar über die Haut resorbiert, aber nicht in der therapeutisch gewünschten Konzentration. Man erreicht nicht die systemisch wirksame Konzentration, vor allem erreicht man nicht die zentrale Wirkung am GABA-Rezeptor. Aber genau das fördert unseren Schlaf, entwässert und schützt die Brust.

? *Manche sagen, Progesteron mache so müde.*

Das kann man in der Frühschwangerschaft beobachten. Progesteron macht in der Anfangsphase müde. Wunderbar, es wirkt schlaffördernd und stabilisiert auch noch die Stimmung. Darum nimmt man Progesteron vor dem Schlafen und Östradiol am Morgen.

? *Was ist noch für die Stimmung wichtig?*

Für die Stimmung und den emotionalen Antrieb ist vor allem das Serotonin wichtig. Und natürlich noch die Androgene – also Testosteron und DHEA – aus Eierstock und Nebenniere. Auch das Wachstumshormon hat hier seine Bedeutung.

Hormone ja oder nein?

? Frauen fürchten, dass sie durch Östrogen zunehmen.

Ist nicht zu belegen. DHEA- und Testosteronmangel führt zu Fettneubildung. Das, was den Östrogenen angelastet wird als Gewichtszunahme, ist meist nur vermehrte Wassereinlagerung.

? Welche Nebenwirkungen kann eine Hormonersatztherapie haben?

Im physiologischen Bereich praktisch keine, weil es ja nur die Substitution des körpereigenen Mangels darstellt.

? Auch Männer kommen in die Wechseljahre?

Ja, bemerkbar an abnehmender Muskelmasse und Zunahme an Bauchfett. Antriebsstörung, eventuell auch Libidoverlust und Erektionsstörung können Anzeichen für das männliche Klimakterium sein und bringen das Risiko für Herzinfarkt und Schlaganfall mit sich. Denn der Androgenmangel führt zu Mangel an Östrogenen, und die sind die Schutzhormone für die Innenauskleidung der Blutgefäße.

? Was verordnen Sie?

Je nachdem das, was laut Hormonanalyse fehlt. Wir messen je nach Symptomatik die entsprechenden Hormone, füllen das, was fehlt auf – kontrollieren nach vier Wochen, ob das Wohlgefühl mit den Blutwerten übereinstimmt.

? Wie wird Testosteron verabreicht?

Von uns bevorzugt transdermal. Weil der Körper auch morgens am meisten Testosteron produziert, kann man morgens, über die Hautanwendung, den natürlichen Biorhythmus besser wieder herstellen als durch Depotspritzen.

? Ab wann fühlt man, dass sich was ändert?

Das ist individuell sehr unterschiedlich. Mancher merkt es schon nach ein paar Tagen.

? Was macht Pregnenolon mit unserem Hirn?

Den Wechsel begleiten häufig Wortfindungsstörungen, Gedächtnisstörungen. Und die werden als sehr unangenehm beschrieben. Pregnenolon ist für unsere kognitiven Fähigkeiten wie Konzentrations-, Lernfähigkeit und Gedächtnis wichtig. Außerdem für die Neuroregeneration, heißt die Reparatur der Nerven.

? Auch DHEA gehört ins gute Well-Aging-Programm?

Ja. Weil es alterstypisch bei Mann und Frau ab dem 25. Lebensjahr abfällt und so zu einer sogenannten Cortisol-Dominanz beiträgt, weil dieses nämlich nicht alterstypisch abfällt. Die Folge: Schwächung der Immunkraft.

? *Sie verordnen auch Melatonin?*

Ja, entsprechend nach Spiegel und Symptomatik. Zum Beispiel, wenn jemand unter Schlafstörungen leidet.

? *Und was verabreichen Sie, wenn der Serotoninspiegel niedrig ist?*

Meist Tryptophan. Entweder in Form von 5-Hydroxy-Tryptophan oder in Kombination Tryptophan plus 5-Hydoxytryptophan.

? *Ein weiteres Anti-Aging-Hormon, das Wachstumshormon ...*

... das wird in den USA vor allem zum Fettabbau eingesetzt, bei uns eher seltener – weil es sehr teuer ist und gespritzt werden muss.

? *Woran merkt man, dass man gut eingestellt ist?*

Ganz einfach: Wenn das Wohlbefinden mit den Laborwerten übereinstimmt, ist unser Ziel erreicht – und wir bemühen uns um die Erhaltung dieses Zustandes.

? *Wie häufig sollte man kontrollieren?*

Wenn die Werte gut und stabil im Wohlfühlbereich sind, reicht eine jährliche Kontrolle.

? *Wenn man zehn Jahre diese Kombination natürlicher Hormone, keine synthetischen, in der richtigen Dosierung über die Haut beziehungsweise oral oder vaginal aufnimmt, hat man ein Brustkrebsrisiko von 0,89 – also 11 Prozent weniger, als wenn man nichts nimmt.*

Das stimmt und ist wohl der mammaprotektiven Wirkung des Progesterons zuzuschreiben. Also: Auch wenn man keine Gebärmutter mehr hat, zum Östradiol immer das Progesteron nehmen! Und die Hormonersatztherapie endet nicht nach zehn Jahren, hoffentlich, sondern am Lebensende.

? *Was raten Sie Frauen, die keine Hormonersatztherapie machen wollen?*

Ein Aufklärungsgespräch mit einem kompetenten Hormonspezialisten.

? *Frauen, die nur leicht unter Wechseljahresbeschwerden leiden, hilft Rotklee?*

Die Wechseljahresbeschwerden sind doch nur das Alarmsignal des Körpers, dass etwas nicht stimmt! Natürlich beseitigt die Hormonersatztherapie die Hitzewallungen und Schlafstörungen, aber das eigentliche Ziel ist es doch, Organerkrankungen durch Hormonmangel zu vermeiden. Wie Erkrankungen an Gelenken, Knochen, Beckenboden, Scheide, Blase, Muskel, Gefäßen, Gehirn und Nerven. Manche Frauen haben keinerlei Wechseljahresbeschwerden, meinen dann fälschlicherweise, sie hätten kein Hormonproblem, doch bei diesen ist nur das Alarmglöckchen für Hormonmangel nicht aktiviert. Auch diese brauchen die individuell angepasste Hormonersatztherapie, um gesund zu altern. Es ist heute nicht mehr das Problem, wie alt wir werden, sondern WIE wir alt werden.

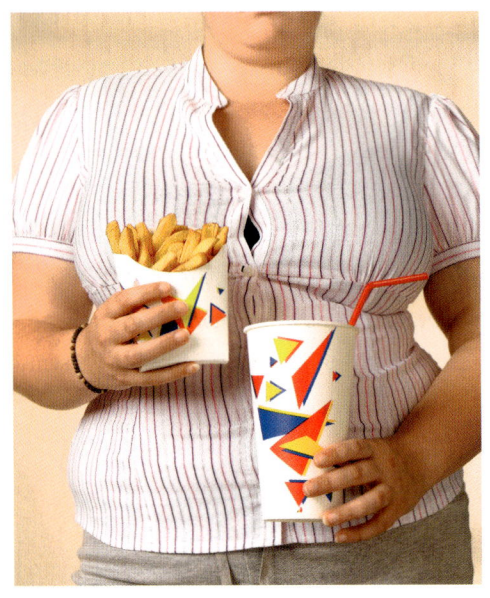

Jugendräuber Fett

Nun haben Sie die Jungbrunnen Muskel/ Bewegung, Aminosäuren und bioidentische Hormone kennengelernt. Lieben werden Sie diese künftig hoffentlich auch. Und jetzt werfen Sie einen fröhlich-kritischen Blick auf ihren Feind. Denn den müssen Sie kennen. Was raubt die Jugend, was macht alt? Wer das weiß, kann sie aus seinem Leben verbannen – und einfach jung bleiben.

Leben Dicke wirklich länger?

Dicke leben länger, das stand ja jetzt sehr, sehr oft in der Zeitung. Und das behauptet der deutsche Arzt Dr. Gunther Frank, der durch die Medien geistert. In Talkshows auftritt. Der sagt, Pommes seien die ideale Kinderernährung. Der sagt, es gäbe sowieso nicht viele dicke Kinder. Wo denn?, fragt er. Der sagt, gesund essen mache krank. Der sagt, Diäten helfen nix. Der sagt, man solle lieber dick bleiben, weil man da ja auch länger lebt. Der wird begeistert gefeiert. Weshalb? Tja: Die Mehrheit der Deutschen ist übergewichtig. Die fühlt sich getröstet und bestätigt. Verständlich. Na, dann gucken wir doch mal.

Tatsächlich gibt es von der Epidemiologin Katherine Flegal vom National Center for Health Statistics in Hyattsville eine Metaanalyse, die 97 Studien auswertet – mit insgesamt 2,88 Millionen Menschen – erschien am 2. Januar 2013 im *Journal of the American Medical Association (JAMA)*. Sie berichtet, dass Übergewichtige im Vergleich zu Normalgewichtigen ein um sechs Prozent geringeres Sterberisiko aufweisen.

Während hierzulande Experten im TV sagen: Wunderbar, ran an den Braten mit Knödel, hört man in den USA andere Töne: »Diese Studie ist nichts weiter als Müll, und niemand sollte seine Zeit damit verschwenden, sie zu lesen«, warnte der führende US-Ernährungswissenschaftler Walter Willett von der Harvard School of Public Health in einem Radiointerview.

Fett macht eine Menge Hormone

Übrigens gibt es auch hierzulande ein paar kluge Köpfe, z. B. den von Prof. Andreas Pfeiffer, der sagt: »Die Evolution hat die Langlebigkeit selektiert unter der Bedingung des Mangels. Deswegen ist Adipositas ungesund.« Wer dick ist lebt also schon evolutionsbedingt nicht länger.

Fest steht: Das Fettgewebe schwabbelt da nicht einfach so an uns herum und tut nix. Es macht eine Menge schädlicher Hormone. Angiotensin – führt zu Bluthochdruck. Insulin, Resistin, Leptin – führen zu Diabetes. PAI-1 macht Thrombosen. Die Epic-Potsdam Studie zeigt: Körpergewicht (BMI) korreliert mit erhöhten Zytokininen. Zeigt: unterschwellige Entzündung. Das Adinopectin sinkt mit steigendem Körpergewicht. Das schützt uns aber vor Diabetes …

Und wissen Sie, was diese unaussprechlichen Dinger noch machen? Die fördern Oxidation, das Ranzigwerden in Ihrem Körper. Ist gleich Altern. Und die Marshmellow-Pommes-Wurscht-Masse macht insulinresistent. Kennen Sie. Vorform von Altersdiabetes. Dazu kommt: Dem Mann machen sie einen Busen. Der Frau Unglücksspeck.

Das Adipositas-Paradoxon

Wir lieben alles Paradoxe. Gerne mochten wir das Französischer-Rotwein-Paradoxon. Nun haben wir ein Dick-Paradoxon. Übergewicht erhöht zwar das Risiko, an lebensgefährlichen Dingen wie Diabetes, Herzschwäche, Krebs zu erkranken. Ganz abgesehen von den vielen anderen chronischen Leiden wie Arthrose, Rheuma, Allergien, Schlafapnoe, Reflux … Doch Studien deuten darauf hin, dass für manche Menschen ein bisschen mehr Gewicht hilfreich sein kann. Das Leben verlängert. Wunderbar paradox. Das gilt freilich nicht für den 22-jährigen. Nicht mal für den 40-jährigen. Wer mit 40 Jahren schon stark übergewichtig ist, verringert seine Lebenserwartung um sechs bis acht Jahre. Das gilt aber für den älteren Menschen, insbesondere dann, wenn er bereits an einer chronischen Krankheit leidet, schon einen Herzinfarkt hatte. Wohlgemerkt: Ein bisschen mehr Gewicht. Wer als fettleibig eingestuft wird, muss immer mit Einbußen an Lebensqualität und Gesundheit rechnen.

Die morbide Last

In Deutschland sind derzeit rund 67 Prozent der Männer und 53 Prozent der Frauen übergewichtig. 23 Prozent der Männer und 24 Prozent der Frauen sind sogar adipös, also stark übergewichtig. Und das sind die mittel- und langfristigen Folgen von Übergewicht:

- Im Körperfett speichern sich die Umweltgifte
- Körperfett ruiniert Ihre Bandscheiben und Ihre Gelenke
- Das Körperfett raubt Ihrem Gehirn den Sauerstoff
- Körperfett macht Herzinfarkt, Diabetes, Krebs. Und verkürzt Ihr Leben
- Dick heißt meist: verkalkte, verrottete Gefäße namens Arteriosklerose, das mündet in Herzinfarkt und Schlaganfall
- Ein Mensch mit Übergewicht hat um 23,6 Prozent häufiger einen Cholesterinspiegel über 250 mg/dl
- Übergewichtige haben häufig auch eine verdickte linke Herzkammer und eine Herzinsuffizienz
- 90 Prozent der Diabetiker sind übergewichtig
- Übergewicht macht Krebs. Es fördert vor allem Gebärmutter-, Brust- und Dickdarmkrebs
- Männer mit einem BMI von mehr als 30 erkranken zweimal häufiger an Prostatakrebs als Normalgewichtige
- Übergewichtige Kinder entwickeln zu 2,2 Prozent Gallensteine. 21 Prozent haben eine gestörte Leberfunktion, 32 Prozent eine verfettete Leber

Und auch der Rest des Körpers leidet: Arthrose, Asthma, Osteoporose, Impotenz, Hautkrankheiten und vieles mehr gehen auf das Pfundskonto. Nicht zu vergessen: Die Pfunde drücken auch auf die Seele. Mir kann keiner erzählen, dass er mit Übergewicht so richtig glücklich ist. Übergewicht erhöht die Wahrscheinlichkeit, auch einen hohen Entzündungswert CRP zu haben, bei Männern auf das Doppelte, bei Frauen auf das Sechsfache. Das müssen Sie mal wirklich bedenken, denn das kann man ja auch so interpretieren: Übergewicht macht Entzündungen in den Gefäßen. Womit wir wieder bei Punkt eins wären, dem Risikofaktor Nummer eins, womit sich der Kreis schließt: Bauen Sie Ihr Übergewicht ab. Ist mit Sicherheit angenehmer, als ein Antibiotikum zu nehmen. Das verschreiben einige ihren Herzinfarktpatienten mit hohem CRP, damit sie keinen zweiten Infarkt kriegen.

Wie glaubwürdig sind Studien denn?

Umfangreiche Daten der Lebensversicherungen in den USA zeigten über Jahrzehnte: Wer weniger wiegt als der Durchschnitt, lebt länger. Anfang der 80er-Jahre des vergangenen Jahrhunderts hat dann der

Altersforscher Reubin Andres festgestellt: Das Gewicht, mit dem wir am seltensten sterben, hängt vom Alter ab. Sprich Personen über 60 dürfen ruhig etwas fülliger sein. Etwas! Aber nicht um den Bauch herum. Dazu später.

Ohne große Mühe finde ich natürlich auch sieben Großstudien an insgesamt 4,7 Millionen Menschen aus Großbritannien, China, Korea, Amerika ..., die das Gegenteil beweisen. Ei, gucke da. Alle diese Großstudien zeigen, dass dicke Menschen, also mit BMI über 25, häufiger sterben als die Schlanken. Warum sind diese Großstudien eigentlich nicht enthalten in der Studiensammlung der Epidemiologin Katherine Flegal. Die lässt die einfach unter den Tisch fallen und nimmt lieber 97 Kleinstudien, um ihr Ergebnis zu kriegen. Manche nennen das Verfahrensfehler. Ich nenne das Betrug. Der Betrug ist jedem sofort einsehbar: Sieben Einzelstudien, qualitativ sehr viel besser, weil Einzelstudien, beweisen einen Punkt. 97 Kleinststudien, zusammengefasst, also qualitativ schlechter, im Durchschnitt ausgewertet, beweisen das Gegenteil – dann, wenn man die sieben Großstudien weglässt.

Kleiner Lügendetektor

Bleibt die Frage: Wie kommt es dann zu Dicke-leben-länger-Ergebnissen, die so begeistert von der deutschen Öffentlichkeit aufgenommen werden? Leider aber auch Ärzte mitunter verunsichern. Die wollen ja nicht, dass ihnen die Patienten früher sterben. Können die nicht wollen. Der Hintergrund ist ganz einfach: In vielen Studien werden Raucher und Krebskranke mit eingeschlossen. Oh!

Kettenraucher sind schlank. Sterben früher. Krebskranke werden schlank. Sterben bald. Und diese zwei Gruppen verfälschen die Statistik: Die sind »krankschlank«. Die lassen den schlanken Bevölkerungsanteil künstlich schneller sterben. Müssen daher aus dieser Art von Statistik natürlich ausgeschlossen werden. Was die sorgfältigen Großstudien (die Mehrzahl) selbstverständlich getan haben. Wie der Harvard-Forscher Walter Willett. Der hat in der im Jahr 2010 veröffentlichten Studie die Daten von 1,46 Millionen Menschen ausgewertet. Menschen, die nie geraucht haben, haben die niedrigste Mortalität im normalen BMI-Bereich von 20 bis 25.

Das Adipositas-Paradoxon erklärt man auch noch anders: Viele Studien der letzten Jahre zeigen, dass bei Menschen mit schweren Krankheiten – wie Herzleiden, Lungenemphysemen und Typ-2-Diabetes – Übergewichtige die niedrigere Sterblichkeitsrate haben. Das erklärt man sich mit Energiereserven für Krankheitsabwehr. Vielleicht sind die ja auch besser betreut, weil sie schon ganz, ganz lange mit vielen Zipperlein beim Arzt sind. Und der hat so viele Pillen und OPs, die das Sterben verhindern.

Der veraltete BMI

Ob man Idealgewicht hat oder nicht, berechnen Mediziner heute mit dem Body-Mass-Index (BMI). Er drückt das Verhältnis von Körpergewicht zu Körpergröße im Quadrat aus. Liegt das Ergebnis unter 19 hat man laut Definition leichtes Untergewicht, zwischen 19 und 25 Idealgewicht, zwischen 25 und 30 leichtes Übergewicht und über 31 starkes Übergewicht. Ganz eindeutig ist diese Zahl aber nicht. Muskeln sind schwerer als Fett, und so kommt ein Profiboxer auf einen BMI von 30 und darüber, ohne Übergewicht zu haben. Funktioniert bei Sportlern also nicht. Viel aussagekräftiger als der BMI ist deswegen der Fettanteil im Körper.

Der falsche BMI

Wer einen Typ-2-Diabetes entwickelt – und normal wiegt – stirbt doppelt so häufig wie Übergewichtige, so eine Studie der Universität Chicago. Schaut man diesen dünnen Diabetikern ins Blut, dann stellt man fest, dass sie den Stoffwechsel eines Fettleibigen haben. Höchste Konzentrationen von Insulin und Triglyzeriden – die kriegen schnell einen Herzinfarkt. Der BMI ist hier natürlich nicht das geeignete Messinstrument für die Sterblichkeit. Viel besser wäre der Bauchumfang. Denn hormonaktiv und höchst gefährlich ist überschüssiges Bauchfett. Und das fließt in den BMI nicht ein.

PS: Selbstverständlich sind alle diese Studien an so vielen Millionen Menschen völlig überflüssig. Vergeudete Liebesmüh. Papierverschwendung. Denn: Man bräuchte doch nur einmal Praktiker fragen. Menschen, die es bereits geschafft haben. Also Hundertjährige. Haben die einen BMI über 25? Sind die dick?

Die meisten Hundertjährigen finden wir auf den Okinawa-Inseln. Deren BMI liegt zwischen 18 und 22. Und zwar ihr ganzes Leben. Und Prof. Dr. med. Karl-Michael Derwahl (Berlin) hat an 102 über Hundertjährigen gezeigt, dass deren durchschnittlicher BMI 21 ist. Ach ja: die »wilden« Kulturen. Die Menschen, die nach ihren Genen leben, in der Natur und nicht im Supermarkt, die Aborigines in Australien, die Yanomami am Amazonas, die haben einen BMI von 17. Die kennen kein Fett am Bauch. Keinen Diabetes, keinen Herzinfarkt. Solches Wissen schlägt jede Millionenstudie.

Einfach besser leben

Genau wie Sie habe ich gearbeitet. In meiner Jugend, als Erwachsener. Und jetzt möchte ich noch ein bisschen leben und mir nicht von ein paar dämlichen Kilogramm Übergewicht mein Leben verkürzen lassen. Und was stets vergessen wird, was in solchen Arbeiten eben niemals auftaucht: die verminderte Lebensqualität.

Mit Übergewicht haben Sie eine dramatisch verringerte Lebensqualität. Da brauchen Sie nur Ihren Ischias fragen oder Ihre kaputten Knie. Oder Ihr Hirn oder das Herz bei der regelmäßig auftretenden Schlaf-Apnoe, also kurzfristige Atemstillstände in der Nacht. Ihr Sodbrennen, Ihr Keuchen auf der dritten Stufe …

Wie war das? Prof. Peters aus Lübeck? Dr. Gunther Frank? Dicke Menschen leben länger? Länger als hundert Jahre? Zweihundert Jahre etwa?

Sie merken schon: Manchmal muss ich mich sehr, sehr zusammenreißen.

Fett macht Entzündungen – und die ein rotes Gesicht

Zu viel Fett heißt auch: zu viel Fett in der Leber. Im Herzbeutel. Im Bauchraum. Es drosselt die Organe, hindert sie am Funktionieren. Nennt man viszerales Fett. Das um die Eingeweide herum. Macht diese stabile Statur. Diese Annäherung an Obelix um die Mitte herum. Dieses Fett sorgt für Entzündungen im Körper. Sehe ich sofort. Am rötlichen Gesicht. Stirbt eine Fettzelle ab, entleert sie ihren Sondermüll. Das Immunsystem kommt. Schluckt ihn. Da

entstehen Entzündungen. Mag man nicht. Sollte man nicht mögen. Je nachdem, wo sie schwelen, machen sie Rheuma oder Arteriosklerose oder …

Das Fett kann man messen

Nicht mit der normalen Waage. Nicht mit dem BMI. Da fallen die Gesunden, die Sportler, in die Rubrik »übergewichtig«. Und die dünnen mit 36 Prozent Körperfett unter Untergewicht. Ich guck da genauer hin. Mit der Bioimpedanz-Analyse-Waage. Gucke, wie es mit Ihrer Bodycomposition aussieht. Leider oft grauenhaft. Liegt nicht an den Genen. Sondern am zweiten genetischen Code. Und den können Sie beeinflussen. Mit zwei Dingen: Essen wie die Steinis. Bewegen wie die Steinis.

Die Franzi, die hat elf

Kennen Sie das, Kramen in der Vergangenheit? Hab ich mal in uralten Seminarunterlagen gestöbert und bin auf mein schönstes, etwa 20 Jahre altes Dia gestoßen. Eine halb rückwärts aufgestützte junge Dame, strahlend, schlank, in blauem Kleid. So weit, so gut. Aber der Text!!! »Fräulein Franzis Gespür für Eis. Sie ist 22 und unheimlich schnell. Sie kann so viel essen, wie sie will, und wird nie dicker. Dank Franziska Schenk aus Erfurt interessiert sich das Publikum plötzlich für Eissprint.«

Das war die Überschrift. Aber der Text, der Text! Ich kann Ihnen sagen: »Gerade

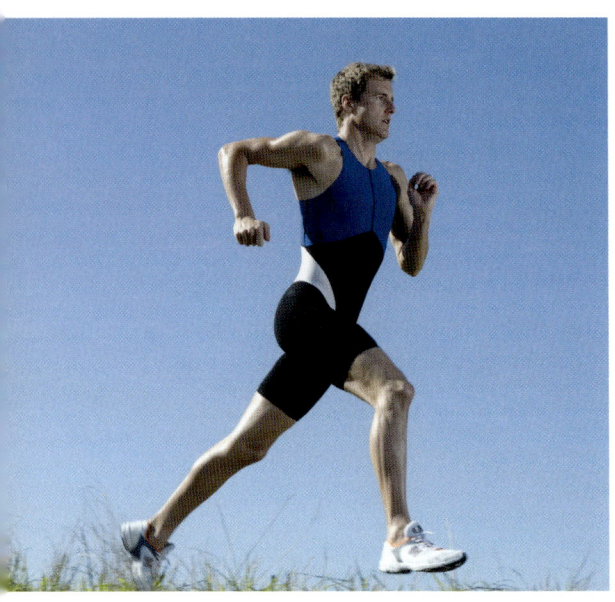

Viel Körperfett macht müde und träge. Leistungssportler haben selten mehr als 15 Prozent.

hat Franziska Schenk die ›45‹ gegessen. Knusprig gebratene Ente mit Gemüsesoße und Reis. Und jetzt dopt sie sich in der Eisdiele am Erfurter Fischmarkt. Zehn Kugeln Eis, ein Pfund Erdbeeren, ein halbes Pfund Sahne. ›Herrlich‹, sagt sie, ›dass man als Eissprinterin so viel essen darf, wie man will‹. Und dann referiert die 22-jährige, dass ›normale‹ Frauen 25 Prozent Fett im Körper verteilt mit sich herumschleppen und sie nur elf.«

Ich hab gefährliche 3,6

Eine Frau mit elf Prozent Körperfett? Unmöglich in der üblichen Medizin. In der Schulmedizin heißt es, das sei krank. Denn Frauen brauchen ja bekanntlich zehn Prozent Körperfett mehr als Männer. Hieße ja beim Mann ein Prozent. Unmöglich. Wussten Sie, dass in meinem Lehrbüchern steht: Unter sieben Prozent Körperfett – gefährlich, gefährlich!?

Dieser typische schulmedizinische Unfug hat einen Contador (vier Prozent), hat einen Sebastian Lang (vier Prozent), hat einen Triathleten Frodeno (drei Prozent), hat einen Dr. Strunz (3,6 Prozent) nie interessiert. Wir leben gesund und munter. Müssten laut Lehrbuch längst tot sein. Ach, diese Leerbücher … Leider nehmen die Sportler in dem Moment, wo sie ihren Job an den Nagel hängen, gewaltig zu. Müssen sie nicht. Gibt einen Ausweg: No Carb. Dazu später.

Wie viel träge machendes Fett haben Sie?

Ein kranker, müder Körper besteht zu 30 und mehr Prozent aus Fett. Fett bremst nämlich das geniale Bewegungslust-Protein FOXA2 aus. Bei fetten Mäusen findet man, dass FOXA2 ständig inaktiv ist, und zwar unabhängig davon, ob die fette Maus gerade Kohlenhydrate gefressen hatte oder nicht. Ich empfehle Ihnen: 5 bis 15 Prozent beim Mann. Gerne weniger. Und Ihnen, meine Damen: 10 bis 20 Prozent. Ja, auch im werten Alter. Sie dürfen immer schlank bleiben.

Den Bauch wegmessen

Die gesunde Lebenserwartung sinkt in dem Maße, wie die Bäuche wachsen. Jeder vierte Deutsche entwickelt unter seinem Wohlstandsbauch ein metabolisches Syndrom. Riskiert, irgendwann an der Dialyse zu hängen, Herzinfarkt und Schlaganfall zu bekommen. Das Bauchfett löst viele entzündliche Prozesse aus; es besteht eine hohe Korrelation zwischen Adipositas und dem Entzündungsboten C-reaktives Protein (hs-CRP). Und: Statt Übergewicht abzubauen, werden Tabletten geschluckt. Gegen Diabetes, gegen Bluthochdruck, gegen hohes Cholesterin. Den Bauch kriegt man weg mit: Bewegung. Steini-Fasten. Guten Gedanken. Denn wachsen tut er meist durch das Stresshormon Cortisol. Und ist der Bauch erst weg, dann wundert man sich über neue Blutwerte, bessere Laune, weniger Zipperleins – und man wacht auf.

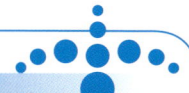

Alltagstauglicher
JUNGBRUNNEN

Per Maßband zähmen

Messen Sie. Wer misst, definiert etwas als wertvoll – und motiviert sich selbst. Der größte Dickmacher ist der Bauch, weil er hungrig machende Hormone aussendet. Und Diabetes und Herzinfarkt macht. Bauchfett produziert nämlich ein Hormon namens Neuropeptid Y – das im Gehirn den Appetit anregt und am Bauch selbst dafür sorgt, dass der noch mehr Fettzellen anbaut. Der Bauch ist das Teil an uns, was uns ganz schnell alt macht. Schnappen Sie sich ein Maßband und zähmen Sie den Gesellen. Jeder Zentimeter weniger ist Gold wert. In Form von Lebensjahren! Das Risiko misst der »Waist-to-Hip-Ratio (WHR)«. Leider taucht der gefährliche männertypische Apfeltyp auch bei Frauen (sonst Birne) immer häufiger auf. Stress baut das Fett rund um den Bauch auf.

So berechnen Sie Ihr Risiko: WHR = Taillenumfang : Hüftumfang

Idealerweise ist der WHR bei Frauen kleiner als 0,85 und bei Männern kleiner als 1,0. Ich denke da ein bisschen anders. Ich guck mir die Athleten an. Und da hat die Frau 0,7, der Mann 0,8.

Ist Übergewicht erblich?

Selbstverständlich. Wissen Sie aus eigener Beobachtung. Ist eine uns Ärzten vertraute Erfahrung. Habe ich früher erklärt mit dem Satz: Die haben natürlich das gleiche Frühstück. Heute etwas älter und ernsthafter geworden, ist die Erklärung ein bisschen seriöser: Tatsächlich gibt es ein unterschiedliches Genom. Verschiedene Gene. Sodass zwei Menschen das Gleiche essen können, sich gleich bewegen können, und dennoch wird der eine dick und der andere schlank. Aber Vorsicht: Wir wollen uns immer darüber klar sein, dass solch eine genetische Benachteiligung (ich habe auch

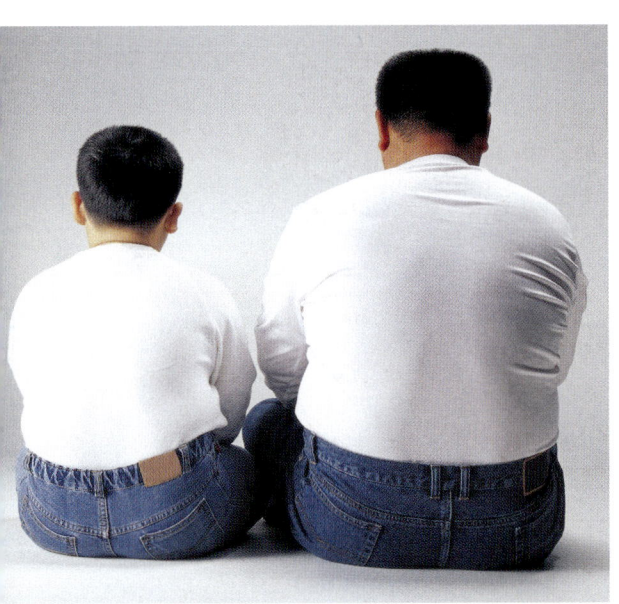

Übergewicht ist erblich. Entscheidend ist die genetische Disposition, die bestimmt, wie wir auf die Bestandteile in unserer Nahrung reagieren.

eine: Diabetes) erforderlich macht, dass man sich in diesem Punkt eben ein bisschen mehr anstrengt. Dann kann man diese Benachteiligung auch ausgleichen.

Die Gene und die Futterverwertung

Aber wir wollten das Phänomen »dick und dünn bei gleichem Essen« einmal erklären. Die entsprechenden Gene sagen nämlich nicht: Ich habe mehr Appetit, ich bin ein Vielfresser. Und sie sagen auch nicht: Ich bewege mich lieber, ich bin von Natur aus ein Sportler. Sondern sie sagen ganz Wichtiges. Nämlich, wie unsere Hormone, wie unsere Fettzellen auf die angebotene Nahrung reagieren. Entscheidend scheint die genetische Disposition zu sein, die bestimmt, wie wir auf Kohlenhydrate in unserem Essen reagieren: wie viel Insulin wir ausschütten (ganz verschieden), wie empfindlich unsere Muskelzellen oder Fettzellen auf Insulin reagieren (ganz verschieden). So erklärt sich, dass die einen ohne Anstrengung schlank bleiben und viel Energie übrig haben für den Sport und andere die gegessenen Kohlenhydrate in ihre Fettzellen stopfen. Und dann – der Zusammenhang ist studiert – weniger Energie übrig haben für Bewegung. Im Gegenteil: Wegen des höheren und länger anhaltenden Insulinspiegels haben sie schon wieder viel früher neuen Appetit. Und so geht das endlos weiter.

Die Lösung? Kennen wir. Steini-Diät.

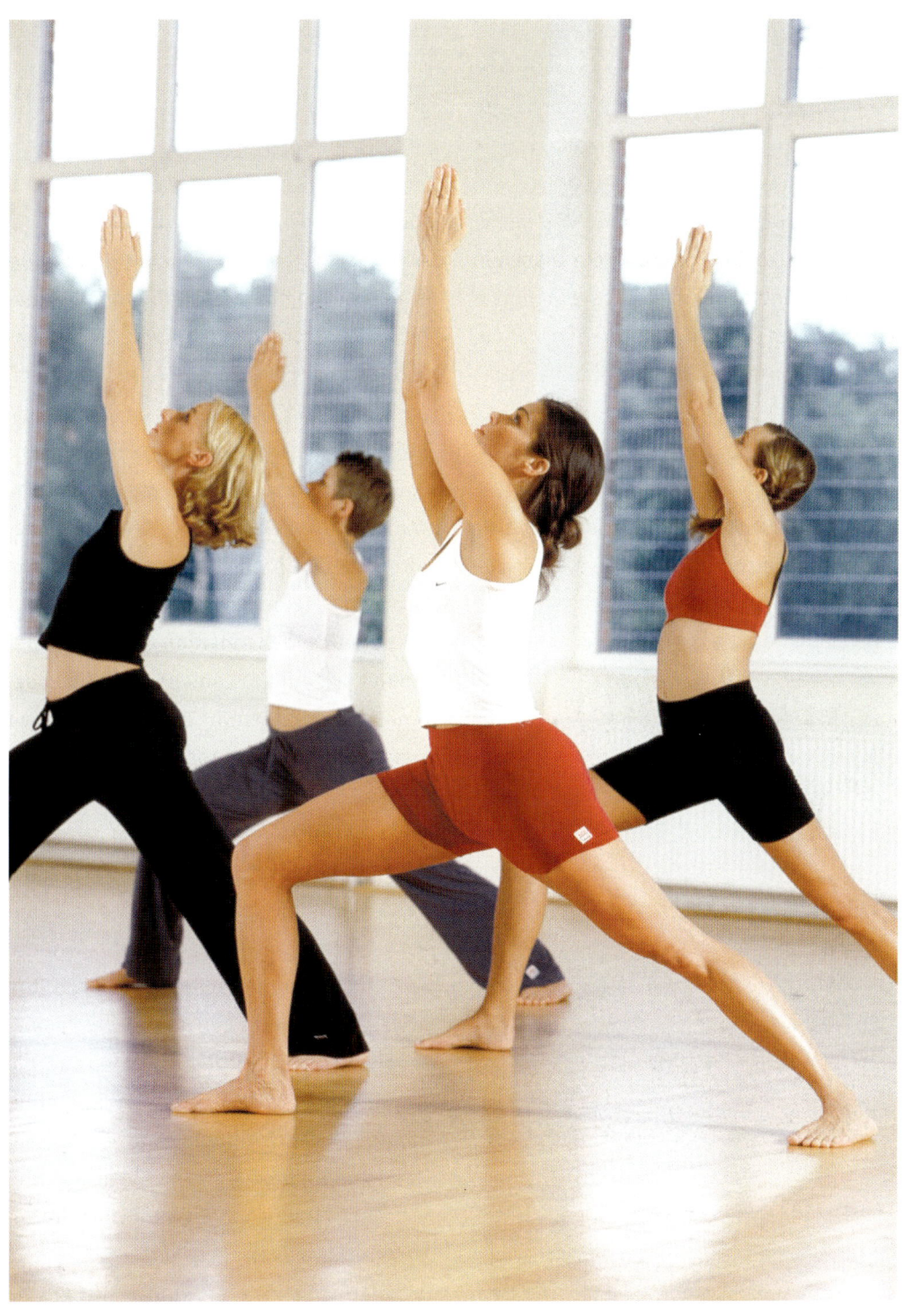

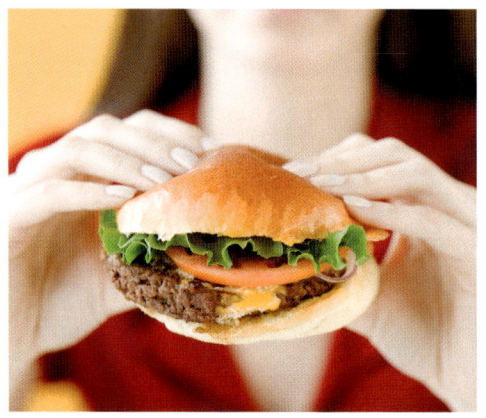

Jugendkiller Entzündungen

Entzündungen im Körper. Sehe ich sofort. Erkenne ich am rötlichen Gesicht. Übergewicht färbt ja den Kopf so gerne mit ein. So schön gesund durchblutet. Meint man.

Die bösen Vier

Ich sehe: Entzündungen. Der isst nämlich Wurscht. Viel zu viel Wurscht. Und drunter Brot. Wurst und Getreide bringen einen um. 180 Gramm Wurst pro Tag erhöhen das Sterberisiko um 44 Prozent. Machen Entzündungen im Körper und lassen die Leber verfetten. Eine kleine Wurst (40 Gramm) reicht schon, um das Sterberisiko zu erhöhen. Weiß man von einer Studie mit 450 000 Studienteilnehmern im Alter von 35 bis 69.

Entzündungsmacher Nr.1: Wurstbrot

Unter der Wurst das Brot ist noch schlimmer. Viel Zucker, viel Getreide sind Auslöser für ganz viele Unannehmlichkeiten wie Übergewicht, Insulinresistenz, Rheuma, Migräne, Darmentzündungen, Hauterkrankungen, Arteriosklerose, Bluthochdruck, Diabetes, Depressionen.

Alle diese Entzündungsreaktionen zerstören die Darmschleimhaut. Im Darm wird nämlich der Großteil unseres Glückshormons namens Serotonin produziert. Haben wir zu wenig davon, macht das depressiv, dick und schlaflos. Denn zu wenig Serotonin heißt auch zu wenig vom Schlafhormon Melatonin, das aus Serotonin gebildet wird. Wenn wir zu wenig schlafen, schalten wir die Vernunft im präfrontalen Cortex aus. Das lässt uns Junkfood essen, um die Energie auszugleichen. Das wiederum löst im Darm Entzündungen aus. Entzündungen im Darm bauen Tryptophan ab. Das ist der Eiweißbaustein, aus dem der Körper Serotonin bildet.

Entzündungsmacher Nr. 2: Gesättigte Fette

Gesättigte Fette aus der Wurst, dem Braten und gehärtete Fette aus Fertigprodukten, Butter- und Schweineschmalz, Margarine,

Rindertalg und Palmöl schädigen Blutgefäße und lassen sich unschön auf der Hüfte nieder. Die Transfette (aus genannten Industrieprodukten) sind auch für Entzündungen im Körper verantwortlich, genauso wie die Arachidonsäure aus rotem Fleisch.

Aus Arachidonsäure bastelt der Körper schlechte Eicosanoide (Gewebshormone), die krank machen und uns nachweislich zunehmen lassen. Arachidonsäure steckt besonders viel in Schweinefleisch, Innereien und leider auch in der Haut vom Geflügel. Ein Fettsäuremuster, wie es im Körper so aussieht, kann man sich auch im Labor holen.

Omega-3-Fettsäuren (Seefisch, Wild, Leinöl, Bio-Käse) machen agil und fröhlich, hal-

ten jede Zelle jung, normalisieren unseren Stoffwechsel und hemmen Entzündungen im Körper. Sie verhindert die Bildung neuer Fettzellen und deren Füllung – sie schützen uns vor Depressionen und Diabetes.

Forscher der Universität von Kalifornien untersuchten erst kürzlich die Wirkung von Omega-3-Fettsäuren auf den Zellstoffwechsel im Fettgewebe. Sie fanden heraus, Fresszellen, die das Fettgewebe durchwandern, reagieren empfindlich auf Omega-3-Fettsäuren. Die unterbinden die Produktion entzündlicher Stoffe und fördern den Zuckerabbau, indem sie die Wirkung von Insulin verbessern.

Wem Omega-3-Fettsäuren fehlen, der hat Heißhunger, Depressionen, Entzün-

---

hs-CRP kann man messen

hs-CRP, hs steht für high-sensitivity, ist ein Eiweiß, das Ihre Leber bildet. Ein Entzündungsparameter. Zeigt deutlich: In Ihrem Körper stimmt was nicht. Zeigt: In den Adern stimmt was nicht. Viele neue Studien zeigen: CRP hoch ist ein Risikofaktor für Arteriosklerose. Erhöhtes CRP signalisiert: Herz in Gefahr! In Ihren Gefäßen finden chronische Entzündungsprozesse statt. Die dafür sorgen, dass sich der Müll an den Aderwänden ablagert, die Gefäße zuwachsen, was zu Arteriosklerose führt, zu Herzinfarkt, zu Schlaganfall.

Man kann den CRP-Wert messen. Neue Studien zeigen:

- Ein hs-CRP zwischen 1 und 3 mg/dl bedeutet mittleres Risiko.
- Schon ab 2,9 steigt das Risiko für Herzinfarkt stark an.
- Ein niedriges Risiko haben alle, die einen hs-CRP von weniger als 1 haben.

dungen im Körper, Schmerzen in den Gelenken – und sehr, sehr häufig einen dicken Bauch. Die fehlen vielen von uns. Weil sie schnell ranzig werden, hat die Industrie sie aus dem Tier und dem Fertigprodukt eliminiert. Sie stecken nur noch in Bio. Oder im von der Industrie zusammengepanschten Functional Food.

Entzündungsmacher Nr. 3: Freie Radikale

UV-Licht, Umweltgifte, Stoffwechselendprodukte, Überanstrengung fasst man zusammen unter dem Begriff »oxidativer Stress«. Das heißt: Freie Radikale schädigen umliegendes Gewebe und lösen ebenfalls eine Entzündungsreaktion aus. Je nachdem, in welchem Gewebe diese Immunreaktion stattfindet, hat man Symptome. In den Gelenken? Das macht Rheuma. In der Schilddrüse? Bewirkt Energiemangel, Gewichtszunahme. In den Gefäßen? Macht Arteriosklerose, Bluthochdruck. Nicht selten kommt es zu Insulinresistenz (zu viel Insulin), das macht chronisch müde – und man nimmt zu. Auch den oxidativen Stress kann man messen.

Entzündungsmacher Nr. 4: Nitrosativer Stress

NO, das ist ein wunderbares Molekül. Das stellt die Blutgefäße weit. Senkt den Blutdruck. Schützt uns vor Herzinfarkt und Impotenz. Lässt uns gut entspannen und herrlich schlafen. Bei einem Infekt steigt es an, macht uns schlapp, damit wir uns niederlegen und schnell gesunden. Wird von diesem Molekül zu viel gebildet – etwa durch Psychostress, Fehlernährung, Bewegungsmangel, Umweltgifte, Infekte –, greift es unsere Mitochondrien unsere Energiekraftwerke an, schädigt Zellen, Gefäße, Nerven und Gelenke, führt

---

Alltagstauglicher
JUNGBRUNNEN

Mit Vitalstoffen gegen Innenstress

Oxidativer und nitrosativer Stress führen zusammen zu einer Erhöhung des intrazellulären Kalziums, was den Anstieg von Entzündungen vermittelnden Interleukinen zur Folge hat. Und die wiederum wirken auf Enzyme, die noch mehr Stickstoffmonoxid produzieren. Damit haben wir einen positiven Rückkopplungszyklus. Genannt Teufelskreis. Aminosäuren, also Eiweißbausteine, entschärfen den Stickstoff. Wie z. B. L-Glutaminsäure. Mit Vitamin B_{12} (Methylcobalamin) hochdosiert und Antioxidantien wie Vitamin C, E, Betacarotin und Selen kann man beide Stressoren entschärfen.

zu Konzentrationsschwierigkeiten, Leistungsabfall, chronischer Erschöpfung, Burn-out, Depressionen, Panikattacken, Schlafstörungen, Fibromyalgie, Reizdarm, Allergien ... Wird auch ONOO-Stress-Syndrom genannt.

Das Anti-Entzündungs-Programm

Sie wollen Ihre Entzündungen loswerden? Geht ganz einfach: Getreide weglassen. Tryptophan und B-Vitamine zuführen. Da steigt dann Serotonin wieder an. Und dann kann man nachts auch wieder schlafen. Dann sollte man noch den Darm sanieren mit Bakterien (Apotheke) und Kräutern (Fensterbank) und der Aminosäure Glutamin (www.strunz.com). Nun muss man nur noch die freien Radikale im Blut wegfangen. Funktioniert wunderbar mit Antioxidatien. Indem man »raw«, also »roh«, in den Kühlschrank einziehen lässt, sich mal mit dem Apotheker unterhält. Und auf einmal geht es einem auch wieder so gut, dass man Bäume ausreißen könnte. Heißt: Man bewegt sich lieber, Muskeln wachsen, Fett verschwindet ... und der hs-CRP-Wert sinkt auch.

US-Forscher stellten fest, dass man durch regelmäßigen Ausdauersport auch das C-reaktive Protein runterkriegt und so seine Entzündungen los wird. Ich sag ja: Laufen Sie. Täglich. 30 Minuten. Gerne mehr.

Kleines Immuntraining

Ein fittes Immunsystem schützt natürlich auch vor Entzündungen und hält uns jung. Neben regelmäßigem Sport hält mindestens zweimal Sex die Woche das Immunsystem fit. Männer und Frauen mit einem regen Sexualleben haben mehr Antikörper im Speichel.

Wer im biologischen Rhythmus (90-Minuten-Zyklus) lebt, bringt auch das Immunsystem ins Gleichgewicht. Daher nach 80 Minuten Aktivität zehn Minuten Pause einplanen, am besten gleich tief atmend und den inneren Rhythmus auf Ruhe stellen. Acht Stunden schlafen, weil der Körper im Schlaf Interleukine ausschüttet. Die brauchen viele Zellen des Immunsystems zum Wachsen, Reifen, Teilen.

Aus Eiweißbausteinen bastelt der Körper Abwehrzellen, deshalb dreimal täglich Eiweiß essen – erst recht, wenn man krank ist. Vitamin A (Lebertran, Naturjoghurt) kurbelt die Produktion von Antikörpern, Fresszellen und Co. an. Vitamin D (Ei, Hering, Pilze) lässt Lymphozyten wachsen und macht die Fresszellen hungrig. Täglich 30 Minuten Sonne tanken, den Treibstoff für die Vitamin-D-Produktion. Vitamin E (Olivenöl) und Vitamin C (Obst) schützen als Antioxidantien vor freien Radikalen. Die B-Zellen brauchen Folsäure (grünes Gemüse), um Antikörper zu bilden. Die Vitamine B_1, B_5 und B_6 (Hefeflocken) unterstützen Antikörper, Fress- und

Killerzellen. Selen (Kokosnuss) hemmt die Vermehrung von Viren im Körper und arbeitet an der Produktion von Abwehrzellen mit. Zink (Bio-Rindfleisch, Fisch) aktiviert die Abwehrzellen in der Thymusdrüse. Wer sich vor Herzinfarkt, Rheuma, Asthma, Diabetes und Co. schützen will, sollte viel Omega 3 aufnehmen.

Man kann sogar Schmerzen wegessen

Wissen Sie, warum ich die Steini-Diät das Steini-Fasten nenne? Weil es ein Heilfasten ist. Weil Sie mit dieser Form der Ernährung so viel bewirken im Körper. Weil Sie nicht nur vorbeugen, sondern sogar heilen. Mehr noch, das Leben so richtig lebenswert machen, auch wenn es schon grässlich zwickt. Dass Wissenschaft heute sogar Schmerzen lindern, vielleicht beseitigen kann durch die richtige Kost … das ist neu. Hintergrund natürlich ist, dass sich bei jedem Schmerz – nehmen Sie Rheuma – Entzündungsfaktoren im Blut finden. Massiv. Und dass eine Kost diese Entzündung doch bitte nicht noch verstärken möge. Vielleicht sogar abschwächen kann. Lassen Sie mich David R. Seaman zitieren:»Erst in den letzten Jahren haben wir gelernt, gelernt dank wissenschaftlicher Studien und klinischer Beobachtung, dass chronischer Schmerz eine ›chronische Schmerz‹-Diät erfordert. Ganz besonders der vernichtende Schmerz, der Opioid- oder Morphinbehandlung notwendig macht.«

Das fundamentale Prinzip dieser Diät heißt

- null Kohlenhydrate (Zucker und Mehl)
- mehr Eiweiß und Gemüse

Um – ich zitiere! – »mehr Kraft, Beweglichkeit, Energie und Geistesstärke zu erzielen.«

Man kann immer wieder nur staunen. Die vier soeben genannten Ziele interessieren doch auch jeden Nicht-Schmerz-Patienten. Interessieren doch jeden Menschen. Genau darum geht es doch in unserem ganzen Leben. Und das soll man erzielen können durch so etwas Primitives wie Verzicht auf leeren Müll, dafür Betonung der genetisch richtigen Kost?

Antwort: Ja freilich.

Ein bisschen verständlicher wird das Ganze, wenn man lernt, dass sehr häufig Patienten mit Muskel-, Knochen- oder Gelenkschmerzen sehr viel stärker leiden, wenn sie gleichzeitig das metabolische Syndrom aufweisen. Sie wissen, was gemeint ist: Übergewicht, Bluthochdruck, Zucker, zu viel Fett im Blut und so weiter. Wenn man jetzt das metabolische Syndrom vollständig beseitigt (doch, doch: hier steht vollständig), wenn man also das metabolische Syndrom vollständig beseitigt, dann vermindern sich auch die Schmerzen der Patienten. Ist das nicht ein lohnendes Ziel?

Das ketogene Steini-Fasten – ohne Entzündungsfaktoren

Und was darf man gegen Schmerzen essen?

- Olivenöl, grünes Gemüse, Salat
- Fisch, weißes Fleisch, Eier, Käse

Eine präzise, außerordentlich hilfreiche Aufzählung.

Diese Kost – also fettreiche ketogene Kost – hat man übrigens (erst) in einer Tierstudie an Ratten ausprobiert. Innerhalb von drei Wochen hatten die deutlich weniger Schmerzen, und man fand deutlich weniger Entzündungsfaktoren im Blut dieser Tiere.

Wahrscheinlich und logisch ist übrigens der umgekehrte Weg: Erst essen wir unser Lebtag lang falsch, produzieren mehr Entzündungsfaktoren im Blut, als uns gut tut, erzeugen dadurch die typischen Zivilisationskrankheiten (auch dem Herzinfarkt liegt eine Entzündung zugrunde) und … schlucken Tabletten. Zeitlebens. So bisher. Der völlig neue, epigenetische Ansatz heißt: Steini-Kost. Ketogen. Bitte keine zusätzlichen Entzündungsfaktoren ins Blut essen! Dann schwinden nicht nur übliche Zivilisationskrankheiten (siehe metabolisches Syndrom, übrigens auch Diabetes Typ 2, verehrte deutsche Diabetologen), sondern auch Schmerzen.

Noch mehr ketogene Heilung

Die ketogene Diät wurde entwickelt am John Hopkins Hospital um 1920. Als Heilmittel für Epilepsie. Wurde dann wieder vergessen. Nun häuft sich in der medi-

GUT ZU WISSEN

Ketose

Wenn der Körper über einen längeren Zeitraum weniger als 50 Gramm Kohlenhydrate pro Tag bekommt oder man gar nichts isst, baut der Körper unter Glukagoneinfluss (Fastenhormon) in der Leber Fettsäuren zu Ketonkörpern um. Das nennt man Ketose. Die drei Ketonkörper Acetoacetat, 3-Hydroxybutyrat und Aceton können die Blut-Hirn-Schranke überwinden und sind so für das Gehirn die einzige Energiealternative zu Zucker. Auch der restliche Körper kann sie als Energielieferanten nutzen. Die Umstellung auf die ketogene Diät ist in den ersten Tagen nicht ganz einfach. Kopfschmerzen, Müdigkeit, schlechte Laune und eingeschränkte Leistungsfähigkeit klingen aber nach wenigen Tagen vollständig ab.

zinisch-wissenschaftlichen Literatur das Staunen. Die große Verwunderung. Ketogene Diät, so die zunehmende Einsicht, scheint zu heilen. Krankheiten zu heilen. Viel mehr, als man bisher überhaupt vermutet hat.

Anmerkung: Verwundert Sie und mich gar nicht. Wer einmal verstanden hat, dass ketogene Diät keine Diät ist, sondern Normalkost. Genetisch korrekte Kost. In den Genen der Menschheit verankert. Und dass jede Abweichung davon – Stichwort Mehl und Zucker – unsere Gene beleidigt und damit Krankheiten erzeugt. Ist doch eigentlich selbstverständlich. Nur: Diesen Punkt haben bisher wenige verstanden.

Atkins, der zweite Anlauf, war im Ansatz gut. In der Ausführung leider weniger, weil viel zu viel Wurst und Sahne und Braten auf dem Speiseplan der Diätenden stand.

Interessanter sind dann schon die epidemiologischen Studien an Volksgruppen (Naturvölker), die viel Fett und praktisch keine Kohlenhydrate essen. In einer neuen Übersichtsarbeit spricht man wörtlich davon, dass es höchst unwahrscheinlich sei, dass irgendein pharmazeutisches Produkt denselben Erfolg haben wird wie ketogene Diät. Und dann zählen die (*Front Pharmacol 2012; 3:59*) all die Krankheiten auf, wo genetisch korrekte Kost, also ketogene Diät, Heilung bringt:

Epilepsie • Schlaganfall • Anti-Aging des Gehirns • Erkrankung der Mitochondrien • Alzheimer • Gehirntrauma • Parkinson • Depression • ALS, also Amyotrophe Lateral Sklerose • Autismus • Krebs (steht hier ganz lakonisch) • Migräne

Ich würde abraten. Ihnen abraten, diese Arbeit zu lesen. Denn anschließend ist es Ihnen einfach nicht mehr möglich, in Ihr Frühstücksbrötchen zu beißen … Geht gar nicht mehr.

Bitte raw!

Der Philosoph und Mathematiker Pythagoras entwickelt 500 vor Christus eine Heildiät aus frischer Ziegenmilch, frischem Obst und Honig. So in etwa denke ich auch. Roh, so viel es geht. Natürlich kombiniert mit Eiweiß. Inspiriert von den Instinctos, die rohes Fleisch in den Gedanken der Rohkost integrieren. Nein, sie müssen künftig nicht Walhaut kauen und Tran trinken. Heute kann man sich auch als veganer Rohköstler sehen lassen. In die blasse Ökoszene webt sich bunt die amerikanische Raw-Food-Szene. In Kalifornien geht man in Smoothie-Bars, diniert im Power-Restaurant und tauscht Raw-Burger-Rezepte aus. Weil's gesund ist, weil's fit macht, weil's schön macht, weil's schlank macht.

So natürlich wie möglich

Natürlich spielt der Raw-Gedanke eine große Rolle beim Steini-Fasten. Denn wer seine Lebensmittel so natürlich wie möglich konsumiert, isst auch so gesund wie möglich. Tankt Vitalität, Dynamik, Lebensfreude. Kocht keine Gesundheit raus. Enzyme, Vitamine, Antioxidantien kommen mit auf den Teller. Und freilich: Fern ab von Grünkornpflanzerl und Selleriestreifen und Frischkornbrei tischt die »neue Rohkost« genauso auch fünf Sterne auf. Und immer Genuss, Genuss, Genuss.

Nein, nicht 100 Prozent!

Es gibt Menschen, die sind zu 100 Prozent Rohköstler. Es gibt ja auch Menschen, die leben nur von Licht. Für mich ist beides nicht erstrebenswert. Wäre mir viel zu stressig. Keine Angst, ich mache Sie hier nicht zum hundertprozentigen Rohköstler und auch nicht zum Veganer. Das können andere viel besser, wenn Sie das wollen. Ich erzähle Ihnen nur, wie Ihre Nahrung Ihre Medizin sein kann. Und da gehört für mich »raw« so viel wie möglich dazu. Bei jeder Mahlzeit. Warum nicht die Hälfte roh, die Hälfte gekocht. Da können Sie auf der rohen Seite immer noch aufstocken. Und das ist lebbar. Denn das heißt nicht, dass man auf seine Hühnersuppe, seine Minestrone, seine Bouillabaisse verzichten muss. Vor allem im Winter. Allerdings kann die Gazpacho von Seite 276 70 Billionen Zellen in Glückseligkeit tauchen. Einschließlich der Geschmackspapillen. Da hätte ich gerne einfach einmal eine Badewanne voll ...

Lassen Sie raw langsam, aber sicher in Ihr Leben einziehen

- Starten Sie morgens mit einem grünen Smoothie.
- Wenn Sie naschen, dann Nüsse oder Samen oder Gemüse.
- Essen Sie zu jeder Hauptmahlzeit eine Raw-Suppe oder einen Raw-Salat.
- Probieren Sie unsere Raw-Desserts.
- Machen Sie sich Nussmus, Fruchtaufstriche, Pestos auf Vorrat.
- Besorgen Sie sich einen Supermixer.
- Aktivieren Sie einen Dörrapparat.
- Lassen Sie sich Öko in der Kiste liefern.

Sie werden ganz automatisch zum Gut-Menschen. Denn wer weniger kocht, spart auf intelligente Art und Weise Energie. Wer Raw-Food isst, verzichtet automatisch auf Industriemüll. Gemüse, Obst, Nüsse & Co. brauchen keine Verpackung. Natürlich wählen Sie Produkte der Saison, aus Nachbars Garten. Sprich lokal. Das muss nicht lang transportiert werden, heißt: Dann steckt auch eher das an Vitaminen und Biostoffen drin, was die Lebensmitteltabelle verspricht. Freilich wählen Sie Bio. Denn wenn Insektizide, Pestizide und Schwermetalle und das ganze Umweltgiftzeug in den Smoothie wandern, dann haben Sie das schnell in Ihren Adern. Das wollen Sie nicht. So ein Smoothie ist ja grüne Medizin, die vom Körper rasch bis zum letzten Zellstoff aufgenommen wird. Der sagt dann nicht: »Halt du kleines Bleilein, du bleibst draußen!« Bio schützt. Uns – und die nächsten Generationen.

Super Enzym-Doping

Wenn Rohkost in Ihr Leben einzieht, neu, dann unterstützen Sie ihren Darm bitte mit Probiotika aus der Apotheke oder dem Reformhaus. Wer zu Blähungen neigt, sollte Kohlgemüse vor dem Essen marinieren oder im Turbomixer pürieren. Und Getreide oder Hülsenfrüchte nur gekeimt essen.

Enzyme, kennen Sie. Stecken in der roten Pille, die ihnen der gute Arzt verschreibt, wenn was schnell heilen soll. Enzyme sind ihre wichtigsten Stoffwechselarbeiter. Und die stecken auch im Essen. So lange sie die nicht zerstören. Mit Hitze. Alles über 47,8 Grad Celsius zerstört die Enzyme. Rohkost verwöhnt den Körper mit diesen Anti-Aging-Stoffen. Denn Enzyme beugen Alterungsprozessen vor und bremsen Alterskrankheiten aus.

Die Krise kann man meistern

Die Krise kommt. Das tut sie unweigerlich, wenn Sie vorher Industriemüll gegessen haben. Wenn Sie jetzt Fett verbrennen. Dann stürmen die Gifte aus den Fettdepots in den Stoffwechsel. Sie kriegen Kopfschmerzen und Pickel, verspüren Übelkeit, fühlen sich unendlich müde, entwickeln Heißhunger auf einen der Giftstoffe. Insbesondere Zucker. Das gibt sich. In zwei bis drei Tagen ist alles wieder gut.

Trinken Sie viel. Am besten stilles Mineralwasser oder ungesüßten Tee. Gönnen Sie sich möglichst viel Ruhe. Gehen Sie mindestens alle anderthalb Stunden ein paar Minuten offline. Wenn Sie können, dann machen Sie einen Meditationslauf, wie auf Seite 199 beschrieben.

Pflanzliche Eiweißquellen

Woher kriegt der Stier seine Muskeln oder der Gorilla? Nicht über das Steak. Pflanzen liefern viel Eiweiß. Zum Beispiel Hanfsamen bestehen zu 30 Prozent aus Protein. Sojabohnen zu 15 Prozent. Auch grünes Gemüse enthält eine Spur Eiweiß. Besonders gut zugänglich, wenn es vom Supermixer aufgeschlossen wurde. Trinken Sie den grünen Smoothie pur – vor dem Morgenlauf und nutzen Sie dann das Zeitfenster für optimalen Muskelaufbau. Mit einem Eiweißdrink nach dem Sport.

Reiche Eiweißquellen aus der Raw-Natur sind unter anderem:
- Pflanzensprossen liefern 20 bis 35 Prozent: Alfalfa, Bohnen- und Linsensprossen, Kresse.
- Gekeimtes Getreide (Amarant, Wildreis, Kamut, Buchweizen) enthält etwa 15 Prozent Eiweiß.
- Nüsse und Samen etwa 20 Prozent: Walnüsse, Mandeln, Cashews, Sesam, Leinsamen, Chiasamen, Sonnenblumenkerne.

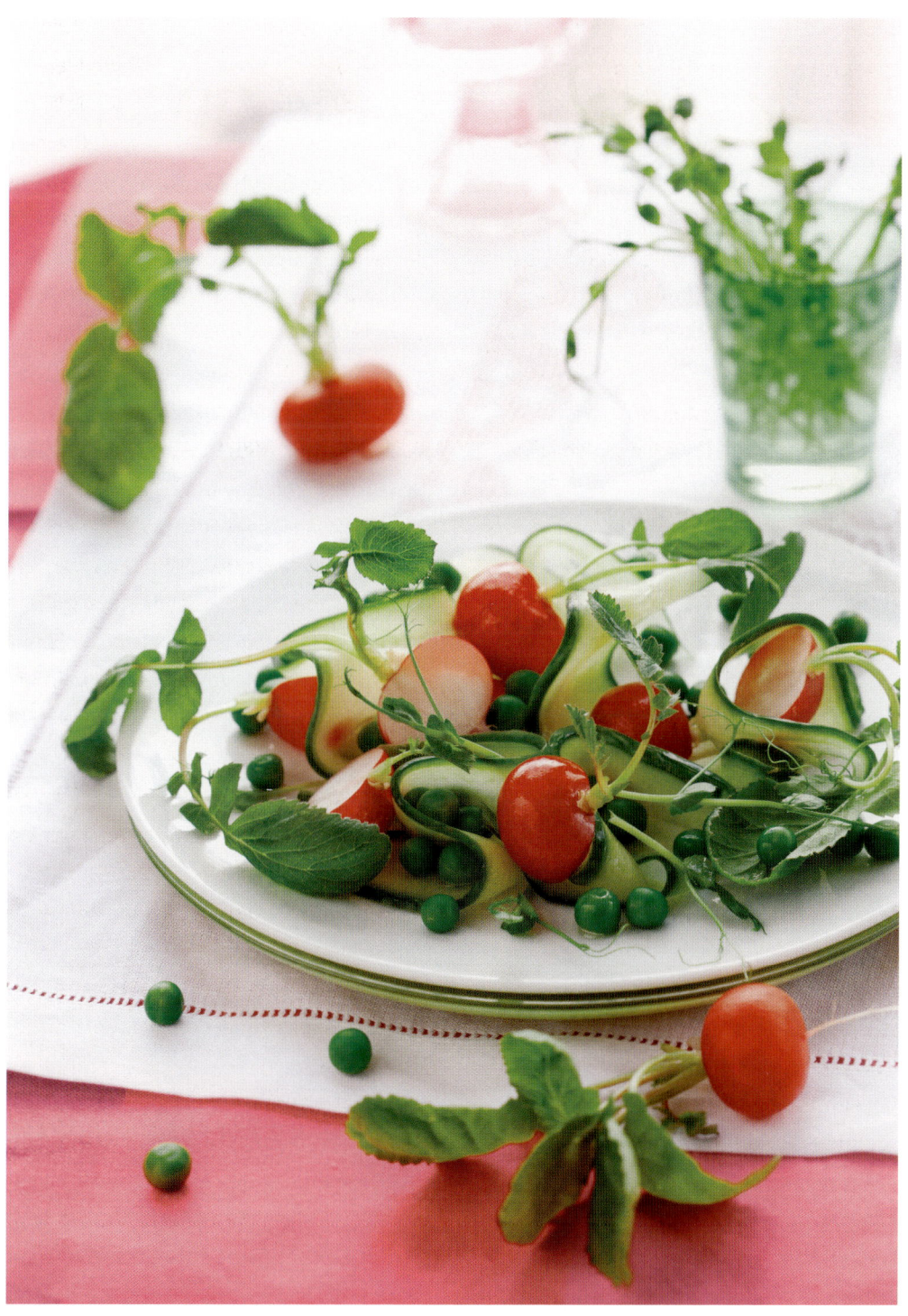

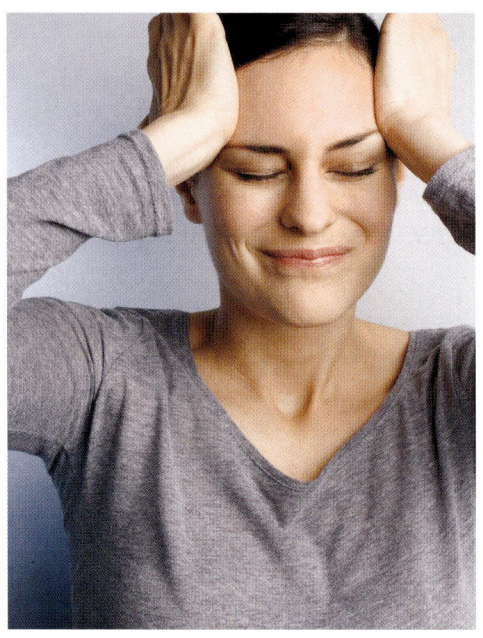

Stress – die Cortisol-Diktatur

Dauerbelastung verkürzt die Telomere um zehn Lebensjahre. Die Nobelpreisträgerin Elizabeth Blackburn und Kollegen veröffentlichten 2004 einen Artikel, in dem sie berichteten, wie stark sich Stress auf die Länge der Telomere auswirkt. Sie untersuchten Immunzellen von 58 Frauen. Sie stellten fest: Die Frauen, die fanden, stark unter Stress zu stehen, hatten auch die kürzesten Telomere. Eine um zehn Jahre reduzierte Lebenszeit.

Cortisol bringt nicht nur den Lachs um

Ein Lachs kehrt zum Laichen zu seinem Geburtsort zurück – damit unternimmt er seine letzte Reise. Er kämpft sich stromaufwärts, überwindet Wasserfälle, erschöpft sich bis auf die letzten Reserven. Er altert rasend, bis er ankommt, ablaicht und stirbt. Biologen nennen dieses Alterungsphänomen »programmierter Zelltod«. Es hat noch einen Namen: Cortisol. Cortisol bringt den Lachs um.

Adrenalin macht uns schnell bereit, zu kämpfen oder zu fliehen. Es wird auch schnell wieder abgebaut. Cortisol schütten wir erst aus, wenn der Stress länger andauert, so nach 45 Minuten – und es bleibt viel länger im Körper.

Sie produzieren Cortisol, wenn Sie sich in einer Situation befinden, der Sie sich nicht gewachsen fühlen. Unter Druck stehen. Oder sich selbst unter Druck setzen. Opfer sind.

Cortisol ist ein langsam wirkendes Gift. Dieses Hormon tut all das in Ihrem Körper, was Sie nicht wollen – es wirkt katabol, eiweißabbauend: Es schwächt Ihr Immunsystem, erschöpft Sie. Etwa 13 Millionen Arbeitnehmer leiden derzeit in Deutschland unter dem Burn-out-Syndrom, der totalen Erschöpfung. Cortisol zerstört Regionen im Gehirn, es schädigt die Augen, es baut Muskelgewebe ab, also auch das Herz, außerdem macht es impotent, gereizt, depressiv. Cortisol lässt schnell altern – und Cortisol macht dick. Stress macht Sie dick.

Stresshormone machen unglücklich, reizbar und hemmen unsere Immunabwehr. Die Folge: Der Körper schüttet noch mehr Stresshormone aus. Und die lassen den Bauch wachsen ... Unter Stress legen wir vor allem das viszerale Fettgewebe im Bauchraum an. Das Risiko für Diabetes Typ 2, Depressionen, Alzheimer, Herzinfarkt und Krebs steigt. Kennen Sie Ihren Cortisolspiegel? Ihren DHEA-Spiegel?

At last but not least: Stress bringt den Hormonhaushalt durcheinander, drosselt die Libido, macht unfruchtbar. Laufen, Meditations- und Entspannungstechniken verhelfen nicht selten zum so lange erwünschten Kind.

Stress macht träge ...

Steigt Cortisol, sinkt der DHEA-(Dehydroepiandrosteron)-Wert. DHEA ist eine Vorstufe von Testosteron. Und Sie wissen bereits: Wenig Testosteron heißt wenig Energie, Dynamik, innerer Antrieb. Wenig Fettverbrennung, kein Muskelaufbau. Dauerstress, also ständig zu viel Cortisol, bremst außerdem die Schilddrüse. Man ist müde und schlapp. Drosselt das Immunsystem.

Ein Teufelskreis beginnt.

... und dick

Nun haben Sie irgendwann einmal gelernt – und heute lernt man das schon in der Schule –, Stress lässt sich mit Süßigkeiten bekämpfen. Das geht wirklich. Denn die Stressschokolade verhindert den Abbau von Zucker in der Leber und damit die Ausschüttung weiterer Stresshormone. Nur das wirkt nur kurzfristig. Hoher Blutzucker sinkt schnell wieder, Sie brauchen noch mehr Süßes.

Cortison kennen Sie als Medikament, als Entzündungshemmer. Und sie kennen sicher seine Auswirkungen auf unseren Hunger und unsere Hüften. Sein Pendant im Körper, das Cortisol, spielt eine wichtige Rolle im Eiweiß- und Zuckerstoffwechsel. In Stresssituationen sorgt Cortisol nämlich dafür, dass immer genug Blutzucker für Energie zur Verfügung gestellt wird. Aus der Leber mobilisiert wird. Damit die Gedanken fließen, der Muskel was zum Verbrennen hat. Nur: Unter Dauerstress steigt Cortisol langfristig an. Und macht über den Zuckerstoffwechsel, über das Insulin dick. Außerdem hemmen Stresshormone die Produktion das Glückshormons Serotonin – unser natürlicher Appetitzügler.

»Jede Minute, die man mit Ärger verbringt, versäumt man sechzig glückliche Sekunden.«

WILLIAM SOMERSET MAUGHAM

Übergewicht macht anfällig für Stress

Stress wirkt genauso wie Zuckerwasser. Steigt der Blutzucker an, kommt Insulin, sperrt Fett in der Fettzelle ein, stoppt die Betaoxidation, die Fettverbrennung ... darum müssen Sie noch eines tun, um schlank zu werden: meditieren.

Wissenschaftler der Yale Universität fanden heraus: Wer anfällig für Stress ist, hat ein hohes Risiko, sich Schwimmreifen zuzulegen. Das gilt auch für Frauen. Die Forscher unterzogen 59 Frauen über mehrere Tage verschiedenen Stresstests. Die Hälfte der Frauen hatte kaum Taille (Umfang größer als 88 Zentimeter), die anderen einen deutlich geringeren Bauch- als Hüftumfang. Die Forscher stellten fest: Die Frauen ohne Taille waren deutlich anfälliger für Stress. Reagierten in den Tests nervöser, ängstlicher, schnitten schlechter ab – und produzierten mehr Cortisol.

Cortisol und Insulin – ein fatales Doppel

➤ Viel Insulin bedeutet auch viel Cortisol. Wenn Sie nun Ihren Insulinspiegel in den Griff bekommen, produzieren Sie automatisch weniger Cortisol, züchten sich eine gewisse Stressresistenz. Und das macht zufriedener und schlank.

➤ Cortisol greift auch die Schilddrüse an, vermindert die Funktion Ihrer Energiedrü-

se. Sie sind müde, genauso schlapp wie Ihr Fettstoffwechsel.

➤ Steigt der Cortisolspiegel, fällt der DHEA-Spiegel. Und damit verlieren Sie ein weiteres Hormon, das Fett wegschmilzt.

➤ Wer schlecht einschläft, hat häufig auch einen hohen Cortisolspiegel. Und wer schlecht schläft produziert weniger vom Wachstumshormon, dem effektivsten Fatburner unter den Hormonen.

Nun wissen Sie auch, warum Cortisol einer der stärksten Dickmacher ist, die wir kennen.

So werden Sie Ihr Cortisol los

➤ Treiben Sie Ausdauersport – unter Ihrem Grenzpuls.

➤ Meiden Sie Zucker und Weißmehl.

➤ Lernen Sie Entspannungsübungen. Anleitung Seite 188.

➤ Schlafen Sie gut.

➤ Lassen Sie mal Ihren Magnesiumspiegel messen – und füllen Sie auf – abends, vor dem Einschlafen.

Ein Magnesiummangel verstärkt die Stresssituation noch zusätzlich. Denn Magnesium reguliert die Stresssituation, in der sich der Mensch im Moment gerade befindet. Dass manche Menschen mit Stress schlecht umgehen können, liegt fast immer an einem Mangel an diesem Salz der inneren Ruhe. Sie brauchen davon 600 Milligramm pro Tag.

Bitte messen

✅ Das Stress-Profil

Stress ist laut WHO mitverantwortlich für 70 Prozent aller Zivilisationskrankheiten. Wie stark macht Ihnen Stress zu schaffen? Auch das kann man messen. Man bestimmt die wichtigsten Fettstoffwechselwerte: HDL- und LDL-Cholesterin, Lipoprotein (a). Man stellt fest, ob Sie genug vom Spurenelement Selen haben, denn das stimuliert das Immunsystem, wirkt antientzündlich und ist Basis für die Bildung stimmungsaufhellender Hormone. Auch Zink zeigt, ob Stress nicht schon an Ihrem Immunsystem nagt, Sie zu wenig Radikalefänger im Körper haben und ausreichend Testosteron, das Hormon der Dynamischen, bilden können. Wichtig ist freilich auch, das Stresshormon Cortisol (Tagesprofil) und die Schilddrüsenhormone bestimmen zu lassen. C-Reaktives Protein (hs-CRP) gibt Aufschluss, ob Entzündungen in den Gefäßen Sie in Richtung alt und krank steuern – genauso wie der Risikofaktor Homocystein, der auch gemessen werden muss. Und die beiden Mineralstoffe Magnesium und Kalzium sind weitere Parameter für Ihre Stressresistenz.

✅ Der Gute-Laune-Checkup

Was erzählen Ihre Nervenbotenstoffe? Im Urin kann man Nervenbotenstoffe messen – und die sagen uns, ob da ein Grund zur Depression liegt, ob wir die Basis zur chronischen Müdigkeit legen.

Adrenalin: Unser schnelles Stresshormon regt den Kreislauf an, stellt Energie aus Fett und Zucker bereit. *Noradrenalin* lässt uns wach und schnell denken. Eine Störung des Noradrenalinsystems wird ebenso als mögliche Ursache einer Depression gesehen wie ein Mangel an Serotonin. *Dopamin* motiviert uns. Fehlt es, fehlt uns Antrieb und Dynamik. Wir leiden unter Konzentrationsstörungen und depressiver Verstimmung. *Serotonin* macht ausgeglichen und gute Laune. Ein Serotoninmangel macht heißhungrig auf Kohlenhydrate. *GABA* (Gamma-Amino-Buttersäure) ist der wichtigste stressdämpfende Nervenbotenstoff und hat einen beruhigenden Effekt.

✅ Wie steht's um Ihr Fettsäuremuster?

Auch die Fettsäuren kann man in Ihrem Blut messen. Arachidonsäure (AA): ein böses Gift. Zu viel Arachidonsäure fördert Entzündungen. Eicosapentaensäure (EPA): Diese Omega-3-Fettsäure hemmt Entzündungsprozesse und damit Stress, Übergewicht, Altern, chronische Erkrankungen. EPA kommt hauptsächlich in Kaltwasserfischen wie Hering, Lachs oder Makrele vor. Docosahexaensäure (DHA) ist ein Baustoff für Gehirnzellen. Ein Mangel heißt ADHS. Das Zappelphillipsyndrom, unter dem nicht nur Kinder, sondern auch Erwachsene leiden.

Stress macht dumm & alt

Stress ist der schlimmste Feind Ihrer Gehirnzellen, ein regelrechter Killer. Chronischer Stress. Wenn Sie längere Zeit viel Stresshormon Cortisol produzieren (kann man messen, ganz leicht), dann verursacht dieses Hormon im Gehirn den Zelltod. Ganz besonders im Hippocampus, also dem Umschaltplatz vom Kurzzeit- ins Langzeitgedächtnis.

Viel Stress, und Sie werden halt »deppert«. Wie man bei uns in Bayern sagt. Gilt auch für Marathonläufer. Betont Prof. Florian Holsboer, der Chef des Max Planck Institutes in München, ausdrücklich. Wenn die sich ständig an oder über der Grenze ihrer körperlichen Belastbarkeit bewegen, kommt es zu oxidativem Stress im Gehirn. Also zu viele der schädlichen freien Radikale. Gilt übrigens auch für Raumfahrer oder Extrembergsteiger.

Wirklich interessant wird es, wenn er über den möglichen Schutz dagegen spricht. Er nennt dies hormonelle Neuroprotektion und empfiehlt dafür doch tatsächlich einen Vitaminhormoncocktail. Ich zitiere wörtlich:

»Ab 30 Jahren sollte man Vitamin E und Vitamin C nehmen, ab 40 kann man das ergänzen durch weitere Vitamine und Magnesium, ab 50 könnte man die absinkende Produktion von Sexual- und Wachstumshormonen ankurbeln und Cortisol senken.«

Das mit 30 und 40 Jahren ist uns klar. Aber dann: Wie senkt man Cortisol? Kann ich Ihnen genau sagen. Deswegen wurde das Buch *Laufend gesund* geschrieben. Cortisol senkt man durch meditatives Laufen. Natürlich auch allein durch Meditation und allein durch langes Laufen. Ist nämlich eins.

Wie Stress uns rosten lässt

Freie Radikale, wild gewordener Sauerstoff, zerstören die Zelle, machen die Erbsubstanz kaputt, bomben die kleinen Antennen weg, über die sie die Botschaften aufnimmt, die sie am Leben erhalten. Das tun die freien Radikale aber nur dann, wenn der körpereigene Schutz nicht ausreicht. Die Zelle altert schneller, wird krank, bekommt Krebs – und mit ihr der Mensch. Nennt man oxidativen Stress. Muss nicht sein. Freie Radikale kann der Körper entschärfen. Und zwar durch Vitamin E, C und gemischte Carotinoide. Oder durch selbst gemachte antioxidative Enzyme, die mithilfe von Zink, Kupfer und Selen arbeiten. Noch einmal, weil es wichtig ist: Solche Wunderenzyme macht Ihr Körper selbst – Sie allerdings müssen für Zink, Kupfer, Selen, Eisen sorgen. Tun Sie doch täglich, oder?

Was zu viel Cortisol anrichten kann:
- Fettsucht, mit Fettablagerungen am Körperstamm
- Büffelnacken

- Mondgesicht
- Bluthochdruck
- Hautveränderungen, Akne
- Verstärkte Körperbehaarung (Hirsutismus)
- Zyklusstörungen und Potenzprobleme
- Osteoporose (Knochenschwund)
- Störungen des Blutzuckerstoffwechsels
- Muskelschwäche
- Psychische Veränderungen

In vier Schritten zur Ruhe

Schon aufgefallen, dass Sie nicht mehr zur Ruhe kommen? Nie mehr zur Ruhe kommen? Dass Sie sich emsig plagen von früh bis spät im Schweiße Ihres Angesichts? Selbst in der Mittagspause diesen oder jenen treffen wollen, um … kurz zu besprechen? Und wenn Sie abends rechtschaffen müde nach Hause kommen, sofort, aber auch sofort die Zeitung aufschlagen? Und sich weiter ärgern? Oder den Fernseher anschalten und sich ständig nur aufregen? Sie kommen nicht mehr zur Ruhe. Nur Ameisen und Menschen arbeiten ständig. Sonst kein Lebewesen.

Sie sollten wieder Ruhe einkehren lassen. Ruhe in Ihr Leben. Die jetzt MODERNE Form der Ruhe, etwas völlig anderes als der bekannte Bierschlaf auf der Couch. Und wie soll das funktionieren? Auch hier hilft uns Wissenschaft und Erfahrung. Darf ich vorschlagen?

1. **Täglich mehrmals fünf Minuten träumen.** Hieß früher Gebet. Rosenkranzbeten. Rituelle Wiederholung. Heißt heute Meditation. Rituelle Wiederholung eines Mantras. Führt Sie in den »Reflex-Tiefschlaf«, also Alphazustand. Effektivste Form der Entspannung. Mehr Seite 196.

2. **Täglich immer und immer wieder Formel-1-Reflex.** Also Aaaaauuuuusatmen und Schultern fallen lassen. Gleich ausprobieren. Sofortige Entspannung. Nachweisbar durch Messung von Adrenalin und/oder Cortisol. Sie werden unangreifbar für den täglichen Stress. Genaue Anleitung Seite 112.

3. **Jeden Tag ausreichend Magnesium und Tryptophan (Eiweiß).** Biochemisch nachweisbare Entspannung der Muskulatur und des Geistes. Man bekommt plötzlich Abstand, Überblick, Souveränität.

4. **Täglich joggen.** Auch nichts anderes als ritualisierte Wiederholung. Mit der Zeit lernt man, dabei zu träumen, abzuschalten. Anleitung zur Laufmeditation finden Sie auf Seite 202.

Nur Ameisen und Menschen arbeiten ständig. Werden Sie zum Adler. Lebensenergie und Kraft kommen aus einer tieferen Quelle in Ihnen, die zu sprudeln anfängt, wenn Sie … zur Ruhe kommen. Zur MODERNEN Form der Ruhe. Einfach mal nix denken. Das lohnt sich. Denn im Schnitt sind nur drei Prozent unserer Gedanken positiv.

Dem Stress davonlaufen ...

Das Hauptstresshormon Cortisol steigt mit zunehmendem Alter an. Mit wachsendem Stress natürlich. Aber: Es kann gesenkt werden – durch Laufen, meinetwegen auch durch Spazierengehen. Angestrengt spazieren gehen. Wer Ausdauer läuft – eine halbe Stunde oder auch mehr beim richtigen, entspannten Puls –, baut nachweislich Cortisol ab. Wird also wieder anabol. Eiweiß aufbauend. Wird wieder jugendlich. Verbessert sein Immunsystem. Und kann so wirksamer vorgehen gegen Bakterien, Viren und Krebszellen. Ein niedriger Cortisolspiegel hält Sie gesund.

Wichtig: Wenn Sie bei einem zu hohen Puls laufen, wenn Sie zu lange – zum Beispiel einen Marathon – laufen, dann steigt das Cortisol. Hat man nachgewiesen bei älteren um die 60 Jahre alten Marathonläufern, die wöchentlich 120 bis 150 Kilometer trainiert hatten. Die hatten alle erhöhte Cortisolspiegel und wurden katabol. Solches Laufen meine ich hier natürlich nicht. Bei mir geht es um den täglichen halbstündigen, entspannten Dauerlauf beim richtigen Puls. Am besten kombiniert mit Meditation. Wirkt doppelt.

... am besten gleichzeitig meditieren

Beim Meditieren drosselt der Körper die Produktion von Adrenalin und Cortisol. Was den ganzen Menschen auf jünger und gesünder stellt. So wurde an der Universität Tel Aviv ein Medikament zur Unterdrückung von Stresshormonen entwickelt. Ein stresshemmendes Tablettchen. Ja, da glänzen die Äugelein der Schulmediziner. Da kennen sie sich aus. Medikamente sind etwas Handfestes. Und prompt findet sich der Zusammenhang zwischen Stress und Krebs bestätigt: Bei Mäusen und Ratten mit Krebs wurde durch diese Stressunterdrückung die Metastasenbildung um mehr als die Hälfte reduziert.

Das Training für den Marathon fördert die Gesundheit. Der Marathonlauf selbst ruiniert sie. Das Institut für präventive und rehabilitative Sportmedizin der TU München fand heraus: Die 42,165 Kilometer stressen so, dass Herzmuskelzellen kaputt gehen, das Immunsystem so geschwächt wird, dass man sich in den Tagen danach leicht erkältet. Stammzellen im Blut sinken fast auf null. Also: Laufen Sie Ihren Marathon. Einen im Leben. Aber mit einem guten Doktor-Check vorneweg – und mit Vernunft. Laufen Sie ihn nicht verbissen mit Zeiten und Zielen im Kopf. Meditieren Sie ihn. Dann schadet er auch nicht, wenn Sie ihn einmal im Jahr laufen.

Ausatmen und Schultern fallen lassen

Immer wenn Sie erschrecken oder unter Druck geraten, atmen Sie tief ein. Ein Reflex. Wenn Sie weglaufen würden, wäre das kein Problem. Aber Sie bleiben sitzen, atmen den ganzen Tag über immer ein bisschen mehr ein als aus. Der Körper regelt das, indem er den pH-Wert im Blut anhebt und so den überflüssigen Sauerstoff wegpuffert. Doch wenn der pH-Wert im Blut ansteigt, fällt der Kalziumspiegel, die Gefäße verengen sich, man nimmt eine Kopfschmerztablette. Kalziummangel greift auch das Nervenkostüm an. Man wird nervöser, empfindlicher, immer weniger belastbar. Man macht sich seine Nervosität und seinen Stress atmenderweise also selbst. Der Körper reagiert darauf mit Schlafstörungen, innerer Unruhe, Migräne, Herzstichen, Magenweh und Muskelverspannung.

Übung: Bewusst ausatmen

Zuerst müssen Sie Ihren Geist dazu bringen, eine neue Atemtechnik anzuwenden. In der Regel atmen Sie 16-mal pro Minute. Das reduzieren Sie nun fünf Minuten lang auf viermal pro Minute.

► Setzen Sie sich ruhig und ganz locker auf einen Stuhl, nehmen Sie beide Arme auf den Schoß und legen Sie eine Uhr neben sich.

► Nun atmen Sie tief ein und ganz, ganz lange und tief aus. Nehmen Sie sich 15 Sekunden Zeit dafür. Dann wieder: Einatmen und lange ausatmen. Einatmen und lange ausatmen. Einatmen und lange ausatmen.

Was passiert? Ihr Kalziumspiegel steigt an. In nur fünf Minuten werden Sie zum Buddha – unangreifbar, ruhig, entspannt. Diese Entspannungsübung sollten Sie immer dann anwenden, wenn Sie etwas Stressiges vor sich haben. Wenn Sie Herr einer Situation sein wollen, wenn andere sich noch aufregen.

Sie spannen überflüssigerweise und ständig Ihre Muskeln an, vor allem die Muskulatur im Schulter- und Nackenbereich. Sie lassen also Ihren Muskel den ganzen Tag arbeiten – obwohl Sie nur am Schreibtisch sitzen. Eine Anspannung von 50 Prozent merkt man kaum. Doch sie drückt die Blutgefäße zu 100 Prozent ab. Die Muskeln bekommen keinen Sauerstoff mehr. Milchsäure (Laktat) steigt an, der Muskel wird sauer und hart – und Sie werden müde. Denn die Milchsäure tröpfelt kontinuierlich ins Blut, um 16 Uhr sind Sie körperlich bettreif.

Relax-Übung: Schultern fallen lassen

Gegen das stete verspannt Dahocken gibt es einen unglaublich einfachen, aber wirkungsvollen Trick aus der Physiotherapie:

► Lassen Sie einfach die Schultern fallen. Und klick, klick, klick … jeder Muskel des Körpers entspannt sich, bis zum großen Zeh hinunter.

Stimmt's? Indem Sie bewusst Ihre Nacken- und Schultermuskeln locker lassen, tanken Sie hundertprozentige Entspannung. Fühlen Sie, wie Erleichterung durch Ihren Körper strömt? Dann schaffen Sie sich einen Reflex fürs Leben.

Nun kombinieren Sie die beiden Übungen: Ausatmen ... und Schultern fallen lassen – und haben ein Forever-Young-Rezept fürs Leben.

Stress ade! Prinzip Hoffnung

Es gibt ja Ärzte, sogar Chirurgen, die tagein, tagaus nicht nur wie die Wilden schuften, sondern dabei auch mitdenken. Beobachten. Schlüsse ziehen. Sich etwas merken. Über Jahrzehnte. Und nach einem langen Leben als Hausarzt oder in der Klinik die Menschheit in vier Typen einteilen. So wie die vier Blutgruppen. Der erste Typ sei »geprägt von einem lebenslangen Muster der Hoffnungslosigkeit«. Das mildert sich ab bis zum vierten Typ, der glaubt, »das glücklich sein eine Aufgabe sei, die man im eigenen Inneren erledige.« So der Neurochirurg Dr. Norman Shealy. Der also von vier Menschengruppen spricht, beginnend mit tiefer Hoffnungslosigkeit endend beim Sonnyboy (Norman Shealy, *Life Beyond 100,* Tarcher Verlag):

Und der dann feststellt, dass Menschen aus der ersten Gruppe mit dem Muster lebenslanger Hoffnungslosigkeit 35 Jahre jünger sterben als die der vierten Gruppe. Und woran sterben? 75 Prozent von ihnen sterben an Krebs und 15 Prozent an Herzerkrankungen. Sehen Sie, deswegen ist das Schlimmste, was ein Arzt tun kann, dem Menschen jegliche Hoffnung zu nehmen. Ihm zu sagen »da kann man nichts mehr machen«.

Oder einem Menschen angeblich »objektiv und wissenschaftlich wahr« zu eröffnen: »Sie haben Krebs.« Das versteht der Patient als Todesurteil. Und stirbt. Ein Arzt muss weitersprechen. Muss über Möglichkeiten sprechen. Über Spontanheilung. Über neue Ansätze. Über andere Menschen, die es geschafft haben ... Sie verstehen mich schon: Er muss Hoffnung machen.

Wer hofft, wer getröstet und voll Zuversicht lebt, lebt ... 35 Jahre länger. Wenn ich Dr. Shealy glaube. Tu ich. Erklärt mir nämlich das lange, lange Leben von Mönchen, die ja meine übrigen Gesundheitstipps nun sichtlich nicht ernst nehmen ...

Glaube kann heilen, glauben Sie mir

► Gläubige Krebs-Patienten kommen viel besser mit ihrer Diagnose zurecht.

► Gläubige sind eher bereit, Sport zu treiben, sich gesund zu ernähren und mit dem Rauchen aufzuhören.

► Gläubige rauchen weniger – sehr Fromme sogar bis zu 90 Prozent weniger.

► Herz-Patienten, die mit Handauflegen und Gebeten therapiert wurden, gesunden besser als konventionell behandelte Patienten.

▶ Hirnforscher fanden heraus, warum praktizierende Buddhisten tatsächlich glücklicher sind als andere. Weil bei ihnen eine bestimmte Gehirnregion, der sogenannte linke präfrontale Lappen, nahezu ununterbrochen aktiv ist – ein für positive Emotionen typisches Merkmal.

Und sogar die Welt kann man sich ändern

»The world is what you think it is« bedeutet, dass man die Welt buchstäblich ändern kann: Man braucht sie sich nur anders denken. Und das eigene Denken ändern ... das kann jeder von uns. Unser Gehirn ist nämlich wunderbar plastisch – und wir können vom Pessimisten zum Optimisten mutieren. Ganz einfach, indem wir den linken Frontallappen aktivieren. Wie geht das? Mit Meditation. Lernen Sie ab Seite 195, Heiterkeit, Mitgefühl und Dankbarkeit zu erzeugen.

Es gibt einen Menschen, der mein Leben entscheidend mit geprägt hat. Klaus Haetzel. Der erste deutsche Ultraman. Der erste Deutsche, der diese berühmte Sightseeingtour rund um die große Insel von Hawaii genießen durfte. In drei Tagen. Und Erster wurde. Gewonnen hat in seiner Altersklasse.

In Wahrheit lief er dem Krebs davon – und einem kaputten Leben in einer kaputten Stadt (Berlin). War ja Chef des Senatspresseamtes. Journalist. Außerordentlich belesen. In Wahrheit ein Philosoph. Hat nämlich ein kleines Büchlein über diesen Hawaiitrip geschrieben. Auf das Büchlein möchte ich hinaus.

Jedes der sieben Kapitel beginnt mit einem merkwürdigen Wort wie Eke oder Kala oder Mana oder Makia ... Der Kenner lächelt: Die Quintessenz der Huna-Religion: Güte, Menschlichkeit, Verständnis und ... tiefstes Geheimnis.

Genau das verdanke ich Klaus Haetzel, der mir, wenn man so will, die Fackel weitergereicht hat: Im Folgejahr hab dann ich gewonnen. Danke, Klaus!

Hier auch für Sie die sieben, wenn Sie wollen heiligen, Sätze der Huna, gleichzeitig die Überschriften in Haetzels Buch:

The world is what you think it is.

There are no limits.

All power comes from within.

Energy flows where attention goes.

Now is the moment of power.

Effectivness is the power of truth.

To love is to be happy with.

Zu jedem Satz sollte man ein Buch schreiben. Nicht man, sondern Sie. Weshalb fangen Sie nicht einfach an mit einer Mail an mich? Das mich derzeit am meisten faszinierende Thema ist: »There are no limits«. Stimmt. Weil ich es persönlich erfahren habe. Nicht mit dem Hirn, das klappt natürlich nicht, sondern ... ich hab's gelebt.

55 Wege, *über die Meditation das Leben zu verlängern*

Gehirn

1 trainiert den linken Frontallappen
2 lässt die sogenannte graue Substanz, die für die Körperwahrnehmung zuständig ist, wachsen
3 erhöht die Konzentrationsfähigkeit
4 verbessert das Lern- und Erinnerungsvermögen
5 lässt komplexe Probleme besser lösen
6 lässt neue neuronale Netze sprießen
7 schärft alle Sinneswahrnehmungen
8 optimiert die Gehirnwellenkohärenz
9 verbessert die Reaktionszeit

Hormone

10 kurbelt die Serotoninproduktion an
11 steigert die DHEA-Ausschüttung
12 steigert den Melatoninspiegel
13 erniedrigt den Cortisolspiegel
14 erhöht die Endorphin-Ausschüttung
15 lindert PMS und wechseljahresbedingte Beschwerden
16 harmonisiert und aktiviert das gesamte Hormonsystem

Herz-Kreislaufsystem

17 senkt den Blutdruck
18 verlangsamt die Pulsfrequenz
19 verbessert die Durchblutung
20 reduziert das schädliche LDL-Cholesterin
21 beugt Arteriosklerose vor
22 senkt das Herzinfarktrisiko
23 beugt Schlaganfall vor
24 baut Plaques in den Gefäßen ab

Lunge

25 erhöht das Lungenvolumen
26 senkt die Atemfrequenz
27 verbessert die Sauerstoffaufnahme
28 lindert asthmatische Beschwerden

Verdauung und Stoffwechsel

29 stoppt Heißhungerattacken
30 reguliert den Insulinspiegel
31 mindert den Appetit auf Süßes, Brot, Nudeln

32 optimiert den Fettstoffwechsel

33 beugt Diabetes vor

34 reduziert Magen-Darm-
Beschwerden

Schmerzen

35 senkt die Muskelanspannung

36 beugt Kopfschmerzen und
Migräne vor

37 hilft gegen Rückenprobleme

38 reduziert chronische Schmerzen

Immunsystem

39 stärkt die Abwehrkräfte

40 lässt Infektionen und Wunden
schneller heilen

41 reduziert Allergien

42 schaltet freie Radikale aus

Schlaf

43 mildert Ein- und
Durchschlafstörungen

44 erhöht die Tiefschlafphasen

45 lässt morgens erfrischt
aufwachen

Psyche

46 beruhigt das sympathische
Nervensystem

47 schenkt Gelassenheit

48 vertreibt Ängste

49 mindert Depressionen

50 baut Stress ab

51 reduziert negative Grübelei

52 macht glücklich

53 fördert die soziale Intelligenz

54 stärkt die Intuition

55 hebt das Selbstbewusstsein

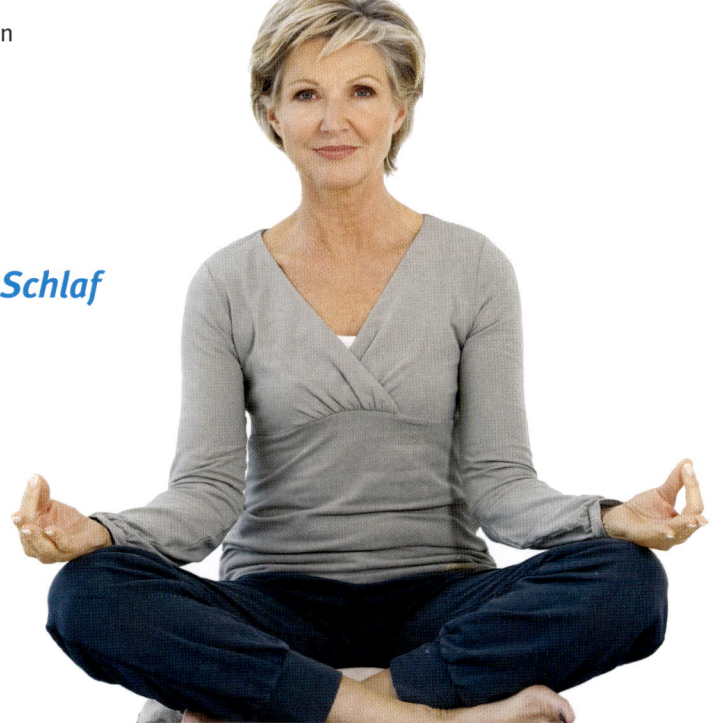

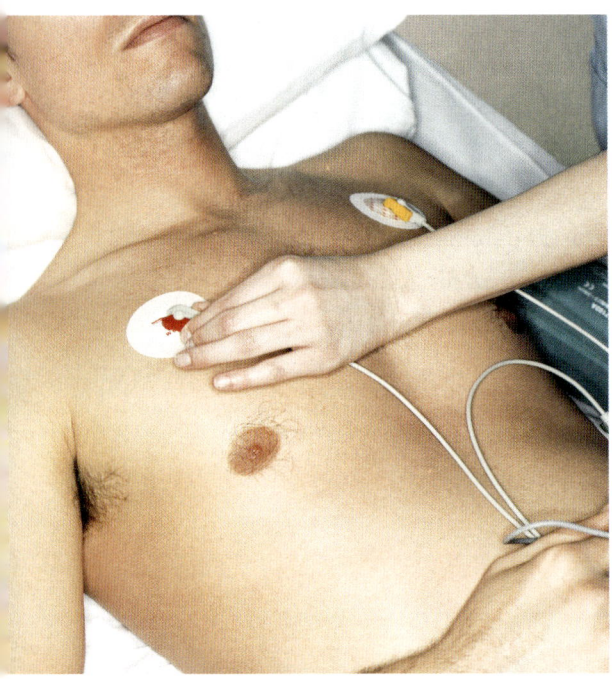

Die Herzratenvariabilität (HRV) zeigt, wie schnell sich das Herz an wechselnde Belastungen anpassen kann.

Gesundes Herz – Forever-Young-Code statt Statine

In der größten zusammenfassenden Arbeit über die Cholesterinsenker, die Statine, die wohl meistverkauften Tabletten dieser Welt, im *J Endocrin Metabol Dis 2013,3, 179,* lesen wir von der **größten medizinischen Tragödie aller Zeiten.**

Gesprochen wird davon, dass die Gesundheitsindustrie das Leben von Millionen Menschen gefährdet oder sie sogar getötet hat. Mit den Statinen. Einer 20-Milliarden-Dollar-pro Jahr-Industrie.

Zitat: »Manchen Klinikern beginnt zu dämmern, dass moderne medizinische Behandlung nicht nur die häufigsten Krankheiten gar nicht beeinflusst, sondern dass sie mehr Schaden als Nutzen anrichtet. Ein perfektes Beispiel ist die Statin-Saga.«

In kurzen Worten: Statine vergrößern dramatisch das Risiko für Diabetes Typ 2 und grauen Star bei jungen Menschen, vergrößern dramatisch das Risiko für Krebs und neurodegenerative Erkrankungen (Alzheimer, Parkinson, MS) bei Älteren.

Dabei geht es nicht um Unwissenheit. Es geht um eine Marketingfalle (wörtlich). Es geht darum, dass all die Studien, die die Nebenwirkungen enthüllt haben, verschwiegen wurden, unterdrückt wurden. Es geht um so lächerliche Kleinigkeiten wie die erektile Dysfunktion, auf bayerisch Schlappschwanz, die durch Statine zehnmal häufiger bei jungen Leuten auftritt. Da mögen manche lächeln bei diesen herabwürdigenden Worten. Ich tue das nicht. Das trifft die Seele dieser jungen Männer.

Der ausführliche, präzise belegte Artikel, der natürlich nur ausdrückt, was ein Professor Erdmann in Köln schon jahrelang gesagt hat, wird selbstverständlich keine Veränderungen in deutschen Arzthirnen, besonders nicht bei den Klinikern herbeirufen. Denn, erneut Zitat: »Es ist höchst unwahrscheinlich, dass Wissenschaftler gehört werden: Der Statin-Markt ist 20 Milliarden Dollar pro Jahr wert und ...rising!«

PS: Noch einmal für das Nähkästchen: Menschen mit erhöhtem Cholesterin ohne Herzkrankheit schlucken Statine völlig umsonst. Null Nutzen. Menschen mit erhöhtem Cholesterin und schwerer Herzkrankheit haben einen diskreten Nutzen: 1,7 Prozent. Aber alle Nebenwirkungen.

PPS: In Deutschland, so berichtete der *Spiegel*, schlucken fünf Millionen Menschen dieses Mittelchen. In den USA sogar 35 Millionen.

Die verjüngende Kraft von Biofeedback

Bei gesunden anpassungsfähigen Menschen arbeitet das Herz supersensibel. Es registriert ununterbrochen äußere und innere Signale – und reagiert unmittelbar mit »Variationen« der Herzschlagfolge. Die Herzratenvariabilität (HRV) zeigt, wie schnell unser Herz den nächsten Herzschlag der Belastung anpassen kann. Wie flexibel es sich einer Herausforderung anpasst. Ein eingeschränkter HRV zeigt, dass wir viel zu schnell überfordert sind, wir unser Leben nur eingeschränkt leben können … mit der Zeit führt das in vielen Fällen zu Depressionen, Herzinfarkt, Schlaganfall, Krebs. Führt zu all den Krankheiten, die auf das Konto von Stress gehen. Zeit, die HRV zu verändern. Eine große HRV steht für Gesundheit, für Energie, für Freude, für Zufriedenheit – und für Jugend!

Wie kriegt man nun ein variables, lebendiges Herz – eine gute HRV. Ganz einfach. Durch die drei Säulen des Forever-Young-Codes: Bewegung. Entspannung. Gesund essen. Das variable Herz braucht Magnesium, B-Vitamine, Omega-3-Fettsäuren. Und Ausdauertraining. Eine gute Atemtechnik. Die kann man zum Beispiel per Biofeedback lernen, eine Technik der Stressmedizin. Man kombiniert die Messung der HRV mit der Atemfrequenz. Nennt das HRV-Biofeedback. Man sieht am Computer, wie der eigene Körper mit Stress umgeht. Denkt man Liebe, Freude, Achtsamkeit, Mitgefühl, dann sind Atem und Herz in Balance. Und die verschwindet, sobald negative Gefühle hochkommen, wie Hetze, Ärger, Angst.

Man kann sich über dieses Biofeedback-Programm kraft der Gedanken Stressfestigkeit züchten, die HRV verbessern. US-Studien zeigen, dass Depressionen, Herzerkrankungen, Asthma, Angststörungen und Schlaflosigkeit schwinden. Und: Täglich 30 Minuten macht regelrecht jung. Eine Studie aus den USA zeigt, dass sich nach einem Training von täglich 30 Minuten über nur vier Wochen der Spiegel des Jugendhormons DHEA um durchschnittlich 100 Prozent erhöht hatte. Und: DHEA erhöht den Serotoninspiegel – weckt Glücksgefühle –, reguliert den Insulinspiegel positiv, sorgt auch für mehr Muskeln und weniger Fett.

Das Insulin und das Altern

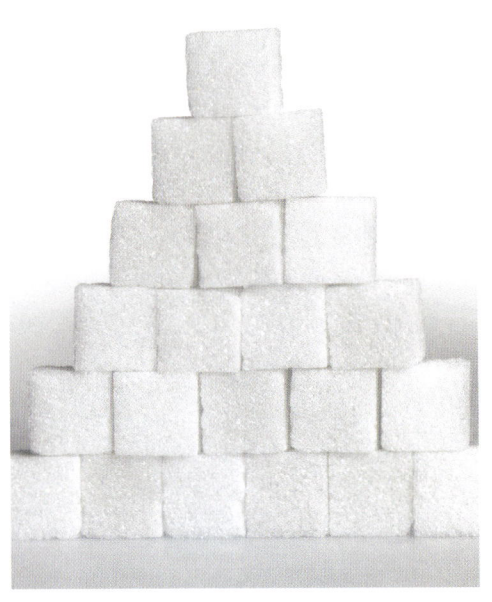

Professor Dr. Jens Brüning, von der Universität Köln, ein Genforscher, sagt: »Wer von jungen Jahren an Diät hält und Übergewicht vermeidet, darf nicht nur darauf hoffen, länger zu leben, sondern im Alter auch gesund zu bleiben.« Seine Experimente beweisen: »Die Tiere bleiben bis ins hohe Alter körperlich aktiv; sie sind gesund und erkranken nicht an Diabetes.« Welche Tiere? Kommt noch.

Eine neue Anti-Aging-Strategie

Die Quintessenz der Forschung von Prof. Brüning sind neue Strategien zur Behandlung von Alterskrankheiten: »Das Altern beeinflussen und Erkrankungen verhindern, anstatt weiterhin einzelne Erkrankungen wie Krebs, Alzheimer oder Osteoporose getrennt und unter Einsatz einer Vielzahl von Medikamenten zu behandeln.« Sensationeller Gedanke. Das ist es doch! Was sind denn das für Forschungen? Was für geniale Erkenntnisse, die das Herumgewurstele der Schulmedizin auf den Kopf stellen? Einer Forschung, die dazu führt, dass nicht mehr mit »einer Vielzahl von Medikamenten«, nicht mehr »einzelne Erkrankungen« behandelt werden, sondern die dazu führt, mit einer globalen Strategie den Menschen gesund und jung zu halten?

Zuckerfrei manipulieren

Die Lösung ist ganz banal. Prof. Brüning hat Mäuse gentechnisch manipuliert. Er hat das Gen entfernt, das die Insulinwirkung vermittelt. In unseren Worten: Die Mäuse zuckerfrei gemacht. Das war's. Nur: Das können wir Menschen auch. Das können wir längst. Wie das geht? Tja, wir Menschen haben da oben so etwa 1,50 Meter über dem Boden eine kleine Öffnung. In die wir zeit unseres Lebens Kohlenhydrate, also Zucker hineinstecken. Oder eben auch nicht. Falls nicht, würden auch Sie all das erleben, was oben als neueste Forschungsergebnisse zitiert wird. Und gesund 100 werden. Nicht genmanipuliert. Nur epigenetisch manipuliert. Das Leben ist ganz einfach.

Ein bisschen Biochemie

Steigt der Blutzucker nach dem Essen an, dann schickt die Bauchspeicheldrüse Insulin ins Blut. Das Hormon dockt an den Körperzellen an, sperrt sie auf, damit sie Zucker aus dem Blut aufnehmen. Und in Energie verwandeln. Der Blutzucker sinkt. Das ist normal.

Isst man allerdings viel Zucker und Stärke, z. B., weil man gelernt hat, im Stress tut mir Zucker gut, dann produziert die Bauchspeicheldrüse ständig viel Insulin. Die Körperzellen gewöhnen sich dran, stumpfen ab. Hören nicht mehr auf das Insulin. Der Zucker bleibt draußen. Die Bauchspeicheldrüse produziert immer mehr und mehr, damit der gefährliche Zucker aus dem Blut kommt, der sonst Nerven und Gefäße angreift. Man leidet schon unter Insulinresistenz. Die Vorstufe zu Diabetes. Das tut übrigens jeder Vierte. Irgendwann ist die Hormondrüse erschöpft, produziert kein Insulin mehr. Man hat Diabetes. Insulinresistenz misst man über den Homa-Index oder den Glukosetoleranztest. Man trinkt beim Arzt eine Zuckerlösung, misst mehrfach den Zuckerspiegel. Und: Der HbA1c-Wert ist sozusagen das Blutzuckergedächtnis über die letzten Monate.

Warum macht zu viel Insulin dick? Weil es über den Abfall des Blutzuckers im Gehirn Heißhunger auslöst. Außerdem sperrt es das Fett auf der Hüfte ein. Insulin stoppt die Lipolyse, den Fettabbau. Solange Insulin im Blut schwimmt, können wir nicht abnehmen. Und sämtliche Forever-Young-Hormone sind inaktiv – das Wachstumshormon, das Testosteron, DHEA...

AGE und RAGE und rasches ungesundes Altern

AGE sollten Sie kennen. Abkürzung von Advanced Glycation Endproducts. Auf gut Deutsch Altersflecken. AGE ist die Verbindung von Zucker und Eiweiß. Ein unerwünschtes Abbauprodukt. Häuft sich im Laufe Ihres Lebens im Körper an als Altersflecken in der Haut, als Verstopfstoff in den Adern und als Vergissmeinlein im Gehirn. Führt nämlich zu Alzheimer (neuester Wissensstand). Wenn man das »G« verstanden hat, weiß man, wie man sich davor schützt: Zur Hälfte besteht diese unangenehme Substanz aus Zucker. Also schützt No Carb. Die andere Hälfte kann man leider nicht meiden: Eiweiß ist essenziell. Zucker ja zum Glück nicht. Wieder so eine lakonische, aber lebensentscheidende Feststellung.

Lassen Sie mich die in Ihren Adern, im Gehirn, in der Haut wütenden Karamellbonbons des Alterns noch genauer analysieren. Der französische Biochemiker Louis Maillard beschrieb im Jahr 1912, warum sich anbrennende Milch braun färbt, warum die Brotkruste dunkel wird, die Pommes braun, das Fleisch angebraten, woher Bier seine hellbraune Farbe hat. Dahinter stecken die Glykierungsprodukte. Die als »Maillard-Reaktion« bekannt gewordene chemische Reaktion aus Zucker und Eiweiß führte lange ein Schattenda-

sein in der biomedizinischen Forschung – bis man entdeckte, dass sie Ursache für chronische Krankheiten ist, für das Altern.

So was passiert nämlich auch in Ihrem Körper. So bildet der rote Blutfarbstoff Hämoglobin mit Zucker Glykierungsprodukte. Kennen Sie unter HbA1c-Wert. Sollten Sie kennen. Blutzuckergedächtnis. Und der Wert sollte niedrig sein, zwischen vier und sechs Prozent liegen. Der zeigt nämlich, wie hoch der Blutzucker in den letzten Monaten war. Je höher der HbA1c-Wert ist, desto mehr Hämoglobin hat mit Zucker reagiert und umso ausgebauter ist Ihre Autobahn in den Diabetes. Und ist der schon da, der Diabetes, dann sagt der HbA1c-Wert, wie gut die Behandlung ist, wie gut der Patient eingestellt ist. Dem Arzt gibt dieser Wert wichtige Informationen über den Erfolg der blutzuckersenkenden Behandlung.

Die Zuckeruhr tickt

AGEs nennt man heute die chemische Uhr des Körpers. Von Säugetieren wissen wir, je mehr AGEs, desto kürzer die Lebensdauer. Und setzt man Ratten auf Diät, leben sie länger – und sie produzieren weniger AGEs. Während wir altern, nimmt die Menge an AGEs im Bindegewebe zu. Auch in unseren Adern. Der Zucker fängt so aber wichtige Proteine weg (bräuchten wir für Immunsystem, Muskeln, Blut …). Und die lagern sich dann in Form dieser Karamellbonbons in den Adern ab.

Nennt sich Arteriosklerose. Führt zu Herzinfarkt und Schlaganfall. Die AGEs treten verstärkt auf bei Patienten mit Diabetes mellitus, Arteriosklerose, Morbus Crohn, Colitis sowie Urämie (Harnvergiftung) und Alzheimer. Also ich weiß, warum ich Zucker nur noch ganz, ganz selten in Luxusmengen genieße – und ihn in meinen Muskeln verbrenne, bevor er mir das Leben verkürzt. Denn ich weiß auch, was RAGE bedeutet.

Um die Wahnsinnswirkung der AGEs zu verstehen, musste man erst mal den Rezeptor dazu entdecken: »RAGE« (= Rezeptor für AGE). Haben Sie auf fast jeder Zelle sitzen. Das Antennchen für die AGEs. Dockt ein AGE bei einem RAGE an, dann wird es wochenlang turbulent in der Zelle. Das löst nämlich eine Kette von Reaktionen aus und aktiviert unter anderem den Transkriptionsfaktor NF-kB. Und jetzt passen Sie auf: Dieser vermittelt die Bildung von Proteinen, die Entzündungsprozesse und Abwehrreaktionen im Körper auslösen. Kurz: AGEs lösen Entzündungen aus. Und die verkürzen auf unangenehme Weise das Leben. Die machen krank. Machen Diabetes, machen Allergien, machen Rheuma, zerstören die Niere …

RAGE erkennt nicht nur AGEs, sondern auch andere nette kleine Stoffe, die im alternden chronisch entzündeten Körper gebildet werden. Unter anderem das Beta-Amyloid. Kennen Sie unter Alzhei-

mer-Eiweiß. Alle von RAGE erkannten Stoffe aktivieren die Zelle über Wochen hinweg. Das mag die gar nicht, das ist Stress pur für die Zelle. Das schädigt sie. Das muss man abstellen, wenn man jung bleiben und nicht chronisch krank werden will. Und wie stellt man das ab? Dadurch, dass wir unsere Nahrung nicht mehr mit Hitze behandeln, mit Strahlung und Ionisation – alles recht moderne Wörter aus der Lebensmittelindustrie. Nenne ich Industriemüll, Totgekochtes. Meine Rehe kennen derlei nicht.

Jetzt kommt's: Selbstverständlich kann man sich schützen. Eine Methode habe ich oben aufgeführt. Genau: Zucker weg. Und – das erzählen Sie jetzt bitte Ihrem Hausarzt: das Verzehren von Antioxidantien, insbesondere von Polyphenolen. Wir wissen, dass 90 Prozent der Deutschen eben nicht ausreichend Antioxidantien und Polyphenole, sprich Salat und Gemüse, zu sich nehmen. Jetzt kann man als Behörde (DGE) wieder ein paar Jahrzehnte darüber lamentieren oder schimpfen. Oder man akzeptiert die Realität: Eine Pille würden die Menschen schlucken. Ihre Nahrung ergänzen würden sie. Deshalb mein Rat zu Nahrungsergänzungsmitteln.

RAGE und die Meditation

Und nun, das ist noch viel wichtiger: Meditieren Sie ein wenig. Ein bisschen nur. Sie können sich freilich auch Akupunkturnadeln stechen lassen, wenn sie die mehr entspannen. Tun sie bei mir nicht. Schmerzlindern ja, aber entspannen kann ich durch Bewegung und ein bisschen Träumen. Studien zeigen, dass Entspannung, Wohlbefinden und Zufriedenheit RAGE einlullen, heißt den Stress für die Zelle vermindern. Entzündungen eindämmen. Psychischer Stress und eine ungesunde Lebensweise erhöhen dagegen die NF-kB-Aktivität. An der Uniklinik Heidelberg fand man heraus: Schon kurzfristiger psychischer Stress reicht aus, um die zelluläre Signalkaskaden auszulösen, die Entzündungen zu protegieren. Nun wissen Sie, warum ich meinen Rheumatikern, meinen Allergikern, meinen Diabetikern, meinen Demenzpatienten Entspannungstherapien an die Hand gebe. Die wirken oft besser als jede Medizin. Nennt man heute: Epigenetik.

RAGE und das Insulin

Heute weiß man auch: Wenn da viele AGEs über den Rezeptor die Zelle in Aufruhr bringen, dann wirkt sich das auch auf andere Rezeptoren aus. Die Insulinrezeptoren. Heißt, die Rezeptoren, die dafür sorgen, dass Zucker in der Zelle aufgenommen und verarbeitet wird. Heißt: Der RAGE-Zellstress führt dazu, dass Zucker nicht verarbeitet wird, obwohl Insulin da ist. Heißt »Insulinresistenz«, die macht erst dick und dann Diabetes.

Krankheit oder falsches Verhalten?

Ein hoher Blutzucker raubt Lebenszeit. Und betrifft jeden Zweiten von uns. Was könnte man gegen hohen Blutzucker tun? Nicht länger auf Ihren Doktor hören, der richtliniengetreu empfiehlt: Essen Sie Kohlenhydrate. Hören Sie lieber auf Menschen, die wissen und das täglich messen. Ein Leserbrief:

»Nun habe ich seit 17 Jahren Diabetes Typ 1 mit einer minimalen Menge von Restinsulin. Seit bei mir der Diabetes festgestellt wurde, wurde mir immer wieder kohlenhydratreiche Kost empfohlen. In der letzten Zeit habe ich mich sehr mit Ernährung beschäftigt und habe nun seit drei Wochen meine Ernährung auf ›low carb‹ umgestellt und achte darauf, mehr Eiweiß zu essen. Ich habe viel bessere und stabilere Blutzuckerwerte, fühle mich viel besser und kann nicht nachvollziehen, warum mir nie aus ärztlicher Sicht schon viel eher so eine Ernährung empfohlen wurde. Warum soll gerade ich viele Kohlenhydrate essen, wenn ich dazu immer Insulin spritzen muss? Irgendwie hat diese Verordnung der Ärzte doch eine gewisse Ironie, oder?

Auch beim Laufen, was ich sehr gerne tue, fühle ich mich seit der Ernährungsumstellung fitter und leistungsfähiger. Auch habe ich festgestellt, dass ich durch den Sport meinen Blutzucker senken kann. Wenn ich beispielsweise den ganzen Tag

Rad fahre oder laufe, brauche ich an diesen Tagen gar kein Insulin. Also wäre doch die beste Medizin für mich und andere: den ganzen Tag Sport treiben und Low-carb-Ernährung?«

Ja, was denn sonst? Genau das tut doch jeder Eskimo, der ganztags mit dem Kajak verzweifelt der Robbe hinterherjagt ... Bei sieben hungrigen Kindern daheim im Iglu, oder? Genau das hat doch jeder unserer Vorfahren in Zentralafrika getan, wenn er ganztags Antilopen gejagt hat, oder? Will damit wieder einmal sagen: Krank? Krankheit? Gibt's das überhaupt? Oder gibt's einfach nur ein falsches Verhalten. Seit die Bücher über Epigenetik nur so aus dem Boden sprießen, wissen wir, dass Letzteres stimmt.

Meiden Sie Zucker!

Der Haupttrick, das Wichtigste, um von vorne herein die Lebensspanne jeder unserer Zellen und damit unseres Körpers zu verlängern, ist so etwas von schlicht, so etwas von simpel, dass man es zunächst nicht glauben will.

Forscher des Department of Biochemistry der Universität San Francisco machten ein schlichtes Experiment: Man nimmt den berühmtesten Wurm der Welt, den Fadenwurm, der schon Generationen von Forschern als Studienobjekt gedient hat. Gibt ihm zwei Prozent mehr Zucker zum Essen, um etwas Dramatisches zu erreichen: Man

Fruchtzucker macht Hunger

US-Forscher fanden heraus: Zwar sorgt Fruchtzucker dafür, dass nicht viel Insulin ausgeschüttet wird – aber weil er das Sättigungszentrum im Gehirn nicht anspricht, macht er Hunger auf mehr. Fruchtzucker fördert Übergewicht und Diabetes, berichtet die Ärztezeitung: »Denn immer mehr Lebensmittel, vom Ketchup über Babynahrung und Limonaden bis zu Fertiggerichten, werden heute nicht mehr mit Haushaltszucker aus Zuckerrüben oder Zuckerrohr gesüßt, sondern mit Fruchtzucker, beispielsweise aus Maissirup. Darum machen Softdrinks und viereckiges Essen dick – nicht aber der runde Apfel.«

bremst die Aktivität von lebensverlängernden Transkriptionsfaktoren. Nämlich von DAF-16 und HSF-1. Beide aus der berühmten FOXO-Familie. Der Methusalem-Gene. Noch einmal: Ein bisschen mehr Zucker (zwei Prozent, das Bonbon zum Nachtisch) verkürzt messbar das Leben dieser Würmer. Das war's schon. Und Sie essen noch Kuchen?

Forscher in der Uni Alabama wagten sich noch einen Schritt weiter: Die haben nicht Würmer studiert, sondern menschliche Zellen. Aus der Lunge. Und zwar gesunde Lungenzellen, dann aber auch krebsige (also vom Raucher). Diesmal wurde der Zuckergehalt der Nährlösung verringert. Und was passierte? Die gesunden Zellen lebten länger als üblich, die präkanzerösen Zellen sind »in großer Zahl abgestorben«. Auch hier die Erklärung durch zwei Gene: das Telomerase-Gen und das Tumor-suppressor-Gen p16, hochwirksam gegen Krebszellen.

Spannend: Durch Zuckerentzug reagierten die gesunden Zellen und die Krebszellen entgegengesetzt: Bei den gesunden Zellen stieg die hocherwünschte Telomerase (unser Lebensverlängerungsenzym) an, das gegen Krebszellen wirksame p16 nahm ab. Bei den Krebszellen genau umgekehrt: Telomerase verschwand, die Zellen lebten viel kürzer, und das »Anticancer protein« p16 nahm zu, was erklärte, dass diese Krebsvorstufen massiv abstarben.

Am Zucker hängt, zum Zucker drängt doch alles … Zucker scheint wirklich der entscheidende Schalter zu sein zwischen Wohl und Wehe. Und das – auch für Sie – so Wichtige und Neue: Ein bisschen Zucker macht schon den ganzen Unterschied. Oder wie würden Sie eine zusätzliche Menge von zwei Prozent einstufen?

Übersetzen Sie das mal in Ihren Alltag, diese zwei Prozent mehr. Jetzt wissen Sie plötzlich, weshalb ich über unser süßgezüchtetes Obst so schimpfe. Denn: Zucker ist schädlich, aber Fruchtzucker ist noch schädlicher. Denn Fruchtzucker beschleunigt das Wachstum der Krebszellen.

● Wer Krebs vorbeugen will, sollte unter 25 Gramm Fructose pro Tag bleiben,

● Wer abnehmen will, sollte die Fructose-Aufnahme auf insgesamt 15 Gramm täglich reduzieren, einschließlich des Fructoseanteils von Obst.

Chemotherapie bei Krebskranken ist viel wirksamer, wenn sie mit einer No-Carb-Diät begleitet wird.

➤ Wer an Krebs erkrankt ist, sollten den Fructose-Verbrauch auf unter 10 Gramm pro Tag begrenzen. In einem Apfel stecken schon 6 Gramm, eine Portion Erdbeeren (125 Gramm) enthält 4 Gramm Fructose. Ein Löffel Honig 4 Gramm.

Fasten schützt vor Krebs

Wenig Zucker, wenig Weißmehl schützt vor Krebs. Und wie ist es, wenn man ihn schon hat? Mehr als die Hälfte der 460 000 jedes Jahr an Krebs erkrankenden Deutschen haben kaum eine Chance. Chemotherapie verlängert ihr Restleben nicht. Macht es im Gegenteil kaum erträglich, nimmt die Lebensqualität. Das war zumindest so. Bis 2005 Dr. Coy kam. Und man sich weltweit mit der Tatsache beschäftigte, dass Zucker den aggressiven Krebs fördert. Und wenn man den Satz umdreht? Dann entdeckt man zum großen Erstaunen der Wissenschaftler dieser Welt, dass Chemotherapie ein völlig neues Gesicht bekommt. Im zuckerfreien Körper wird sie plötzlich wirkungsvoll, wirkungsmächtig. Heißt, sie tut das, was man von ihr eigentlich erwartet: zerstört Krebszellen, lässt die gesunden Zellen in Frieden. Jedenfalls einigermaßen.

Hervorgetan hat sich hier Longo, auch Lee. In der neuesten großen Übersicht 2012 (*Sci Transl Med. 2012 March 7; 4(124): 124ra27*) fassen sie alles zusammen, was wir heute wissen.

➤ Kurzfristiges Fasten schützt normale Zellen (in Kulturen), schützt Mäuse und wahrscheinlich Menschen vor den unerwünschten Nebenwirkungen der Chemotherapie.

➤ Wiederholtes Fasten wirkt genauso effektiv wie Chemotherapie, wenn es darum geht, Tumorwachstum zu verlangsamen.

➤ Wiederholtes Fasten verstärkt die Wirkung von Chemotherapie bei Melanom, Gliom und Brustkrebszellen.

➤ Im Mäusemodell mit Neuroblastom bewirkte Fasten plus Chemotherapie – aber nicht jede Methode einzeln – lang anhaltende Krebsfreiheit.

➤ Bei Brustkrebszellen resultierte kurzfristiges Fasten in der Störung der DNA und damit Selbstzerstörung der Krebszelle.

Da sollten die Augen jedes Arztes glänzen. Und jeder (Krebs-)Patient, also 460 000 unserer Mitmenschen im Jahr 2014, und im nächsten Jahr, und im folgenden Jahr … aufatmen.

Lassen Sie mich anmerken, wie hier Fasten definiert wurde: Durch Messung eines möglichst tiefen Nüchtern-Blutzucker. Das war's schon. Es geht also nicht um Fasten, es geht um zuckerfrei. Um auf den Punkt zu kommen: No Carb!

Wann, oh wann wird auch die deutsche Bevölkerung diesen ganz offensichtlich vor Krebs schützenden Normalzustand als gesund und richtig akzeptieren? Die Antwort kennen Sie: Nie.

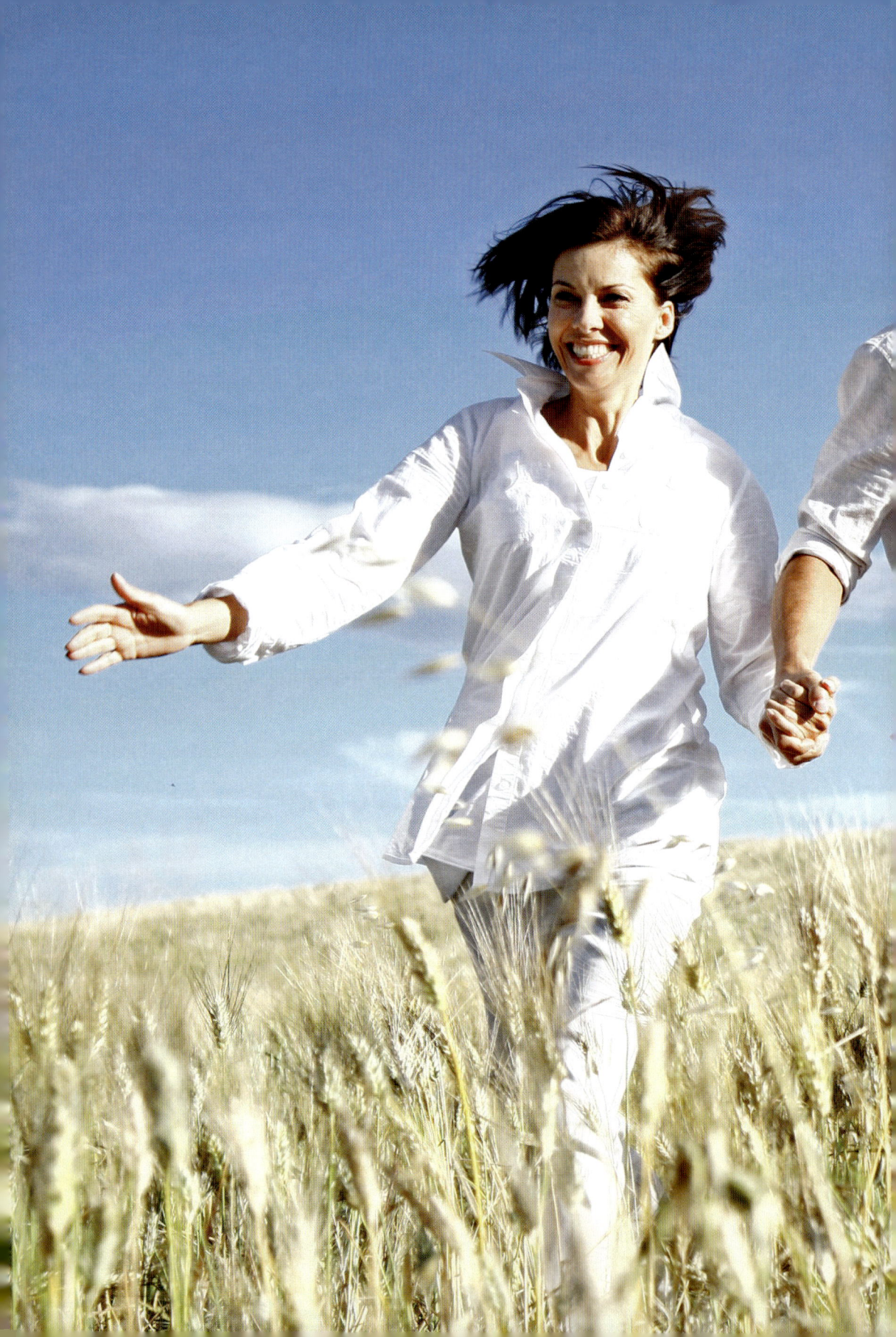

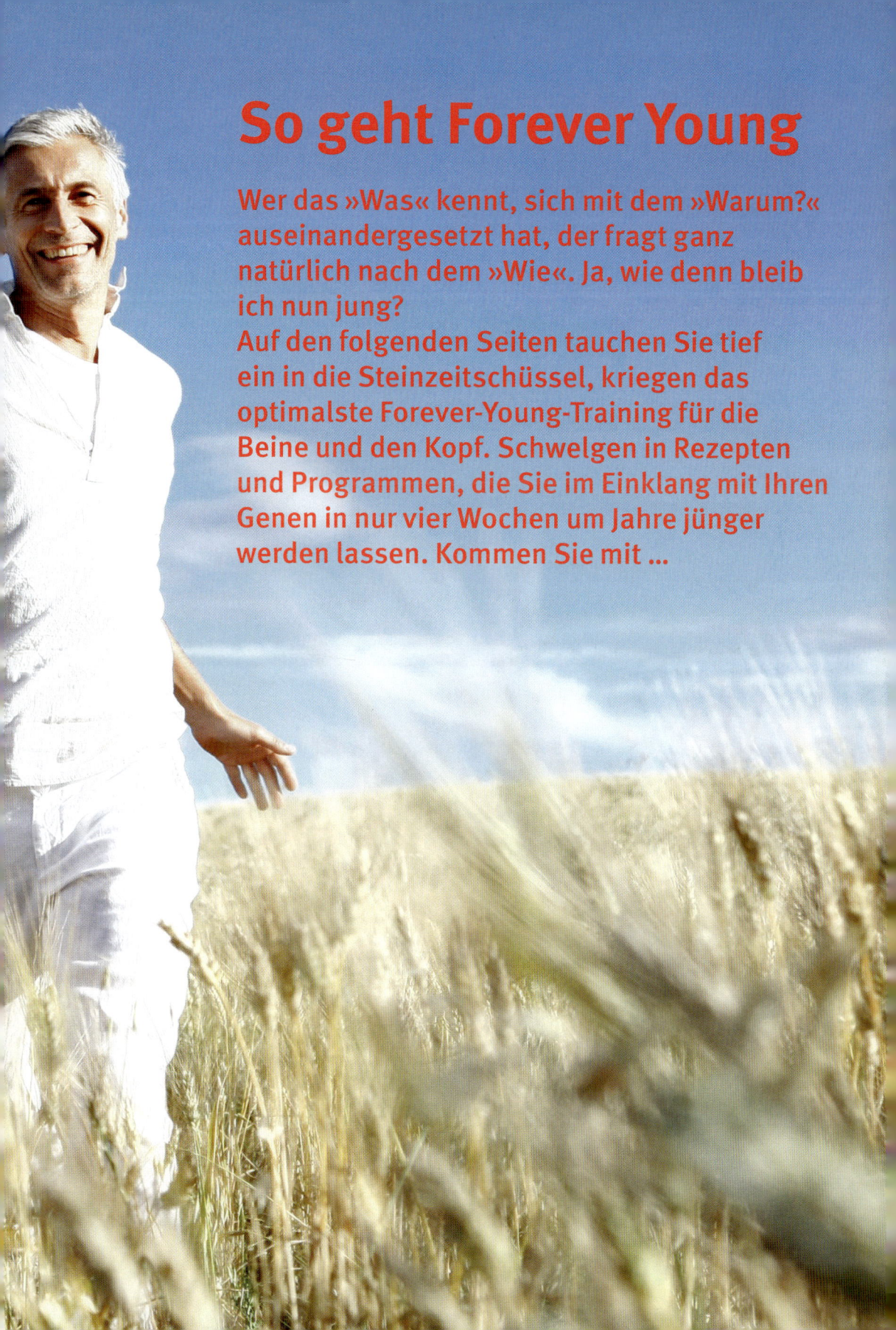

So geht Forever Young

Wer das »Was« kennt, sich mit dem »Warum?« auseinandergesetzt hat, der fragt ganz natürlich nach dem »Wie«. Ja, wie denn bleib ich nun jung?
Auf den folgenden Seiten tauchen Sie tief ein in die Steinzeitschüssel, kriegen das optimalste Forever-Young-Training für die Beine und den Kopf. Schwelgen in Rezepten und Programmen, die Sie im Einklang mit Ihren Genen in nur vier Wochen um Jahre jünger werden lassen. Kommen Sie mit ...

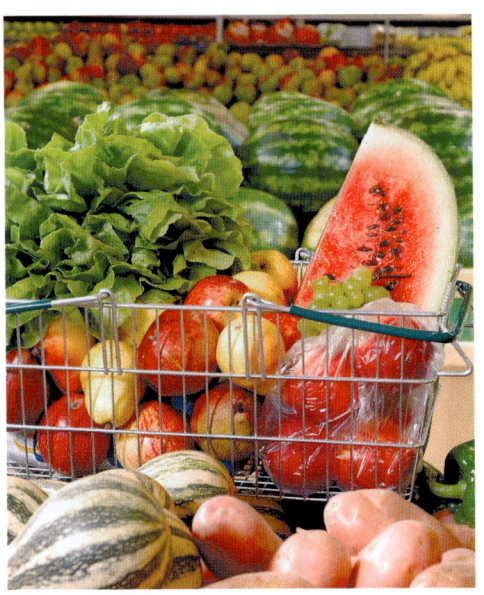

Forever-Young-Code: Iss dich jung!

Kennen Sie Philipp Weber? Herrlich. Der ist Kabarettist und Chemiker. Und hat seinen Humor dem Thunfisch, dem Ketchup, der Diätmargarine verschrieben. Und darüber schreibt er auch. Ein Kapitel seines Buches *Essen kann jeder* heißt:

»Der Steinzeitmensch im Supermarkt«

»Auch wenn ich nicht so leicht in Panik gerate und eine Stimme der Mäßigung im Meer der allgemeinen Ernährungshysterie sein möchte, bezweifle ich, dass unser Körper mit diesem Waffenarsenal der Lebensmittelkampfstoffe souverän umgehen kann. Wir dürfen nicht vergessen: Der Mensch ist ernährungsphysiologisch noch immer auf das Nahrungsangebot der letzten Steinzeit eingestellt, als wir noch Sammler und Jäger waren. Gewissermaßen irren wir mit knurrendem Magen auf der Suche nach Beeren, Wurzeln, Wild und Aas durch den Supermarkt. ... Und ständig wird unser armer, alter Steinzeitdarm mit Errungenschaften der modernen Lebensmittelchemie taktiert, die selbst einer Kläranlage Verdauungsprobleme bereiten würden.«

Besser kann das doch keiner sagen. Oder?

Kaum Getreide, keine E-Nummern

Es gab eine Zeit, da wogten keine robusten Hochleistungsweizenfelder im Wind. Nur vereinzelt wuchsen ein paar Wildhaferhälmchen. In dieser Zeit lebte der Steini. So etwa vor 50 000 Jahren. Er hatte sich noch nicht am Acker niedergelassen und Getreide zur Hauptmahlzeit gemacht. Er wusste nix von Emulgatoren, Säureregulatoren, Stabilisatoren, Farbstoffen, Konservierungsstoffen, Weichmachern,

Säuerungsmitteln, Backhilfsmitteln, Treibstoffen … Die gab's nicht in der Steinzeitschüssel. Der Mensch damals hatte einen Stoffwechsel, der war weder auf Tütensuppen eingestellt noch auf Windbeutel. Auf dem Speiseplan der Jäger und Sammler standen: ein paar fette Maden, viele magere Frösche, Vogeleier, jede Menge Nüsse, Pilze, Wurzeln und Blätter, Beeren und andere süße Früchte, Samen und ab und zu ein Antilopensteak – und vor 20 000 Jahren schmorte schon Fisch im Tontopf. Heißt neudeutsch: Paläo-Diät. Diese Urkost hat die Menschen gesund gehalten und die Entwicklung des Gehirns aktiviert. Und ist heute voll im Trend. Nur ein wenig abgewandelt:

- viel Grünzeug – Obst und Gemüse, Kräuter
- mindestens die Hälfte roh
- bewegtes Fleisch – Wild
- kein Hochleistungsgetreide, kein Industriezucker

Viel Essen und schlank bleiben?

Gibt's sogar in Restaurants. Wie im »Sauvage« in Berlin-Neukölln, das versucht, sich an den Speiseplan der Höhlenmenschen zu halten. Dort kommt das in den Topf, was dem Steinzeitmenschen geschmeckt hat. Und die beiden Besitzer, Boris und Lebenspartner Rodrigo, »ernähren sich streng nach dem Speiseplan unserer prähistorischen Vorfahren – Zucker, Nudeln, Reis, Kartoffeln und Brot sind tabu. Stattdessen stehen Fleisch, Fisch, Gemüse, Beeren und Nüsse auf der Speisekarte.«

Boris lässt ganz locker Bemerkungen fallen wie »ich esse sehr viel und nehme trotzdem ab«. Da lächeln Sie, lieber Leser. Ich auch. Ich weiß nämlich: Schwedische Forscher fanden in einer Studie heraus, dass die Steinzeitkost mehr sättigt als die immer wieder empfohlene mediterrane Ernährungsweise. Sie beugt Übergewicht vor. Und: Boris sagt, er sei übrigens »seither nicht mehr krank gewesen«. Seit er dies tue. Ich lächle immer noch.

Aber wehe: Die Urkostfans nehmen nur 23 Prozent der Kalorien an Kohlenhydraten auf. Das sehen die Experten hierzulande nicht so gerne. Diäten ohne Getreide sehen Wissenschaftler sehr, sehr skeptisch. Und Prof. Ströhle, Uni Hannover, meint gar: »Unser Körper hat nicht mehr dieselben Bedürfnisse wie vor zwei Millionen Jahren.« Er widerspricht damit zwar der gesamten Genomforschung der letzten zwölf Jahre. Einfach so. Aber ein deutscher Professor kann das. Übrigens mit der netten Begründung: »Das, was daran heute funktional ist – das Abnehmen – war in der Steinzeit gar nicht wünschenswert.« Wie recht er hat. Die haben gleich richtig gegessen. Die wurden gleich nicht fett.

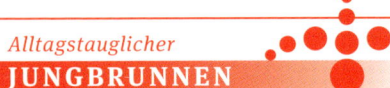

Nüsse snacken!

Studien zeigen, wer täglich eine Handvoll Mandeln, Hasel- oder Macadamianüsse isst, lebt länger. 30-Gramm-Portiönchen geben einen wunderbaren Snack. Nein, die machen nicht dick. Studien der Harvard-Universität zufolge reicht diese Menge, um ein hohes Alter bei voller geistiger und körperlichen Leistungsfähigkeit zu erreichen. Die darin enthaltenen Omega-3-Fettsäuren, Antioxidantien und Bioaktivstoffe halten Hirn, Herz und Kreislauf gesund und schützen vor Krebs.

Spurensuche

Woher wissen wir eigentlich, wie die damals gegessen haben? Wir untersuchen Ötzis Haare. Oder wir legen Kot unter das Mikroskop. Zugegeben, der ist schon ein bisschen hart. Aber wir können daraus schließen, was unsere Vorfahren gegessen haben. In jedem Fall gesund. Die waren dünn. Die hatten einen BMI von 17. Die hatten kein Esssuchtproblem.

Lieber Leser, liebe Leserin, Ihre genetische Ausstattung ist heute noch so. Da hat sich nix geändert. Nur, Sie stehen mit dem Stoffwechsel eines Steinzeitmenschen am All-you-can-eat-Buffet. Und wundern sich, dass die Gelenke zwicken, dass Jahr für Jahr der mittlere Ring wächst, dass Sie immer müder werden, den Schlüssel vergessen … Sie haben allenfalls noch Kraft, sich vor den Fernseher zu setzen, und suchen Bestätigung in den Talkshows: *Dick bleibt dick und lebt länger.*

Passierte alles nicht, wenn Sie so essen, wie ihre Ahnen das taten und die Naturvölker heute noch – genetisch korrekt eben. Und Studien zeigen: Das ist sogar viel besser für Ihre Gesundheit als die so viel gelobte mediterrane Diät.

Das Müsli der Hunzucuc, der Diabetes der Pima

Die Naturvölker im Hochtal von Hunza in Pakistan kultivieren seit Generationen Aprikosen, sie schwören auf ihr morgendliches Müsli aus getrockneten Aprikosen, Walnüssen, Mandeln und Haferkleie, das sie mit Wasser statt Milch andicken. Aus den Aprikosenkernen pressen sie ihr Öl. Verschiedene Quellen sprechen den Hunzukuc eine Lebenserwartung von 130, manchmal sogar bis 145 Jahre zu. Dabei sind sie selten krank und bis ins hohe Alter überaus agil. Die Männer zeugen auch jenseits der 100 Jahre noch Kinder und bestellen ihre Felder.

Wollen Sie auch? Für das Hunza-Müsli mischen Sie vier kleingeschnittene Aprikosen (wer will, kann sie am Abend vorher in Wasser einlegen) mit je 30 Gramm Walnüssen und Mandeln sowie drei gehäuften Esslöffeln Haferkleie. Mit etwas Mandel-, Sojamilch oder Wasser verrühren, genießen.

Die Kitava aus Papua Neuguinea essen 80 Prozent Kohlenhydrate. Und trotzdem sind Herzinfarkt und Diabetes bei ihnen quasi unbekannt. Auch die schlanken mexikanischen Tarahumara-Indianer ziehen ihre Leistungsfähigkeit vor allem aus Hülsenfrüchten und Getreide (die Kombination hat eine hohe biologische Wertigkeit, wertvoller als ein kleines Steak!). Das Hirtenvolk der Massai wiederum zapft fast ausschließlich das Blut vom Rind ab, trinkt seine Milch und isst sein Fleisch. Kurz: Der Mensch isst, was es gibt. Allerdings nicht von der Industrie verarbeitet. Dafür aber im Muskel.

Alle Naturvölker sind schlank. Bis auf die Pima. Bedrückend: Das Volk der Pima gibt es nämlich nicht nur in Arizona, wo es sich von Big Macs ernährt, sondern auch in Mexiko. Auch dort essen sie viele Bohnen, Tortillas, auch Kartoffeln, kennen deshalb Fettsucht (sieben Prozent) und Diabetes (sieben Prozent), aber eben nicht wie ihre zivilisierten Freunde in Arizona, die haben zu 64 Prozent Fettsucht und zu über 30 Prozent Diabetes. Kann man drüber nachdenken. Möglicherweise kompensieren die in Mexiko ihre Kohlenhydrate zum Teil ja durch Feldarbeit. Verbrennen sie also. Fazit: Gesund essen ist leicht. Wenn man den entscheidenden Punkt einmal verstanden hat.

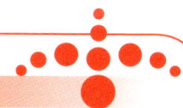

Alltagstauglicher
JUNGBRUNNEN

Kaffee trinken

Manche Erfindung der Neuzeit ist auch eine, welche die Lebenszeit verlängert. Wie zum Beispiel Kaffee. Den Türkentrank brachte der Mediziner Leonhart Rauwolf 1582 nach Europa. Er empfahl ihn als dem Magen dienlich. Kaffee kurbelt die Fettverbrennung an. Frauen, die täglich zwei bis drei Tassen Kaffee über den Tag verteilt trinken, haben ein um 25 Prozent geringeres Risiko, an den Folgen einer Herz-Kreislauf-Erkrankung zu sterben. Außerdem schützt Kaffee vor Demenz. Und ganz neu: Kaffee verhindert Suizide. Wer mehrere Tassen Kaffee am Tag trinkt, hat nur ein geringes Selbstmordrisiko, so Forscher der Harvard School of Public Health.

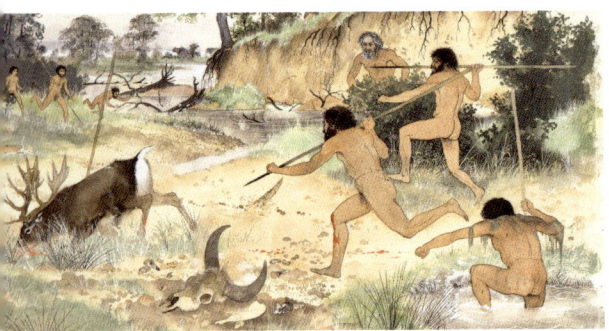

Steinzeitmenschen aßen vorwiegend Eiweiß, Fett und komplexe Kohlenhydrate.

Viel Eiweiß, viel Fett, viele Vitalstoffe ...

Anthropologen haben natürlich auch den Aborigines, den Pygmäen, den Indios und anderen Naturvölkern in die Töpfe geschaut und so versucht, die Küche des Paläolithikums zu rekonstruieren: Damals aß man zu 50 bis 80 Prozent Früchte und Gemüse, komplexe Kohlenhydrate und nur wenig gesättigte Fettsäuren und wenig Salz. Ein Mensch in der Steinzeit hat von letzterem jeden Tag drei bis sechs Gramm zu sich genommen; die Vergleichszahl in den Industriestaaten dagegen liegt bei zwölf Gramm Salz und mehr. Und heute weiß man: Salz in Kombination mit Fett und Zucker macht süchtig.

In der Altsteinzeit war das Verhältnis von Kohlenhydraten zu Protein zu Fett 41 zu 37 zu 23 Prozent. Heute ernährt sich der Deutsche im Verhältnis 46 zu 14 zu 36 Prozent. Es kam also zu einer »deutlichen Verschiebung hin zu Fett und Kohlenhydraten, verbunden mit einer starken Verringerung der Proteinaufnahme. Zusätzlich hat sich die Fettqualität (Stichwort: Omega 3) verschlechtert.« So der Göttinger Prof. Dr. Thomas Junker, Professor für Geschichte der Biowissenschaften. Der hat ein Buch geschrieben: *Der Darwin-Code.* Weiterhin, meint Prof. Junker, werden »Vitamine, Mineralstoffe, Spurenelemente und sekundäre Pflanzenstoffe in meist deutlich geringeren Mengen aufgenommen, das heißt, es fehlen wichtige Komponenten für optimale Stoffwechselvorgänge, für ein aktives Immunsystem und für die Verlangsamung von Zellschädigungen.« Heißt auf gut Deutsch: Ihr Stoffwechsel schläft ein (können Sie täglich beobachten). Sie werden immer infektanfälliger, bekommen mehr Allergien, und auch der Krebs nimmt zu (Stichwort Zellschädigung).

Der Zucker ist unser Verderben

Ein Rätsel bleibt: Unzweifelhaft gibt es ganze Völker, besonders in Südostasien, die jeden Tag in der Hauptsache von Kohlenhydraten leben. Und dennoch eher schlank sind, keinen Diabetes kennen und all die bekannten Folgekrankheiten. Weshalb halten wir dann leere Kohlenhydrate grundsätzlich für schlecht? Darauf gibt es zwei Antworten:

Erstens: Eine mögliche Lösung dieses Rätsels bieten uns die Kenianer. Sportler.

Die praktisch von Maisbrei leben. Die rennen die Kohlenhydrate einfach weg. Heißt übersetzt: Die Völker in Südostasien verbrennen den Reis. Die arbeiten nämlich. Ganztags. Körperlich. Schwer. Falls Ihnen das momentan nichts sagt, einfach »Arbeit« googeln.

Zweitens: Es gibt eine zweite, viel raffiniertere Antwort. Alle die von Kohlenhydraten lebenden Völker essen keinen oder viel weniger Zucker (Sukrose- oder Fructose-Sirup). Außerdem kaum hoch verarbeitetes weißes Mehl. Die Japaner z. B. essen etwa ein Viertel der Zuckermenge wie die Menschen in den USA. Die Franzosen z. B. essen halb soviel Zucker wie die Amerikaner. Schon allein das könnte das »französische Paradoxon« erklären.

Weshalb ist Zucker dann so entscheidend? Weil der mit hoher Wahrscheinlichkeit die Hauptursache für Insulinresistenz ist. Also für die Unempfindlichkeit der Zellen gegenüber Insulin. Das bedeutet, dass im Blut immer höhere Konzentrationen von Insulin nötig sind. Der Mensch wird von Insulin überschwemmt. Und wenn der Mensch einmal insulinresistent ist, hat er verloren. Tatsächlich. Denn dann werden alle Kohlenhydrate, auch grober Reis, auch Vollkorn gefährlich. Der Körper wird buchstäblich überempfindlich gegenüber geringsten Mengen an Kohlenhydraten.

Alltagstauglicher

JUNGBRUNNEN

Tibetischer Verjüngungstrank

Dieses Rezept ist angeblich 5000 Jahre alt und stammt aus Tibet. Bei genauer Einhaltung von Zubereitung und Einnahme des Anti-Aging-Tranks sollen sich unsere Zellen um 16 Jahre verjüngen.

500 Gramm Knoblauch schälen, fein zerdrücken oder mixen und in ein irdenes Gefäß geben. Dann mit 286 Gramm 96-prozentigem Alkohol übergießen. Das Gefäß möglichst luftdicht verschließen und zehn Tage im Kühlen durchziehen lassen. Danach den Brei durch ein festes Stück Tuch gießen und passieren. Den klaren Sud mithilfe eines Trichters in ein Schraubfläschchen mit Pipette (Apotheke) füllen. Zu jeder Mahlzeit werden 25 Tropfen des Elixiers in fünf Milliliter Milch eingenommen bis zum völligen Verbrauch.

Achtung: Die Kur darf erst nach fünf Jahren wiederholt werden.

Einladung zum
Freestyle-Smoothen

Green Smoothies sind der neue Coffee to go in Hollywood. Der natürliche Immunbooster pusht die Abwehr, reguliert den Säuren-Basen-Haushalt und schützt vor freien Radikalen. Dass die Greenies gesund sind, wissen sogar Schimpansen. Die sind nämlich clever und knabbern das Blattgrün zusammen mit Obst – damit es nicht so bitter schmeckt.

So geht's: Mixerbehälter zur Hälfte mit Früchten und Fruchtgemüsen und zur anderen Hälfte mit Kräutern oder Blattgrün von Wurzel- und Knollengemüse füllen. Ein wenig Wasser aufgießen.

Beim Smoothie sind Ihrer Fantasie keine Grenzen gesetzt. Sie können aus der Liste unten die Zutaten aus jeder Gruppe wählen und miteinander kombinieren. Viel Spaß beim Freestyle-Smoothen!

OBST: Apfel (säuerlich), Banane (halbreif), Birne (fest), Blaubeeren, Brombeeren, Gojibeeren, Granatapfel, Grapefruit, Hagebutte, Holunderbeeren, Johannisbeeren, Limone, Preiselbeeren, Sanddornbeeren, Stachelbeeren, Zitrone

GEMÜSE: Avocado, Brokkoli, Gurke, Frühlingszwiebel, Fenchel, Ingwer, Knoblauch, Lauch, Paprika, Radieschen, Rettich, Staudensellerie, Tomate, Zwiebel

BLÄTTER & KRÄUTER: Chicorée, Chinakohl, Brunnenkresse, Blattsalate wie Endivie, Rucola, Feldsalat, Postelein, Radicchio, Romana usw. Küchenkräuter, z. B. Schnittlauch, Petersilie, Basilikum, Minze, Thymian, Rosmarin, Estragon, Koriander, Salbei usw., das Grün von Radieschen, Rettich, Kohlrabi, Möhren, Fenchel, Sellerie, Rote Beete usw., Mangold, Spinat, Wildkräuter, also alles, was draußen wächst und essbar ist, wie Löwenzahn, Sauerampfer, Brennnessel, Vogelmiere, Birkenblätter, Giersch, Bärlauch, Gänseblümchen, Taubnesseln, Klee usw.

NÜSSE & SAMEN: Chashewkerne, Chiasamen, Erdmandeln, Haselnüsse, Hanfnüsse, Kürbiskerne, Leinsamen (Leinöl), Mandeln, Paranüsse, Sesam, Sonnenblumenkerne, Walnüsse, Haselnüsse

BITTE WÜRZEN! Chili, Kaliumsalz (Pansalz), frisch gemahlener Pfeffer, Zimt, Muskat, Knoblauch, Kurkuma …

Was schmeckt den Genen denn?

Was soll ich essen? Die eindeutige Antwort: Das, was Ihre Gene möchten. Woran sie gewöhnt sind. Was sie brauchen. Das also, was Ihren genetischen Apparat gesund erhält. Die längste Ernährungsstudie, die ich kenne, umfasst nun mal mehr als zwei Millionen Jahre. Begann etwa vor 2,5 Mio. Jahren und endete vor ca. 15 000 Jahren. Umfasst die Zeit, als der Mensch groß wurde. Als er trotz täglicher großer körperlicher Anstrengung durch lange Perioden von Dürre, Hunger und Entbehrung gehen musste. Zäh wurde, ausdauernd wurde.

Die US-Forscher Loren Cordain und Boyd Eaton haben das Essen von 229 »wilden« Kulturen analysiert. »Die meisten beziehen zwischen 56 und 65 Prozent ihrer täglichen Kalorien aus Wildfleisch, bei nur 14 Prozent der Gemeinschaften kommt mehr als 50 Prozent der Energie von Pflanzen«, berichtet Cordain. Bei einer »durchschnittlichen Steinzeiternährung« lag der Fett- und Eiweißanteil zwischen 50 und 80 Prozent. Kohlenhydrate machten höchstens die Hälfte aus.

Was die Paläos aßen

Das hat nichts mehr zu tun mit unserer Pasta-Knödel-Pizza-Kultur. Die Paläos aßen Yamswurzel und Antilopensteak – genetisch korrekt, Low Carb selbstverständlich. Unsere Kohlenhydrat-Kost, so die Forscher, passe nicht zur genetischen Ausstattung des Menschen und sei deshalb Grund für Zivilisationskrankheiten wie Asthma, Diabetes oder Bluthochdruck.

Ob Sie den Stoffwechsel eines Steinis haben, das können Sie übrigens mit einem ganz einfachen Test aufdecken. Trinken Sie bei Ihrem Arzt einmal 75-Gramm-Glukoselösung und lassen Sie nach einer halben Stunde den Insulinspiegel messen. Liegt er über 57,5 Mikro-U/ml, dann gehören Kohlenhydrate nicht zu Ihrer genetisch korrekten Kost.

»Artgerechte Ernährung« fordert Cordain. Und was ist das? Seine Forschungsergebnisse lassen sich in fünf Statements zusammenfassen (Zitat):

- mageres Fleisch von wilden Tieren
- selten einmal wilde Gräser
- ein wenig Honig
- wilde Früchte und Gemüse
- Fett überwiegend in Form von Omega-3-Fetten

Das nennt man genetisch korrekte Kost. Essen, das zu uns passt. Zu unseren Genen. Wird in den USA inzwischen von Hunderten von Medizinprofessoren und Ernährungsexperten weitergegeben.

Und wenn Sie jetzt immer noch glauben, dass die Paläo-Kost vielleicht doch nicht die richtige Ernährungsweise für Sie ist, dann messen Sie.

Ist die Paläo-Diät die richtige für mich?

Menschen, die auf Kohlenhydrate kräftig reagieren, hatten in der Steinzeit die besseren Überlebenschancen. Nur heute, da werden sie dick davon. Das sagt Ihnen ein ganz einfacher Wert. Es gibt Menschen, wenige, die wenig Insulin freisetzen, wenn sie Kartoffeln, Nudeln, Brot und Zucker essen. Und es gibt Menschen, die sehr viel Insulin freisetzen. Die haben beim Zuckertest »high-INS-30«. Das heißt: Hohes Insulin, 30 Minuten nachdem sie eine 75-g-Glukose-Dosis aufgenommen haben. Und die high-INS-30er nehmen mit einer kohlenhydratarmen Ernährung viel, viel besser ab. Und zwar langfristig. Die halten das Gewicht auch nach 18 Monaten noch (*Ebeling et al. JAMA 297: 2092-2102:2007*).

Der Steini in Zahlen – für einen aktiven Stoffwechsel

Was soll ich essen? Ganz einfach:

- ein Drittel tierische Nahrung
- zwei Drittel Pflanzenkost
- die Hälfte roh

Sie fragen: Was aß der Steini denn in Prozent? Ich weiß, im Hier und Jetzt will man immer Prozente und Kalorien. Zahlen. Ich will Gefühle. Spüren. Wer spürt, dass etwas gut tut, der bleibt dabei ... dazu später mehr.

Steinzeit-Diät heißt für einen 70-Kilo-Menschen pro Tag: 1500 Kilokalorien. Davon 30 Prozent Kohlenhydrate, macht 450 Kilokalorien, entspricht 110 Gramm Kohlenhydrate pro Tag (das Gehirn braucht 100), heißt pro Mahlzeit, nicht mehr als 30 Gramm, pro Snack nicht mehr als 10 Gramm.

Sie können aber auch No Carb. Wie ich. Heißt 50 Gramm Kohlenhydrate – ja, insgesamt. Dazu mindestens 30 Prozent Eiweiß, macht 450 Kilokalorien, macht 110 Gramm pro Tag, ca. 30 Gramm pro Mahlzeit plus zwei Zwischenmahlzeiten mit 10 Gramm. Mindestens. Eiweiß darf, kann, soll ruhig mehr sein. Dazu etwa 40 Prozent Fett, 600 Kilokalorien, 70 Gramm pro Tag. Pro Mahlzeit ca. 20 Gramm.

Wer versteht was?

Unter **Kohlenhydraten** verstehen wir freilich nicht Zucker, Faschingskrapfen, Knödel, Baiser, Cola, Cornflakes, Brot, Nudeln ... Vor allem keinen modernen Weizen.

Unter Kohlenhydraten versteht der Steini-Diät-Anhänger natürlich viel, nein ... noch mehr Gemüse, etwas Obst, ein Hauch von Urgetreide und Honig. Und die Kohlenhydrate, die in Milchprodukten, Hülsenfrüchten und Fleisch enthalten sind.

Unter **Eiweiß** verstehen wir pflanzliches Protein in Form von Hülsenfrüchten, auch Soja, auch Lupinen. Und danach tierisches Protein, in erster Linie natürlich Fisch, dann Geflügel, dann Wild – und dann rotes Fleisch – Rind, Schwein, Ziege, Schaf. Das sollte natürlich nicht aus Mastbetrieben stammen. Sondern herumrennen, auf einem Bio-Bauernhof. Damit es Omega-3-Fettsäuren hat.

Unter **Fett** versteht man Fischöl und pflanzliches Fett, lebenswichtiges Leinöl, Rapsöl, nicht fetten Braten, fette Wurst, dicke Sahnesaucen, Transfettsäuren aus Fertigprodukten. Da sollte man tunlichst so weit wie möglich unter zehn Prozent bleiben. Noch weiter, noch weiter, ja noch weiter ... Mehr hatte der Steini auch nicht. Der jagte sein Steak. Das war mager. Aber er aß lebenswichtiges Nussfett, Samenfett, Fischfett ...

Vollkorn statt Weißmehl!?

So lautet der letzte Strohhalm für unsere DGE, die Deutsche Gesellschaft für Ernährung. Die ja verzweifelt ihr – kurz nach dem Zweiten Weltkrieg sicher noch berechtigtes – Kohlenhydratdogma verteidigt. In deren Ernährungspyramide finden Sie als Basis: Kohlenhydrate. Und wenn Sie abnehmen wollen, rät die DGE: Kohlenhydrate. Und wenn Sie Diabetes haben: Kohlenhydrate. Kein Unterschied zum Nichtdiabetiker. Ausdrücklich.

Der »Fortschritt« seit dem Zweiten Weltkrieg ist das Wort »Vollkorn«. Damit werden die Kohlenhydrate scheinbar geadelt. Unter der Vorstellung, dass der größere Fasergehalt das zu rasche Einströmen des Zuckers aus dem Mehl in unser Blut verlangsamt. Und vielleicht auch unter der Vorstellung, dass im Vollkorn noch ein paar mehr Mineralien und Spurenelemente vorhanden sind. Praktisch jede Woche kommt derzeit eine Studie zum Vollkorn auf den Tisch. Mit immer dem gleichen Ergebnis: sinnlos. Vollkorn bringt nichts. Gut gemeint. Augenwischerei. Vor allem, wenn es sich um modernen Weizen handelt. Tödlich.

Das Neueste stand im Februar 2013 in der *Clinical Nutrition*. Da hat man ausdrücklich kranke Menschen studiert. Menschen mit metabolischem Syndrom (Übergewicht, Insulinresistenz, hohe Blutfette). Menschen, denen man helfen möchte, die man durch richtigere Kost heilen möchte.

Frage: Verbessern Vollkornprodukte (Weizen, Roggen) anstelle der gleichen Menge an Weißmehlprodukten die Insulinsensitivität (verhindern sie Diabetes?), verbessern sie die Blutfettwerte? Verbessern sie Entzündungswerte im Blut (CRP etc.), verbessern sie die Blutzuckerwerte?

Antwort: Nein. Es fand sich keinerlei Vorteil von Vollkorn- anstelle von Weißmehlprodukten auf die Insulinsensitivität, die Lipid-, Glukose- und Entzündungsparameter bei metabolischem Syndrom.

Ausdrücklich haben die 146 Personen, 40 bis 65 Jahre alt, gut mitgemacht. Und ausdrücklich hatten sie ihr Gewicht behalten (!!!). Gegessen wurden 46 bis 49 Prozent Kohlenhydrate, 31 bis 33 Prozent Fett, 18 bis 19 Prozent Eiweiß. Sie, liebe Leser, liebe Leserinnen, wissen, dass man da an den Prozenten in Richtung Steinzeit wunderbar drehen kann ... Auch als Vollkorn sind 49 Prozent Kohlenhydrate einfach zu viel. Vor allem, wenn es sich um Weizen handelt.

Quo usque tandem, liebe DGE, wollen Sie unsere Geduld noch auf die Probe stellen?

Vorsicht Weizen!

In den USA gibt es einen New-York-Times-Nr.-1-Bestseller. *Weizenwampe. Warum Weizen dick und krank macht.* Der Autor Dr. William Davis rät schlicht: Lass den Weizen weg, verlier dein Gewicht – und so findest du den Weg zurück zur Gesundheit. Warum sagt er das denn? Ganz einfach, Amerika lebt von Weizen. In jedem Fertigprodukt ist Weizen. Und dieser Weizen ist kein nettes kleines Urkorn, sondern in den letzten 50 Jahren hochgezüchteter moderner Ertragsweizen, für dessen Eiweiß wir kein genetisches Programm haben. Jeder Zweite reagiert auf modernen Weizen negativ. Auch hierzulande. Und da fällt nicht nur die Glutenunverträglichkeit darunter, die Reaktion auf den Kleber im Weizen. Die Symptome sind vielfältig: Mehr Appetit bis Heißhunger, massive Blutzuckerspitzen, Glykierung, sprich Bildung von krank und alt machenden Karamellbonbons in den Adern, Entzündungsreaktionen, falsche Immunreaktionen. Zu viel von dem modernen Weizen macht Übergewicht, Rheuma, Diabetes, herzkrank, Arthrose, Alzheimer, Hautprobleme, Migräne ... Macht alt. Schafft der fast schneller als Zucker. Mein Tipp: Einfach mal vier Wochen all das weglassen, was Weizen enthält. Sprich: schier jedes Fertigprodukt.

Natürlich gibt's Weizenersatz. Alte Körner, alte Züchtungen. Und davon darf man mal einen Hauch. Am besten nach den vier Wochen Steini-Diät. Einkorn, Emmer, Amaranth, Dinkel, Kamut, Quinoa ...

Schweden kontra DGE

Schweden ist die erste Nation, die aufgrund der Auswertung von 16 000 Studien neue **nationale Ernährungsrichtlinien** formuliert hat: Abgewiesen, für falsch erklärt wird das Low Fat Dogma, neu eingeführt und empfohlen wird eine **Low-Carb-High-Fat**-Ernährung. Heißt übersetzt: **Kohlenhydrate sind out.**

Wir lesen hier, dass die stärkste Waffe gegen Übergewicht eine kohlenhydratarme, fettreiche Kost sei. Wir lesen, dass Butter, Olivenöl, Käse und Schinken eben nicht gefährlich sind. Sondern im Gegenteil. Es gäbe keinen Zusammenhang zwischen fettreicher Ernährung und Herz-Kreislauf-Erkrankungen. Wir lesen hier, dass die zehn Experten sogar Gegner der Low-Carb-Ernährung waren. Und sie eben erst bei Durchsicht der 16 000 Studien (man stelle sich vor!) sämtlich ihre Meinung geändert hätten. Dass sie jetzt feststellen, dass unsere Furcht vor Fett völlig unbegründet sei. Wörtlich: »Man wird nicht dick von fettem Essen. Genauso wenig wie man Gefäßverkalkung von Kalzium bekommt oder grün wird von grünem Salat.«

Der führende Kritiker, Prof. Nyström, jetzt glühender Anhänger der Low-Carb-Diät formuliert sogar: »Wenn Sie Kartoffeln essen, können Sie genauso gut Zuckerriegel verspeisen.«

Erinnern Sie sich, liebe Leser? Die DGE auf ihrer Website? Heute? Die ausdrücklich Kartoffeln empfiehlt!? Weil sie so vitaminreich seien? Kartoffeln! Die ja mit Sicherheit gekocht sind oder erhitzt (Pommes). Vitaminreich! Manchmal weiß ich wirklich nicht mehr weiter.

Und dann werden von den schwedischen Experten wunderschön vier typische Mantras, vier typische falsche Glaubenssätze in die Mülltonne gestampft, nämlich:

GUT ZU WISSEN

Viel Zucker, weniger Gedächtnis

Wer viel Zucker isst, kann Gelerntes schlechter wieder abrufen, entdeckten US-Forscher in einem Test mit Ratten. Sie gaben den Nagern sechs Wochen lang eine Zuckerlösung zu trinken. Diese fanden den einstudierten Weg durch ein Labyrinth deutlich langsamer als ihre Kollegen, die normal ernährt wurden. Der Grund dafür: Wer regelmäßig süß isst, macht die Hirnzellen resistent für das Hormon Insulin, das beim Verzehr von Zucker ausgeschüttet wird. Aber genau diesen Stoff brauchen die grauen Zellen, damit die Erinnerung funktioniert.

- Kalorien sind Kalorien, völlig gleichgültig woher sie kommen.
- Es geht einzig und allein um die Balance zwischen Kalorien rein und Kalorien raus.
- Menschen sind dick, weil sie sich nicht genügend bewegen.
- Das Frühstück ist die wichtigste Mahlzeit am Tag.

Vorsichtshalber noch einmal: Diese vier Sätze werden in die Tonne gestampft. Sind falsch. Waren schon immer falsch. Ist na-

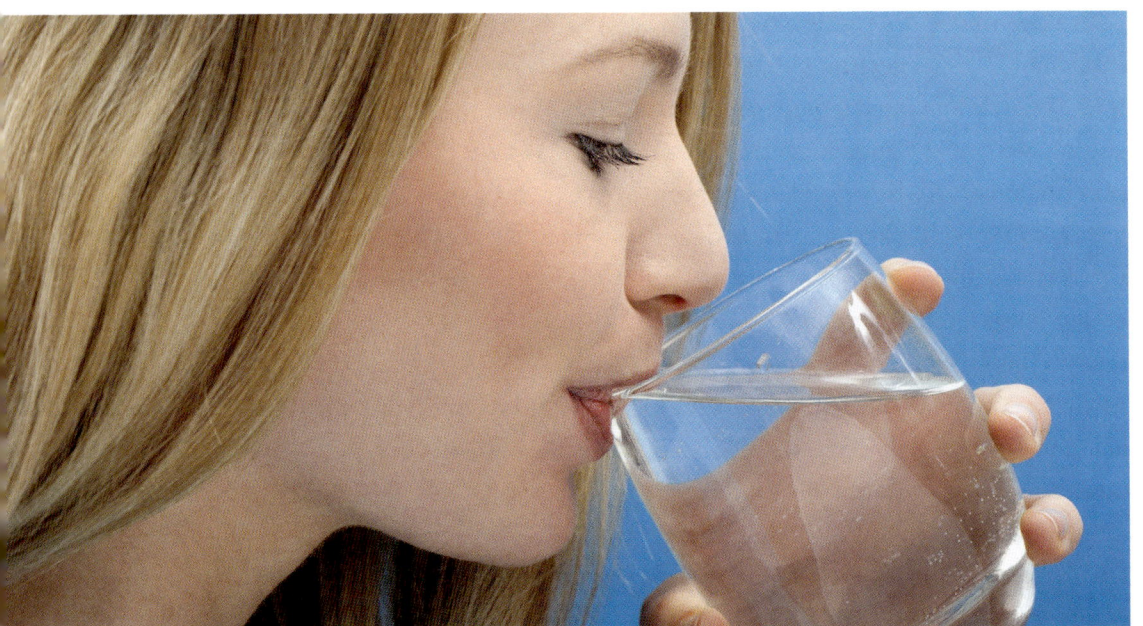

Der wichtigste Jungbrunnen, den wir kennen, heißt schlicht und einfach Wasser.

türlich die Erklärung, weshalb Deutschland – verzweifelt – immer dicker wird.

Sie glauben gar nicht, wie ich strahle. Schweden gegen die DGE. Ich hatte ja nie eine Chance.

Achtung: tierisch viel Fett

Macht Fett nun fett – oder nicht? Auch tierisches Fett soll ja besser sein als sein Ruf, wie wir in den letzten Jahren häufiger lesen und hören konnten. Nun gibt's eine ganz neue Untersuchung des Deutschen Instituts für Ernährungsforschung (DIfE) in Potsdam, die das Ganze mit anderen Augen sieht. Gewissermaßen durch die epigenetische Lupe.

In der NUGAT-Studie (Nutrigenomics Analysis in Twins) verglichen die Forscher, wie 46 Zwillingspaare auf eine unterschiedlich fettreiche Ernährung reagieren. Die 92 schlanken, gesunden Studienteilnehmer mussten sechs Wochen lang Fett sparen (nur 30 Prozent der Kalorien). Dann bekamen sie sechs Wochen lang 45 Prozent Fettkalorien. »Wir waren selber überrascht, wie schnell und wie stark sich der Ernährungswechsel auswirkt«, sagt Andreas Pfeiffer, Endokrinologe im DIfE und an der Charité. »Zwar nahmen die Probanden erwartungsgemäß nicht zu. Aber schon innerhalb einer knappen Woche stellte sich die Epigenetik deutlich um.«

Was passierte? Das gute Cholesterin, HDL, sank. Das schlechte, LDL, stieg an. Und ganz schlimm: Schon nach einer Woche bildeten sich Entzündungen im Körper. Die inflammatorischen Cytokine stiegen an. Boten für Herzinfarkt, Schlaganfall. Es veränderten sich vier Gene, die den Fettstoffwechsel und Entzündungsreaktionen regeln. Das Leberfett stieg an, was langfristig zu Diabetes und Leberkrebs führen kann. Das Angiotensin Converting Enzyme (ACE) stieg an, das erhöht den Blutdruck.

So ein Versuch gehört eigentlich verboten. Gesunde Menschen krank machen. Warum sind die denn so krank geworden? Nicht weil sie 45 Prozent Fett gegessen haben. Sondern weil sie 45 Prozent gesättigte Fette gegessen haben. Braten und Wurscht. Sahne und Butter. Junkfood. Hätten die pflanzliche Fette und Fischfette gegessen, dann wäre das nicht passiert. Dann hätten die jungfräuliche Adern keine Entzündungsbotenstoffe namens Cytokinine. Das wäre auch nicht passiert, wenn sie Bio-Fleisch und Wild gegessen hätten (Omega-3-Fette). Punkt. Bitte hinterfragen Sie künftig jede Studie, die man Ihnen auftischt.

Trinken, trinken, trinken!

Der wichtigste Jungbrunnen, den wir kennen, heißt schlicht und einfach Wasser. Laut Dr. Alexis Carrel ist die Zelle nämlich prinzipiell unsterblich, solange die Flüssigkeit, in der sie sich befindet, bestimm-

ten Qualitätsanforderungen entspricht. Für diese Erkenntnis erhielt der französische Chirurg, Anatom und Biologe 1912 den Medizin-Nobelpreis.

Eine schöne Geschichte: Dr. Alexis Carrel entnahm Zellgewebe aus dem Herzen eines Hühnerembryos und züchtete es auf künstlichem Nährboden. Ab dem 65. Tag verhielt es sich genauso wie ein natürlich schlagendes, rhythmisch arbeitendes Herz. Und dieses Herz des Hühnerembryos hielt er 27 Jahre lang am Leben. Dann starb es ab. Aber nicht etwa an Altersschwäche, sondern an Ernährungsmangel: Ein unaufmerksamer Laborgehilfe hatte es versäumt, es rechtzeitig mit neuen Nährstoffen zu versorgen.

Altern = Dehydrierung

Heute weiß man, dass alle Symptome des Alterns tatsächlich auf einer langsamen Dehydrierung des lebenden Gewebes beruhen, begleitet von oxidativen Schäden durch freie Radikale. Ist der Körper dehydriert, verlieren die Zellen bis zu 30 Prozent ihrer Wassermenge. Dehydrierte Haut-, Magen-, Leber-, Nieren-, Herz- oder Gehirnzellen … können aber nicht mehr richtig arbeiten, Abfallstoffe werden nicht mehr entsorgt. Das beste Wasser für unseren Körper finden wir übrigens in frischem Obst und Gemüse, denn es besteht im Durchschnitt aus 85 Prozent reinstem Zellwasser. Das der Mixer wunderbar freisetzt. Die Oberflächenspannung ist sehr niedrig, daher kann das Zellwasser sofort von unseren Körperzellen absorbiert werden. Noch ein Grund, warum der grüne Smoothie in Ihr Leben einziehen sollte. Neben den täglich drei Litern hochwertigem Wasser, das Sie trinken. Mit oder ohne Zitronensaft. Mit oder ohne Minzeblättchen. Mit oder ohne Teebeutel. Und freilich kein Bier! Das ist Zucker pur für den Stoffwechsel.

Milchprodukte – für den, der sie verträgt

Artgerechte Ernährung, sprich genetisch korrekte Kost, bedeutet für gemäßigte Anhänger, die das Ganze etwas modifizieren, im Wesentlichen: kein Getreide. Vor allem keine hausgemachten Kohlenhydrate. Also kein Zucker oder Mehl. Da wissen wir, dass uns das nicht gut tut. Keinem. Das war's eigentlich schon. Manche Völker essen durchaus viele Kohlenhydrate, aber eben in natürlicher Form, mit vielen Faserstoffen. Bestimmte Wurzeln also. Aber – die bewegen sich auch. Den ganzen Tag. Verbrennen.

Manche Völker leben auch von Milch und Milchprodukten. Die sind das eben genetisch gewohnt, zehn Prozent der Menschheit kann durch eine genetische Variante (wir Deutsche) Milchzucker tatsächlich aufschließen. Klar: Wir sind deutlich in der Minderheit. Zehn Prozent! Aber für uns gehören Milch und Käse zur genetisch korrekten Kost. Wenn wir es vertragen. Übrigens: Die Menschen, die ein Mukoviszidose-Gen haben – nur eines – leiden nicht unter der schweren Erbkrankheit, die die Lunge mit Schleim verstopft, sondern die sind vor Durchfall gefeit, können Milch trinken! Dieser Gendefekt hat vor 7500 Jahren dazu geführt, dass Nordeuropäer Milch gut vertrugen. Zur gleichen Zeit bildete sich eine weitere Mutation. Manche Menschen konnten Milchzucker auch nach der Stillzeit noch verdauen.

Also: Die Aussage, die Gene haben sich seit der Steinzeit *überhaupt nicht* verändert, stimmt so nicht. In den letzten Jahren hat man rund tausend genetische Veränderungen gefunden, die in den letzten 10 000 Jahren passiert sind. So haben sich ein paar Menschen an Milch gewöhnt. Und in 10 000 Jahren wird es ein paar Menschen geben, die den modernen Hochleistungsertragsweizen vertragen. Ohne dass der Blutzucker Achterbahn fährt, der Bauch wächst, die Adern verkleben, die Allergie einzieht, die Migräne quält, Rheuma schmerzt.

... und den Bären schleppen ...

Die Lösung aller Ihrer Probleme – der körperlichen wie der seelischen – heißt Schwerstarbeit. Lassen Sie mich das mit den Worten eines hellen Kopfes erklären. Prof. Detlef Ganten ist heute Präsident des

Weltgesundheitsgipfels. Und immer, wenn es um Gesundheit geht, blickt er »auf die Wurzeln der Menschheit«. Darum heißt sein Buch so richtig *Die Steinzeit steckt uns in den Knochen*.

Auch Prof. Ganten ist auf dem Lande aufgewachsen. War tatsächlich einmal Landwirt. Ähnelt vom Aussehen sehr meinem Idol Luis Trenker. Zäh, ausdauernd, verschmitzt lächelnd. Erkennt man schon im Gesicht. Genau der Typ Mensch, der mir täglich bei meinen stundenlangen Radausfahrten begegnet. Auf dem Feld. Die sind alle so 70, 80 Jahre. Und arbeiten schwer körperlich. Erkennbar am ... Grüßen. Wir grüßen einander. Nenne ich Anstand. Etwas sehr, sehr selten Gewordenes in Deutschland.

Prof. Ganten bringt nun ein Wort, das mich elektrisiert, weil ich die Wahrheit dahinter kenne. Persönlich erfahren habe. Darf ich Ihnen das magische Wort einfach mal weitergeben?

»Man muss die Ernährung immer in Zusammenhang mit dem Energieverbrauch betrachten. So ist es von der Evolution vorgesehen. Sie können alles essen. Sie können viel essen. Der Steinzeitmensch hat auch reingehauen, wenn er einen Bären erlegt hatte. Aber er ist gelaufen. Kilometerweit gelaufen. Er ist hinter dem Bären her, und wenn er ihn hatte, wieder zurück, mit dem Bären auf den Schultern. Das war Schwerstarbeit.«

Laufen. Kilometerweit laufen. Mit dem Bären auf den Schultern. Schwerstarbeit. Darum gehört zu einer anständigen Steini-Diät auch ein wenig Betätigung für Ihre Muskeln. Ab Seite 178.

Leistungskraft und Steini-Diät

Eigentlich muss gar nix diskutiert werden. Es geht immer und einzig allein um Lebensenergie, Lebensfreude, Lebensglück. Das ist Jugend. Wenn man das hat, ist man auch mit 90 noch jung. Wie man das erreicht? Schreibt mir Sebastian Baier drei brillante Sätze. Welche die Themen Steinzeiternährung und Sport verbinden, vereinen, ein für alle Mal auf den Punkt bringen. Als Weg zum Glück nämlich. Als Weg zum wachen Menschen. Neugierig? Dann los: »Ich kann vielleicht noch erwähnen, dass ich mit dieser Steinzeiternährung im letzten Jahr Marathon in 2:29 Std. gelaufen bin und meine Ironman-Bestzeit bei 9:13 Std. steht. Wobei die Vorbereitung einige Monate in Ketose stattgefunden hat. Von Nudeln, Kartoffeln, Brot, Müsli als ›Grundvoraussetzung‹, um im Ausdauersport überhaupt Leistung bringen zu können, kann also keine Rede sein!« So isses.

> »Was man mühelos erreicht, ist gewöhnlich auch nicht der Mühe wert.«
>
> SPRICHWORT

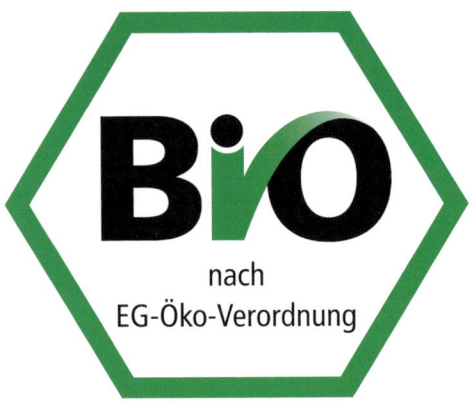

nach
EG-Öko-Verordnung

Kann gesundes Essen das Leben verlängern?

Da rufe ich jetzt einfach mal laut »Ja!« Hören Sie mich? Wichtig! Auch wenn ständig in der Zeitung steht, dass Fisch doch nicht das Herz schützt, dass Obst und Gemüse nicht dem Krebs vorbeugen

… Nun, da gibt es ganz viele große Beobachtungsstudien, die heißen »National health study« oder »Nutrition survey« oder »Nurses health study«, die da seit Jahrzehnten zeigen, wenn Menschen nur einmal am Tag Obst und Gemüse essen, dann sterben sie häufiger, als wenn sie das dreimal tun. Oder wenn sie viele Ballaststoffe aufnehmen, dann haben sie ein um 30 bis 40 Prozent niedrigeres Risiko für Herzinfarkt und Schlaganfall, wenn sie Fisch essen, leiden sie seltener am Herzen … genauso, wenn sie viele Nüsse essen. Übrigens: Wenn Sie Fruchtsaft trinken, statt den Apfel zu essen, verkürzt das Ihr Leben. Ist Gift. Verfettet die Leber. Tut der Apfel nicht.

Mit Einsatz des gesunden Menschenverstands

Wissen Sie, was ich tue? Ich gucke mir all diese Studien an, bewerte die mit meinem gesunden Menschenverstand – und setze all das auf meinen Forever-Young-Plan, was mir mein Leben verlängert und mir spürbar gut tut. Natürlich Bio. Wenn Obst und Gemüse neuerdings das Leben nicht mehr verlängern, dann mache ich mir da auch Gedanken drüber, dann liegt das vielleicht an den Schadstoffen, die heute drin sind, und den Vitalstoffen, die da nicht mehr drin sind. Darum Bio.

Übrigens: Laut einer schwedischen Untersuchung, erschienen in der Fachzeitschrift *Journal of Nutrition and Metabolism,* sättigt die Urkost pro Kalorie sogar besser als die als besonders gesund geltende Mittelmeerdiät und beugt damit Übergewicht vor. Genauso wie Diabetes, Herzinfarkt und Krebs. Das würde ich mir jetzt mal einfach merken! Und vielleicht doch nicht das, was im *Spiegel* steht. »Ist die Steinzeitdiät wirklich gesünder als normale Kost?«, fragt der *Spiegel 45/2013.* Eine ausgesprochen dämliche Frage. Dämlich deshalb, weil sie natürlich längst schon beantwortet ist:

► Beantwortet seit 2,5 Millionen Jahren von der Menschheit. Unsere Vorfahren mit dieser Kost kannten nun mal keinen Krebs (null heißt null), keinen Herzinfarkt, keinen Alzheimer und hatten ein kaum überwindbares Immunsystem. Mussten sie ja auch haben damals, ohne Penicillin.

► Wird bewiesen heute noch von Naturvölkern wie den Inuits. Erinnern Sie sich? Die Sensation 1984, als zwei Inuitfrauen mit

---

GUT ZU WISSEN

Fetter Fisch senkt Brustkrebsrisiko

Frauen, die regelmäßig fetten Fisch essen, haben ein geringeres Brustkrebsrisiko. Diesen Schluss zogen chinesische Forscher aus der Auswertung von 26 Studien aus Europa, USA und Asien. Das Ergebnis: Ein bis zwei Portionen fetter Fisch pro Woche senken das Brustkrebsrisiko um rund 14 Prozent. Zu verdanken ist dies den Forschern zufolge den Omega-3-Fettsäuren im Fisch. Von denen Journalisten so gerne berichten: Hilft nix.

Brustkrebs entdeckt wurden. Absolute Rarität! Bei uns ist diese Krankheit Alltag.

► Wird bewiesen von modern behandelten Krebskranken, die mit dieser Kost (ketogene Kost) auch von Bauchspeicheldrüsenkrebs mit Lebermetastasen geheilt werden.

Die Wahrheit steht nicht im Artikel, sondern in den Leserbriefen dazu:

»Seit 22 Monaten ernähre ich mich nach der Paläoernährung, obwohl ich diesen Begriff bisher nicht kannte. Verschwunden und nicht wieder aufgetaucht sind seither: 15 kg Körperfett, chronische Ischiasnervenentzündung mit annähernder Dauermedikation und chronische Lendenwirbelsäulen- und Gelenkschmerzen mit allmorgendlicher Unbeweglichkeit. Stattdessen wieder aufgetaucht ist eine gefühlte körperliche und geistige Leistungsfähigkeit. Solange ich mich durch die Paläoernährung besser fühle und als 60-plus-Hobbysportler noch leistungsfähiger werde, stören mich die Kommentare der Ernährungsexperten nicht.«

Aufgepasst? Die zwei wichtigen Worte »fühlen« und »Leistungsfähigkeit«. Zustände so wie damals mit vier Jahren. Wir waren damals unsterblich, unheilbar gesund und außerordentlich leistungsfähig. Dass man das durch genetisch korrekte Kost, das nämlich ist Paläo-Diät, wieder zurückbekommen kann ... Für mich immer wieder ein Wunder.

Der dicke Papa und die Epigenetik

Dicke Eltern, dicke Kinder? Ja. Ist so. Denn neben dem, was wir essen, wie wir uns bewegen, spielen auch die Gene eine Rolle. Wie gibt's dann das, dass dicke Väter schlanke Töchter kriegen – aber dicke Söhne? Hier spielt der zweite Code die große Rolle im Drama des Lebens. Die Epigenetik. Da lagert sich was auf dem Erbgut ab, das bestimmt, ob ein Gen aktiv ist oder nicht. Paart man dicke US-Mäuse mit dünnen US-Mäusen, kommen da schlanke Mädels raus und dicke Mäusebuben.

In *Bild der Wissenschaft* las ich kürzlich über folgende Studie: Felicia Nowak von der Ohio University und ihre Kollegen fütterten männliche Mäuse 13 Wochen lang mit einer fett- und kohlenhydratreichen Kost. Die wurden dick. Dann durften die beleibten Mäusemänner sich paaren – mit normal schlanken, fettarm ernährten Mäusedamen. Als die Weibchen Nachwuchs bekamen, beobachteten die Forscher Folgendes: Die weiblichen Nachkommen der dicken Väter entwickelten sich normal und blieben schlank. Die männlichen Mäusekinder wogen schon im Alter von sechs Wochen deutlich mehr als ihre schlanken Schwestern. Als die Mäusemänner erwachsen wurden, entwickelten sie trotz einer normalen, fettarmen Ernährung deutliches Übergewicht.

Fazit: Isst der Papa Junkfood, blockiert das über Ablagerungen typisch männliche Schlank-Gene, und das kann an die Buben weitergegeben werden.

Alltagstauglicher
JUNGBRUNNEN

Von Ötzi lernen

Ötzi hatte verkalkte Arterien, Zahnfleischentzündung und Karies. Warum? Das führen die Forscher auf eine sehr stärkehaltige Nahrung wie Brot und Getreidebrei zurück. Hat man durch den damals aufkommenden Ackerbau in der Jungsteinzeit vermehrt konsumiert. Armer Kerl. Müssen wir nicht nachmachen.

Kann ein junger sportlicher Mensch essen, was er will?

»Nein. Schon, wer eine Woche ungesund isst, verschlechtert die Insulinsensitivität. Das ist der erste Schritt zu Diabetes.« Der das sagt, der muss das wissen, der untersucht das nämlich selbst. Der das sagt, heißt Prof. Andreas Pfeiffer, ist Direktor der Abteilung Endokrinologie, Diabetes und Ernährungsmedizin der Charité und der Abteilung Klinische Ernährung am Deutschen Institut für Ernährungsforschung in Potsdam. Übrigens ein Wissenschaftler, der so spricht wie wir. Toll seine Vorträge. Das Fazit. Eine Woche Junkfood reicht, und die Bauchspeicheldrüse des gesunden, jungen, sportlichen Besitzers schüttet mehr Insulin aus, um den Zucker aus dem Blut zu kriegen. Und die Leber verfettet. Eine Woche reicht. Nun die gute Nachricht: Kann man auch umdrehen. Eine Woche ohne Kohlenhydrate verändert Ihren Stoffwechsel so, dass die Zellen wieder besser auf Insulin hören. Sie sich vom Diabetes wegbewegen.

Übrigens arbeitet der Herr Prof. Pfeiffer an der schon erwähnten NUGAT-Studie. Die wird gerade an der Berliner Charité ausgewertet. Eine Zwillingsstudie zur Epigenetik. Prof. Pfeiffer fragt, wie wirkt sich fettreiche Ernährung mit 45 Prozent auf den Menschen aus. Auch nicht gesund. Ein gesunder Mensch kann eben doch nicht essen, was er will, wenn er gesund bleiben will. Und lange leben will. Der sollte tunlichst auf das achten, was da auf dem Teller liegt.

Erste Ergebnisse zeigen: Cholesterin steigt, vor allem das schlechte LDL. Und im Körper bilden sich Entzündungen. Warum passiert das? Weil die Leute Wurst und Braten gegessen haben, Transfettsäuren aus Fertigprodukten. Krank machen nämlich nur die gesättigten Fettsäuren. Die lassen das Leberfett ansteigen und das wiederum führt zu Diabetes und Leberkrebs. Nicht so die ungesättigten Fette

aus Olivenöl, Nüssen, Fisch. Weniger das weiße Fleisch, eher das rote. Halt: Wenn es nicht Bio ist.

Vegetarier leben länger?

Kennen Sie Prof. Claus Leitzmann? Unser Vorzeigevegetarier. Ernährungswissenschaftler. Mitbegründer der Vollwerternährung. Der hat 2013 im Februar an seinem 80 Geburtstag die Leute in der Aula der Gießener Universität begrüßt mit: »Ich habe jetzt die Lebensmitte erreicht.« Sein Enkel Leonardo, 12, wünschte ihm: »Alles Gute zum Geburtstag – und viel Gemüse.« Der älteste Gast Wilhelm Fiebiger, Rohköstler, machte einen Kopfstand auf der Bühne mit diversen gymnastischen Verrenkungen. 96 Jahre alt. Also Prof. Leitzmann ist so ein Luis Trenker. Ein ewig junger. Und der lebt sicher länger. Wie er ankündigt, 160 Jahre … Vier Jahre davon, weil er Vegetarier ist.

20 Jahre Vegi sein

Vegetarier leben nämlich vier Jahre länger, so eine US-Studie, wenn sie das mindestens 20 Jahre lang betreiben. Aber warum? Die europaweite EPIC-Studie liefert keine eindeutige Antwort auf die Frage, ob der komplette Verzicht auf Fleisch und Fisch das Leben verlängert. Da streiten sich freilich die Expertengeister: Vegetarier leben länger, weil sie gesünder leben. Sie essen ja viel Gemüse. Und sie rauchen nicht. Und sie bewegen sich mehr. Und sie sind sehr, sehr selten dick. Bis auf einige Pudding-Vegetarier-Ausnahmen. Und sie leben länger, weil sie keine Wurst essen.

Auf *Wissenschaft.de* stand jüngst: »Schon eine Wurst täglich erhöht das Sterberisiko.« Also: Eine Wurst lässt einen eher sterben. Eine kleine reicht. Denn, so heißt es: Verarbeitete Fleischprodukte können schon ab einem durchschnittlichen Konsum von 40 Gramm täglich das Sterberisiko erhöhen. Das hat man nicht in einer kleinen Studie festgestellt, wo sich leicht Verfahrensfehler einschleichen. Sondern an 450 000 Studienteilnehmern im Alter von 35 bis 69. Binnen 13 Jahren starben 26 344. Ein Großteil davon wegen der Wurst. Durch Salzen, Pökeln, Räuchern, Grillen bilden sich gesundheitsschädliche Stoffe. Die machen Krebs. Genauso wie die vielen chemischen Zusatzstoffe. Auch die Hormone, die da drin sind, die Antibiotika-Cocktails, tragen nicht zu einem längeren Leben bei … Die gesättigten Fettsäuren in der Wurst, mag das Herz nicht. Die Arachidonsäure macht Entzündungen im Körper … »Rund drei Prozent aller frühzeitigen Todesfälle sind schätzungsweise auf den hohen Konsum von Fleischprodukten zurückzuführen«, so die Studienleiterin Sabine Rohrmann vom Institut für Sozial- und Präventivmedizin der Uni Zürich.

Wurst! Fleischesser sterben früher, weil sie Sonderangebote essen. Und zu viel davon. Täglich 255 Gramm. Und Wurst. Und jemand wie Barbara Rütting (Schauspielerin und Sprachrohr der Esoteriker) »fühlt sich mit 85 Jahren besser als mit 30«. Die Schauspielerin hat nach 40 Jahren vegetarische Kochbücher schreiben gerade ein veganes Kochbuch herausgebracht.

Rotes Fleisch ist ungesund?

Eine Ehrenrettung. Ein Versuch, verschrobene Weltbilder gerade zu rücken. Ein Versuch, gesunden Menschenverstand aufblühen zu lassen. Bevor ich damit beginne: Ich selbst war Vegetarier. Begeistert. Viele Jahre. Der stärkste Mann Deutschlands

Alltagstauglicher
JUNGBRUNNEN

Zähne pflegen!

Wer viel kaut, auf süße Breis verzichtet, hat bessere Zähne. Und: Menschen mit gesunden Zähnen leben rund sieben Jahre länger. Wer an Parodontose leidet, hat ein höheres Risiko für Herz-Kreislauf-Erkrankungen und Diabetes. Also täglich Zahnseide verwenden und alle sechs Monate die Zähne professionell reinigen lassen.

(2011) Patrik Baboumian ist Veganer. Meine Frau war Veganerin. Extrem. Viele Jahre. Will sagen: Auch hier rede ich nicht einfach nach Gusto und Laune, sondern ich habe mich praktisch mit der Materie beschäftigt.

Grundvoraussetzung allen Lebens ist die Nahrungsaufnahme. Auch Ihre. Sie essen aus zwei Gründen: Zum einen führen Sie sich Moleküle zu, die Sie wieder verbrennen. Sie brauchen also Energie. Und dann führen Sie sich Moleküle zu, aus welchen Sie Ihren Körper aufbauen. Vom Kind zum Erwachsenen. Und was bauen Sie da auf?

Wissen Sie: Eiweiß. Sie bauen sich fünf Liter Blut auf. Reines Eiweiß. Sie bauen sich Knochen auf. Reines Eiweiß. Sie bauen sich ein Immunsystem. Pures Eiweiß. Sie bauen sich das größte Organ des Körpers, den Muskel: Eiweiß. Rotes Fleisch. Genau: rotes Fleisch. Das Ziel Ihrer Nahrungsaufnahme ist letztendlich die Umwandlung von Obst, Gemüse, Milchprodukten, Fisch und Getreide … in rotes Fleisch. Das ist Ihr Ziel. Das ist die oberste Stufe eines evolutionären Prozesses.

Rotes Fleisch ist das Optimum, außer es …

Weshalb dann nicht gleich? Weshalb essen Sie Reis und Bohnen und nicht gleich rotes Fleisch? Wenn doch alles auf dieses Ziel hinausläuft? Das war's eigentlich schon.

Rotes Fleisch ist also das Optimum aller Nahrungsmittel. Und wenn es dann noch roh wäre, also wirklich Vitamine enthalten würde, hätten Sie gewonnen. Probieren Sie mal das Kräuter-Tartar, Seite 240 oder die Rehmedaillons, Seite 247. Oder das leckere Lachs-Carpaccio. Und dann spüren Sie mal Ihren Steinzeit-Genen hinterher, wie es Ihnen geht.

Jetzt kommt's: Und Ihnen versucht man einzureden, dass rotes Fleisch Ihnen schadet. Dass rotes Fleisch Krebs erzeugt, Herzinfarkt erzeugt, Sie umbringt. Dümmer geht's nimmer. Unbestreitbar ist:
- Dass verarbeitetes rotes Fleisch Ihnen schadet. Die Wurst.
- Dass rotes Fleisch aus den USA Ihnen schadet. Weil es vier bekannte Anabolika (per Gesetz erlaubt) enthält. Die Ihre Gesundheit sicher nicht fördern.
- Dass rotes Sitzfleisch, also Rinderrücken, Ihnen schadet wegen der enthaltenen Fettmassen. Ihre Gene sind an bewegtes rotes Fleisch gewöhnt, also Rehrücken. Wild. Da ist das Fett längst verbrannt.
- Dass heutiges rotes Fleisch Ihnen schadet. Wegen des Gehalts an Omega 6. Früher war ein Karibu so reich an Omega 3 wie jeder Fisch. So war es eigentlich gedacht.

Aber wir verwechseln hier etwas: Rotes Fleisch an sich ist selbstverständlich ein Optimum an Gesundheit. Dass das eklige, übelriechende rot gefärbte Endprodukt, in Plastikfolie eingeschweißt, in den

Großmärkten zu kaufen, dass dieses »sogenannte« rote Fleisch meiner Gesundheit wenig dienlich ist … Das ist gewisslich wahr. Also: Rot. Wild. Bio.

> »Reden auf Vegetarier-Banketten sind erfreulich kurz, weil man Angst hat, dass sonst das Essen verwelkt.«
>
> MARIO ADORF

Vegan, Rohkost ist nix?

Doch, ist was. Nicht für jedermann – aber für immer mehr. Und macht es vielleicht sogar jung? Natürlich! All die, die das nicht stresst. Veganpapst Attila Hildmann schrieb ja ein Buch darüber. *Vegan For You. Die Attila Hildmann Triät. Schlanker, gesünder und messbar jünger in 60 Tagen.* Was meint Triät? Vegan essen, sich bewegen und Meditation. Na so was.

Vegane Ernährung bremst die Hautalterung, macht messbar jünger und schlanker. Dafür ist Attila Hildmann bis nach Japan gereist, um die Zusammenhänge zwischen besonderen Lebensmitteln und den Orten zu verstehen, an denen Menschen bei bester Gesundheit steinalt werden. Auch die Forscher von der Charité prüften nach, ob vegan essen jung hält. Tut es! Aber nur dann, wenn man all die Superfoods isst, bei Low Carb bleibt und nicht zum Pudding-Veganer wird.

Die rohe Sterneküche

Sternekoch Boris Lauser kocht nicht. Der ist gescheit, denn Hitze zerstört. Ab 42 Grad gehen viele Vitamine, Mineralstoffe und Enzyme verloren, und auch die Struktur von Proteinen und Fetten verändert sich. Darum bereitet Lauser Rohkost zu. Erzählt er im *Spiegel*-Interview. Und das ist nicht nur Salat. »Man kann im Grunde jedes Gericht in einer Rohkostvariante anbieten. Ich mache zum Beispiel Spaghetti Bolognese, Lasagne, Tiramisu, Mousse au Chocolat, mexikanische Tacos, Pizza, lauwarme Suppen.« Wie macht er das? »Mit Mixer, Küchenmaschinen und Dörrofen, das sind kleine Boxen, die bei 42 Grad warme Luft übers Essen blasen, damit die Feuchtigkeit entweicht. Es wird also leicht erhitzt, aber so, dass alle Nährstoffe enthalten bleiben.«

Damit hat er seine Pollenallergie weggekriegt. Und sagt: »Ich glaube, dass viele Volkskrankheiten daher kommen, dass wir zu Fertiggerichten greifen. Es hat einen unheimlichen Wert, sein Essen selbst zuzubereiten.«

Und Rohkost, kann man sagen, liegt schon im Trend. Auch im Leistungssport. Radprofi Stefan Hiene isst vegan – und verzichtet seit Jahren auf Gekochtes. Und ehrlich gesagt, die Menschen würden es nicht essen, wenn es einen nicht total mit Energie aufbrezeln würde … Manche essen ja auch noch rohen Fisch, rohes Fleisch,

Ei ... Womit Rohkost auch für mich interessant wird. Sie finden viel Rohkost in den Rezepten ab Seite 226.

Kriegt man langfristig sein Fett weg?

Abnehmen ist schwer. Sagt man hierzulande. Manche sagen ja sogar, es gehe gar nicht. Diäten machen dick. Drum sollte man lieber erst gar nicht zunehmen. Nur das hört irgendwie keiner: Mittlerweile ist fast ein Viertel der Deutschen viel zu dick. Nicht etwas zu dick, sondern viel ... Jede zweite Frau hat schon mal versucht, mit einer Diät abzunehmen. Eine Umfrage der Gesellschaft für Konsumforschung (GfK) mit mehr als 2000 Frauen ergab: Nur 27 Prozent der Frauen konnten bestätigen, nach einem Jahr leichter gewesen zu sein

als vor der Diät. 50 Prozent waren genauso schwer wie vorher, und 23 Prozent gaben an, sogar schwerer geworden zu sein. Nennt man Jo-Jo-Effekt. Darf ich gemein sein? Die 27 Prozent, die es geschafft haben, zeigen: Es geht doch. Allen Unkenrufen zum Trotz. Nur eben mit der richtigen Diät. Mit der richtigen »Lebensweise« – in keinem Fall mit Apfelsaft, Vollkornbrot und Müsliriegel. Und bestimmt nicht durch die Ratschläge unserer diversen Gesundheitsgremien. Da gucken wir doch lieber in alte Kochbücher.

Vor 100 Jahren war man klug ...

1907 fällt in das Jahrzehnt der Genies. Die bahnbrechenden Arbeiten Einsteins stammen aus diesen Jahren. Um ihn herum Hunderte, ja Tausende außerordentlich kluge Wissenschaftler. Nobelpreise sogar für Deutsche. Jahrzehnte des Aufbruchs, des neuen Weltverständnisses, der Physik und der Chemie. Später dann abgelöst von der Biologie (DNA etc.).

In genau dieser Zeit, nämlich 1907, erschien das *Illustrierte Universalkochbuch für Gesunde und Kranke* von Lina Morgenstern. Dort lesen wir (12. Auflage, Seite 601) den klugen, durchdachten, erprobten Abnehmtipp. Formuliert, wohlverstanden, von Menschen, die nachgedacht haben. Die hingeguckt haben. Die es selber ausprobiert haben. Die nicht in Talkshows dahergeschwätzt haben »Essen Sie unge-

---

Alltagstauglicher
JUNGBRUNNEN

Mehr grünes Wild

Die Brennnessel enthält im Vergleich zu Kopfsalat das 30-Fache an Vitamin C, das 20-Fache an Betacarotin, das 40-Fache an Kalzium, das 25-Fache an Magnesium und das 50-Fache an Eisen. In Kopfsalat, stecken z. B. pro 100 Gramm 11 Milligramm Magnesium.

sund!«, sondern die sich ernsthaft und seriös mit der Materie beschäftigt haben.

Wir lesen also unter »Diät für Fettleibige«: »Dieselben müssen sich aller Kohlenhydrate oder Fettbildner enthalten, dürfen also nichts genießen, was Stärkemehl und Zucker enthält.« Das war im Jahr 1907.

... und heute wird gelogen ...

Heute, im Jahr 2014, also über 100 Jahre später, sieht die deutsche Diabetesgesellschaft, eine grundseriöse Vereinigung, keinen Grund, weshalb massiv übergewichtige Diabetiker sich in irgendeiner Form bei Kohlenhydraten einschränken müssten.

In diesem Jahr also fordert die halbstaatliche Deutsche Gesellschaft für Ernährung (DGE) die zunehmend überfettete deutsche Bevölkerung auf, zur Gewichtsabnahme doch unbedingt Kohlenhydrate zu sich zu nehmen. Mit dem kleinen, zunehmend unverständlichen Schlenker: natürlich Vollkorn.

Sie und ich, wir verstehen das zwar schon lange nicht mehr, aber genau das wird gelehrt. Mehr Kohlenhydrate. Auch in den Schulen. Auch bei der Ausbildung zum Dipl. oec.troph. Massive Kritik an diesem Konzept schwappt ja schon rüber aus den USA, wo Zucker offiziell als Gift bezeichnet wird. Und wo speziell Weizen dem Zucker heute schon gleichgesetzt wird.

... und mit Quantität abgespeist

Warum nur bei uns nicht? Vielleicht gibt es hier einen überraschenden, ganz neuen Blickwinkel, der alles erklärt? Darauf gebracht hat mich Professor Dr. Thomas Junker von der Uni Tübingen und Göttingen. Er lehrt dort die Geschichte der Biowissenschaften. Und schreibt in *Der Darwin Code* auf S. 35: »Auch kann man es vorziehen, sich weiterhin auf offizielle Ernährungsempfehlungen zu verlassen, die offensichtlich das Ziel verfolgen, viele Menschen relativ günstig zu ernähren und mit Quantität statt mit Qualität abzuspeisen, mit allen negativen Folgen, die damit für die Gesundheit und Lebensqualität verbunden sind.«

Festgestellt wird hier zunächst, dass die Ernährungsempfehlungen der DGE offensichtlich das Ziel verfolgen, Menschen relativ günstig zu ernähren. Also kostengünstig. Das ist im Grunde ja lobenswert. Nur wird dann auch die Konsequenz deutlich: Das hat negative Folgen für die Gesundheit und die Lebensqualität.

Bittere Folgen von Süß

Deutschland wird immer dicker, Diabetes nimmt zu, Herzinfarkte und Krebs nehmen zu usw. Vielleicht müssen wir DGE also umdeuten? Deutsche Gesellschaft für kostengünstige Ernährung? Ohne Rücksicht auf gesundheitliche Folgen? Dann wäre das eine politische Einrichtung. Gib dem Volk

Brot. Erzähl ihm nicht, dass Brot Darmkrebs macht (Harvard University 2007 sowie 2011). Ein völlig neuer Gesichtspunkt.

Das Gleiche würde dann gelten für die Deutsche Diabetesgesellschaft. Die dem Diabetiker ans Herz legt, die Menge des bekannten Giftes, nämlich Kohlenhydrate, noch zu erhöhen. Über 50 Prozent. Vielleicht sehen wir das falsch: Vielleicht ist die Gesellschaft eingerichtet zur Pflege des Diabetes? Zur Aufrechterhaltung dieser Krankheit?

Haben wir uns also in unserer Kritik verrannt? Haben diese zwei Gesellschaften ein völlig anderes Selbstverständnis? Dann freilich müssten wir ... verstummen.

Einfach ausprobieren

Das wirklich Schlimme ist etwas ganz anderes: Wissenschaftler werden definiert nicht durch Nachplappern irgendwelcher Bücher, sondern durch das Experiment. Man kontrolliert seine Aussagen, indem man sie »am Patienten« überprüft. Und da kann man ohne Weiteres einmal bei sich selbst anfangen, liebe Gremienvorsitzende: Jeder von Ihnen könnte einmal eine Woche auf Mehl und Zucker verzichten. Und sich dann ganz verblüfft die Äugelein reiben ... Eine einzige Woche genügt.

Aber das hatten wir ja alles schon bei Galileo Galilei und dem Papst. »Ich soll durchs Fernrohr gucken? Daraufhin möglicherweise mein Weltbild ändern müssen? Ich denke gar nicht daran.«

Fazit: Für Ihre Gesundheit, für Ihr Lebensglück sind einzig und allein Sie selbst zuständig.

Und wie geht die richtige Diät? Man isst genetisch korrekt. Wie der Neandertaler. Eiweiß, Omega-3s, Wurzeln, Blätter. Dreht einfach mal den Kohlenhydrathahn zu. Legt sich endlich wieder lange genug zum Schlafen. Und: Natürlich tut man so, als würde man sein Essen sammeln und jagen. Bewegt sich ein bisschen. Endlich wieder. Und wird täglich schlanker, täglich jünger.

Die Vier-Wochen-Steini-Diät

No Carb macht nicht satt, schmeckt nicht, kann man nicht durchhalten ...? Na, dann sind Sie noch nie mit einem grünen Smoothie in den Tag gestartet. Dann haben Sie noch nicht am Lammlachs mit Feigen geschnuppert, das Ratatouille mit Hackbällchen gegessen, vom Hähnchensalat mit Ananas genascht, das Rotbarschfilet mit Zitronen-Bohnen genossen. Aus unseren Rezepten – ab Seite 226 dürfen Sie sich vier Wochen lang herauspicken was Ihnen schmeckt, was Ihnen gut tut. Machen Sie einfach mal vier Wochen lang die Steini-Diät – und spüren Sie, wie Sie aufwachen, wie Zipperleins verschwinden, wie Sie sich täglich jünger fühlen.

Ein Dutzend Steini-Diät-Regeln

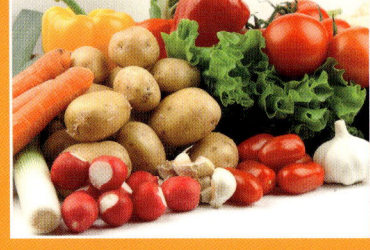

1 Starten Sie mit einem unserer sieben grünen Smoothies in den Tag. Dann bewegen Sie sich und füllen danach die Eiweißtanks auf. Mit einem Eiweißshake – oder einem Omelette.

5 Essen Sie dreimal am Tag. Und essen Sie nichts zwischen den Mahlzeiten, bis auf ein paar Nüsse, ein Ei, ein paar Löffel Quark oder Gemüse.

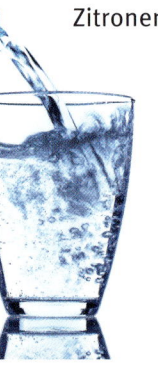

2 Trinken Sie täglich zwei bis drei Liter Wasser pur oder mit Aroma: Zitronensaft, Tee, Kaffee.

3 Die Hälfte von dem, was Sie essen, sollte roh sein. Wer will, darf durchaus auch mehr. Probieren Sie bitte das leckere Tatar und das herrliche Lachs-Carpaccio.

4 Lassen Sie alle Kohlenhydrate (Brot, Kartoffeln, Nudeln, Reis ...) weg, bis auf Obst.

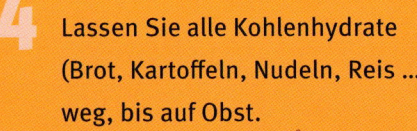
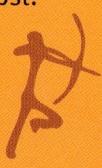

6 Wer keine Zeit zum Kochen hat, der mixt sich einen Eiweißshake. Mit Eiweiß pur – ohne Aroma.

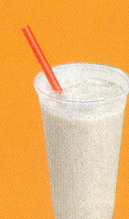

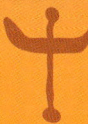

7 Verzichten Sie auf flüssigen Zucker in Form von Softdrinks. Und wenn Alkohol, dann mal ein Glas Wein. Mal. Schnuppern.

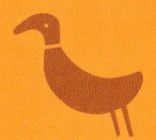

Picken Sie sich aus den Rezepten ab Seite 232 jeweils ein kaltes und ein warmes Gericht für Ihren Tag heraus. Bringen Sie selbstständig Abwechslung rein. Roh – gekocht. Vegetarisch. Fisch – Geflügel – Wild …

10 An die Rezeptmengen müssen Sie sich nicht sklavisch halten. Nur nicht zu viel Obst essen. Eiweiß und Gemüse dürfen Sie ruhig aufstocken.

11 Machen Sie sich ruhig auch immer einen großen gemischten Salat vor dem Essen, mit Olivenöl, dem natürlichen Appetitzügler. Vor allem, wenn das Hauptgericht aus dem Topf kommt.

9 Selbstverständlich kaufen Sie nur hochwertige Zutaten. Die Biokiste bringt Gewünschtes auch zu Ihnen nach Hause. Den nächsten Lieferanten können Sie sich im Netz ergoogeln.

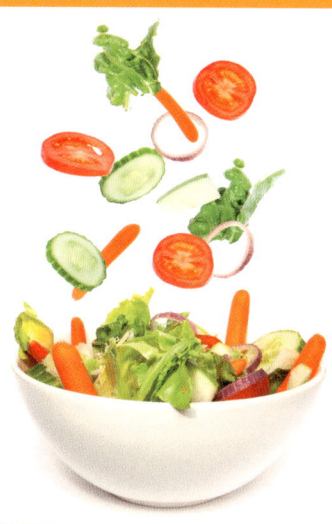

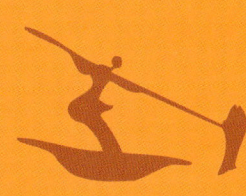

12 Auf Seite 250 finden Sie die Luxuskohlenhydrate. Wenn Sie lieber Low-Carb statt No-Carb machen wollen, dann dürfen Sie Luxusportionen an Kohlenhydraten ins Leben einbauen. Die genannten Mengen belasten den Insulinspiegel nur gering.

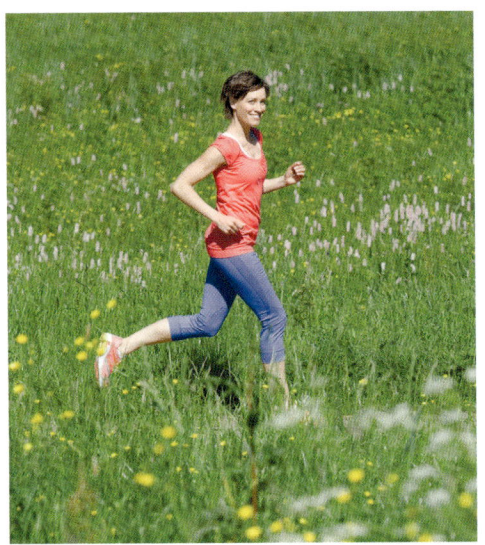

Forever-Young-Code: Mensch, beweg dich!

Sie wissen ja schon: Gene sind nichts Unabänderliches, wie man ja bis vor einiger Zeit noch geglaubt hat.
Gene kann man an- und abschalten.
Wir haben unsere Gene in der Hand.
Die Schalttechniken sind uns wohlbekannt.

Ein hässliches Gen

Weil diese Techniken keine komplizierten chemischen Namen tragen, werden sie eben auch … wenig beachtet. Das große Manko der Epigenetik. Lassen Sie mich dieses Kapitel mit einer neuen spannenden Erkenntnis aus dem deutschen Krebsforschungszentrum Heidelberg beginnen, das Bedeutung und Umgang mit einem besonders hässlichen Gen erforscht. Das Ding heißt CHD7. Ist leider ausgeschaltet, beschädigt, prägt also einen Defekt weltweit bei einem von 8500 Neugeborenen. Ist beweisbar verantwortlich für

- Fehlende Entwicklung des Gehirns
- Autismus
- Krebs

Dieser genetische Defekt trägt den Namen CHARGE-Syndrom. Das wurde jetzt in Heidelberg imitiert bei Mäusen. Bei denen man in den Stammzellen (Gehirn) die CHD7-Produktion ausgeschaltet hat. Resultat? Diese Stammzellen konnten nicht mehr zu reifenden Nervenzellen ausdifferenzieren. Konnten nicht die bekannten komplexen Netzwerke (das neuronale Netz) bilden. Also unsere Erfahrung, den Lernprozess nicht mehr »gerinnen« lassen. Es findet keine Verschaltung der Neuronen im Gehirn mehr statt.

Laufen macht neue Gene – und klug

Jetzt kommt's: Körperliches Training kompensiert diesen (bei Mäusen künstlichen) CHD7- Defekt. Wörtlich: »Durften die genveränderten Mäuse in einem Laufrad rennen, was alle Nagetiere mit Begeisterung tun, so normalisierten sich ihre Nervenzellen sowohl funktionell als auch morphologisch und bildeten funktionierende Netzwerke aus.«

Für mich ist das eine echte Sensation. Für mich der erste klare Beweis, dass, wie ich das ausdrücke, Laufen das Nadelöhr ist. Das Nadelöhr zu einem gesunden Leben. Denn wir wissen ja bereits schon lange, dass Lauftraining die Entstehung neuer Nervenzellen im Erwachsenenorganismus dramatisch steigert.

Mein Lieblingsthema. Das neuronale Netz wächst – während es bei Sitzenden selbstverständlich langsam aber stetig degeneriert. Im Alter wird man nun einmal blöde. Unabänderliches Gesetz … bisher. Gilt nicht für den Läufer. Der stoppt diesen Prozess nicht nur, der dreht ihn um.

Der Mensch wacht auf

Bisher waren wir der Meinung, dass Gehirnzellen sich nicht teilen, nicht vermehren, höchstens absterben. Heute ist klar: alles Unfug. Das gilt vielleicht für den sitzenden Menschen. Beim laufenden Menschen bilden sich sogar neue Gehirnzellen und mehr Verknüpfungen. Das Gehirn wird größer.

> »Bewegst du die Beine, geht da oben, geht im Gehirn das Licht wieder an.«
>
> PROF. WILDOR HOLLMANN 1989

Und noch mehr passiert: Die Blutversorgung des Gehirns verbessert sich, weil die Anzahl der Blutgefäße ins Gehirn zunimmt. Das heißt im Klartext: In jeder Minute fließen mehr Sauerstoff und Nährstoffe zu den Gehirnzellen. Das Gehirn wird besser versorgt, wird wieder wach. Der Mensch wacht auf.

Laufen macht also mehr Blutgefäße im Gehirn, mehr Gehirnzellen, ein sich stärker verzweigendes neuronales Netz. Der laufende Mensch kennt Gehirn-Alterungsprozesse nicht. Im Gegenteil: Seine Gehirnleistung nimmt ständig zu. Und das finden Sie auch in der Natur. Tiere werden im Laufe ihrer Lebensspanne nicht dümmer, sondern gescheiter. Sollte der Mensch auch tun.

Wer jetzt nicht läuft, wer jetzt nicht täglich läuft, wer jetzt nicht sein Lebtag täglich läuft, der ist ein … (gestrichen aus Gründen der Political Correctness). Und geht früh am Stock.

Nur fünf Stunden

Senioren, die über eine Stunde am Tag spazieren gehen, einmal die Woche Sport treiben, viermal pro Woche Obst und Gemüse essen und nicht rauchen, sind im Alter rüstig und können ohne fremde Hilfe ihren Alltag meistern. Forscher der Université de Versailles St.-Quentin untersuchten drei Jahre lang 3982 mindestens 65-jährige Einwohner ohne Beeinträchtigungen. Ergebnis: Senioren, die körperlich wenig aktiv waren, hatten ein doppelt so hohes Risiko für körperliche Einschränkungen oder eine Behinderung. Ich sag's doch: Missachtung der Epigenetik treibt früh an den Stock.

Wer gesund altern will, braucht fünf Stunden Bewegung pro Woche. Ich verordne eine Stunde Krafttraining, vier Stunden Ausdauertraining.

Denn: Fünf Studien, die in den *Archives of Internal Medicine* erschienen sind, zeigen: Gesund altern ist möglich, man muss nur anfangen, sich zu bewegen. Und die beste Nachricht: Dafür ist es nie zu spät. Und es lohnt sich. Denn Bewegung reduziert das Risiko, chronisch zu erkranken, um 50 Prozent. Der Rest machen dann Meditation und eine gesündere Ernährung!

Warum der Stuhl krank und müde macht

In einer der berühmtesten medizinischen Fachzeitschriften, *The Lancet,* hat eine Gruppe von Wissenschaftlern etwas Ungewöhnliches gewagt. Sie wollten einmal an Zahlen weltweit die Tatsache festmachen, dass körperliche Inaktivität, also Sitzenbleiben, mitverantwortlich ist für Herzinfarkt, Krebs und Tod. Heißt in meiner Sprache: Wer sich hinsetzt, (Vorsicht: Gilt für Sie und mich jeden Tag aufs Neue), wer sich hinsetzt, schaltet ein Krankheits- und Todesprogramm ein. Eine nüchterne, sachliche Feststellung.

Die Wissenschaftler berechneten also, dass Bewegungsmangel weltweit verantwortlich ist für

- sechs Prozent der Herzleiden
- sieben Prozent des Diabetes Typ 2
- zehn Prozent des Brustkrebses
- zehn Prozent des Darmkrebses
- zu neun Prozent für den vorzeitigen Tod

Nach ihren Berechnungen war fehlende körperliche Aktivität schuld an 5,3 Millionen von weltweit 57 Millionen Todesfällen im Jahr 2008. Damit ist Bewegungsmangel vergleichbar mit der Wirkung des Rauchens.

Interessant: Ein Drittel der erwachsenen Weltbevölkerung gilt als inaktiv. Unter den 13- bis 15-jährigen trifft das sogar für 80 Prozent zu (Ich habe zwei Kinder, kann das bestätigen).

Definiert wurde »inaktiv« mit: Weniger als dreimal die Woche sich kräftig oder weniger als fünfmal die Woche sich mäßig anstrengen (30 Minuten).

Mein Kommentar: Weit unterschätzt. Sie können die Prozentzahlen ohne Weiteres verdrei- bis verfünffachen. Deshalb, weil tägliche, anstrengende Bewegung ja zu Zweit- und Drittreaktionen führt. Andere Dinge anstößt. Das Leben und das Denken generell verändert. Und damit noch sehr viel wirksamer ist gegen Krankheiten und den Tod.

Ganz, ganz neu ist, dass diese letzten Sätze beweisbar sind. Seit wir Telomere vermessen können. Fangen Sie bitte gleich damit an, Ihre Telomere zu verlängern ...

Allein das Aufrechtstehen lockt die gute Laune

U-Bahn-Fahren macht schlechte Laune, und das liegt weniger an den Verspätungen als vielmehr an unserer Körperhaltung, fand der Sozialpsychologe Jens Förster von der Universität Amsterdam heraus. Wenn wir heute mal kurz Zeit haben, schauen wir nicht mehr nach vorne aus dem Fenster oder zu den Mitfahrern, sondern runter – auf unser Smartphone. Wir simsen, mailen und browsen und nehmen dabei die Körperhaltung eines Kindes ein, das Kekse geklaut hat, so der Wissenschaftler. Und sind plötzlich schlecht drauf. Weil unsere Körperhaltung unsere Psyche beeinflusst, nennt man das auf neudeutsch: Bodyfeedback. Beim Handy kommt noch ein Problem dazu: Weil die Geräte so klein sind, müssen wir unsere Aufmerksamkeit verengen, wir sehen den Baum und nicht den Wald. Dabei spannen wir automatisch einen Muskel namens Corrugator an. Der Stirnrunzler signalisiert unserem Gehirn, hier gibt's ein Problem oder Ärger. Und so fühlt sich dann der ganze Körper. Und der ganze Mensch.

Was hilft? Bewusstmachen, Körperhaltung korrigieren – so lange krumm rumsitzen und simsen wie nötig. Und so lange aufstehen und offline gehen wie möglich.

Der Forever-Young-Code für die Muskeln: nimm drei!

Das Wunderbare ist: Wir können den Körper schneller aufbauen, als er abgebaut wird. Mit dem Muskel. Wenn wir ihn bewegen. Wenn er nicht bewegt wird, dann macht er sich schnell davon. Schon wenn man aufhört zu trainieren, verliert man 0,6 Prozent wertvolle Muskelmasse pro Tag in den ersten Monaten. Ein trainingsfreier Monat: 16 Prozent Muskelverlust. Nach sechs Monaten in der Internationalen Raumstation ISS haben die Astronauten

 GUT ZU WISSEN

Mit Sport die DNA verändern

Durch regelmäßiges Ausdauertraining kann man das Erbgut positiv beeinflussen. Forscher der schwedischen Lund-Universität fanden heraus: Bei übergewichtigen Männern, die sechs Monate lang drei Mal pro Woche an Aerobic- oder Spinningkursen teilnahmen, fanden sich Zellveränderungen in insgesamt 7000 Genen. Diese positiven Veränderungen fanden in genau den Genen statt, die für die Speicherung von Fett im Körper zuständig sind. Epigenetik!

nur noch die Kraft eines 80-Jährigen. Wollen Sie nicht. Drum bleiben Sie auf dem Boden und beugen sich ein wenig der Diktatur des Widerstandes.

Alle drei Muskeltiere

Schnell aufbauen, wie nur? Ganz einfach. Dafür brauchen Sie nur ein paar Übungen, die wenig Schaden anrichten und in viel Muskelwachstum resultieren. Und wir sollten tunlichst alle drei Muskelfasern mit einbeziehen.

Die langsamen Fasern, die Sie ausdauernd machen, den Marathon laufen lassen. Sie haben viele Zellkraftwerke (Mitochondrien), und die holen ihre Energie aus dem Fett. Dafür brauchen sie Sauerstoff. Sie müssen aerob trainieren.

Die schnellen Fasern setzen Zucker und Kreatin in Bewegungsenergie um. Dann, wenn Ihnen der Sauerstoff ausgeht, dann wenn Sie anaerob trainieren. Also wenn Sie sprinten oder eine sehr, sehr anstrengende Muskelübung machen.

Die intermediären Fasern. Die dritte Gruppe, die Muskelgrauzone. Die nutzen Zucker und Fett als Energiequelle. Die sind schnell, relativ ermüdungsresistent – und die vermehren wir durch das Spiel. Und aus diesen Fasern kann sich der Körper durch das Training beides bilden: Die ausdauernden roten Muskelfasern und die für Kraft und Schnelligkeit sorgenden weißen Fasern.

Jung macht die Kombi

Laufen Sie. Schwimmen Sie. Radeln Sie. Aber strengen Sie sich an. Denn hoch intensives aerobes Training kann die aerobe Ausdauer in einem Jahr um 25 Prozent verbessern. Wer sich im mittleren Alter im aeroben Bereich fit hält bis ins hohe Alter, kann den biologischen Alterungsprozess um bis zu zwölf Jahre hinauszögern. Das ist doch was. Oder? Zwölf Jahre. Für ein bisschen Anstrengung.

In ein ideales Forever-Young-Training bezieht man natürlich auch die anderen beiden Muskelfasern mit ein. Heißt: Man tummelt sich durch ein nettes Ausdauertraining. Man macht ein cleveres Krafttraining (siehe Seite 180). Und man spielt. Sprich: Baut Intervalle ins Lauftraining ein. Oder: Geht zwei- bis dreimal die Woche zusätzlich zum Basketball, Fußball, Volleyball, Handball, Rugby, Baseball, Football.

Wenn Sie es richtig machen, dann kann man das sehen. Sie sehen jünger aus. Straffer. Sind dynamischer. Fröhlicher. Denn das Wachstumshormon, das Sie mit jeder anstrengenden Sporteinheit ausschütten, baut Muskeln auf, Fett ab, trimmt den gesamten Hormonhaushalt in Richtung jung.

Natürlich Dehnen!

Tiere sind klug. Katzen machen Buckel, und Hunde verbeugen sich. Guckt man sich im Yoga ab, den nach unten schauenden Hund. Der sich erst mal durchdehnt, bevor er losdüst. Ein elastischer Muskel ist mehr als die Voraussetzung für Höchstleistung. Er konserviert Jugend. Ermöglicht den Sprint zum Bus – und erspart einem diese unsägliche Sockenanziehzange.

Die ineinander greifenden Muskelstrukturen werden beim Dehnen auseinandergezogen wie ein Kaugummi. Dehnen verbessert die Gleitfähigkeit zwischen Bindegewebe und Muskelfasern und beschleunigt die Erholung der Fasern nach der Kraftanstrengung. So bleibt der Muskel elastisch. Um Beine und Hüfte geschmeidig zu machen, sollten die Muskeln elastisch und leitfähig wie ein Gummiband sein. Nur intensive Dehnung macht den Muskel länger und locker. Nur so kann er Impulse weiterleiten.

Richtig dehnen

Nur der verkürzte Muskel muss gedehnt werden. Der überlange, hypermobile Muskel (häufiges Umknicken, überstreckte Gelenke) braucht das Gegenteil: Muskelanspannung. Krafttraining. Sitzer haben alle verkürzte Muskeln. Typische verkürzte Problemstellen: Nacken- und Brustmuskulatur, der untere Rücken, die Hüftbeuger, die hintere Oberschenkelmuskulatur sowie die Waden. Da lohnt sich das Dehnen. Es gibt zwei Formen: Das statische Stretching, man hält eine Position länger ein. Ideal für Anfänger. Und das dynamische Federn in der Endposition ist die Variante für Fortgeschrittene. Der Effekt beider Methoden ist der gleiche, das Wippen sorgt nach dem Training dafür, dass Stoffwechselprodukte schneller abtransportiert werden. Das beschleunigt die Regeneration. Freilich dehnt man nur den warmen Muskel, nimmt das Dehnen nur als Ziehen war.

Alltagstauglicher
JUNGBRUNNEN

Denk dir Muskeln

Eigentlich weiß man schon lange, dass ein Mensch mit Gipsbein links das rechte Bein trainieren muss, damit die Kraft im eingegipsten linken Bein nicht verloren geht. Und nicht nur das. Die Kraft auf der eingegipsten Seite, im linken Bein, nimmt mit einem guten Krafttraining sogar zu. Immerhin etwa halb so viel wie auf der auch trainierten, gesunden Seite. Das hat was mit der Kraft der Gedanken zu tun. Auf der Gegenseite werden natürlich nicht die Muskeln, wohl aber die Nerven, die den Muskeln Impulse zur Anspannung schicken, mit stimuliert. Heißt, man kann auch ein Gedankenmuskeltraining machen im Sessel. Gibt's Studien dazu! Wirkt.

Das Forever Young
Dehnprogramm

Der Muskel möchte drei-, viermal die Woche gedehnt werden. Mit viel Gefühl und Geduld. Das macht ihn elastisch – und jung. Und mit ihm den ganzen Körper. Vor oder nach dem Training? Vor intensivem Kraft- oder schnellem Tempotraining ist ein vorheriges ausgiebiges Dehnen sogar kontraproduktiv, da es die Muskelspannung reduziert und langsam macht. Für die meisten von uns ist Dehnen der beanspruchten Muskulatur nach dem Training richtig. Unverzichtbar ist es nach einem Krafttraining, um die Stoffwechselrückstände abzutransportieren und Verkürzungen vorzubeugen.

Kleines Dehn-mal-eins

1 Der Muskel sollte vor dem Dehnen warm sein. Ist das nicht der Fall, sollten Sie sich für fünf Minuten auf der Stelle warmlaufen.

2 Gehen Sie langsam und bewusst in die Dehnposition, so weit wie es Ihnen möglich ist.

3 Gehen Sie so weit in die Position, bis Sie ein Ziehen in der bezeichneten Körperregion spüren. Das Ziehen darf ruhig ein bisschen unangenehm sein. Aber es sollte kein Schmerz sein.

4 Nach fünf Sekunden langsam die Dehnung verstärken. Dabei den Atem tief und ruhig durch die Nase fließen lassen.

5 Insgesamt für ca. 30 bis 60 Sekunden in der Dehnung bleiben. Zur Entspannung auch länger.

6 Langsam und mit Vorsicht die Dehnstellung verlassen.

7 Schon nach zwei Wochen regelmäßigem Dehnen (drei- bis viermal pro Woche) werden Sie den Effekt spüren.

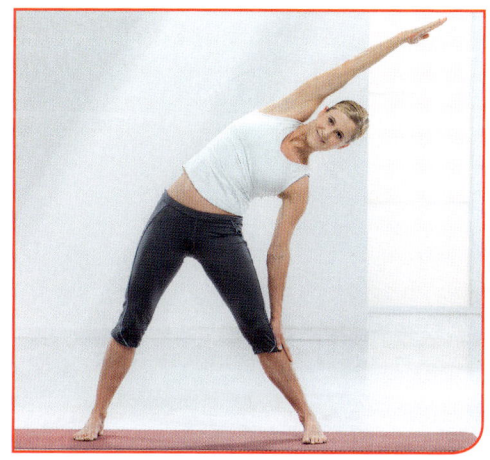

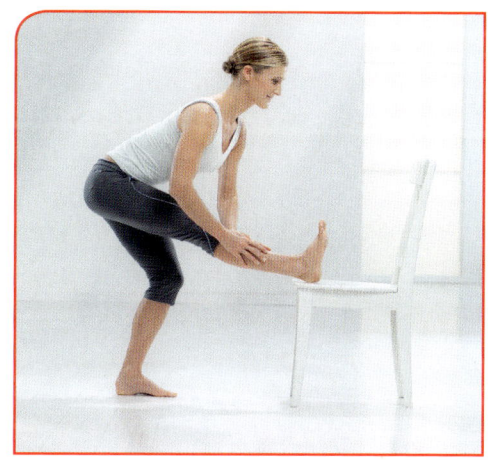

Seitlicher Rumpf

Grätschen Sie im Stand die Beine. Die Fußspitzen zeigen nach vorne. Strecken Sie mit der Einatmung den rechten Arm zur Decke und ziehen Sie sich lang. Der linke Arm liegt an der Seite des Körpers an. Beugen Sie sich ausatmend nach links und strecken Sie den rechten Arm über dem Kopf zur Seite. Die linke Hand rutscht dabei weiter herunter in Richtung Oberschenkel und Knie. Machen Sie sich lang zur Seite und lassen Sie die rechte Hüfte nicht nach vorne kippen. Sie können mit Ihrer linken Hand auch noch ein wenig mehr herunterrutschen. So wird die Dehnung im seitlichen Rumpf intensiver. Doch schieben Sie dabei immer die rechte Seite der Hüfte nach hinten, so bleibt Ihr Körper in einer Linie.

Oberschenkelrückseite

Legen Sie ein Bein auf einen Stuhl. Das Bein ist leicht gebeugt und der Fuß entspannt. Mit der Ausatmung neigen Sie den gestreckten Oberkörper mit dem Brustkorb voran nach vorne, bis das Ziehen in der Oberschenkelrückseite gut spürbar ist. Kippen Sie Ihr Becken nach vorne – der Po schiebt sich dabei automatisch nach hinten –, um die Dehnung zu verstärken. Achten Sie darauf, dass der untere Rücken gestreckt bleibt. Sie spüren wenig? Dann strecken Sie das Knie ganz durch. Sie wollen mehr? Dann können Sie zusätzlich noch die Zehen in Richtung Schienbein ziehen. Jetzt kommt der Ischiasnerv unter Zugspannung.

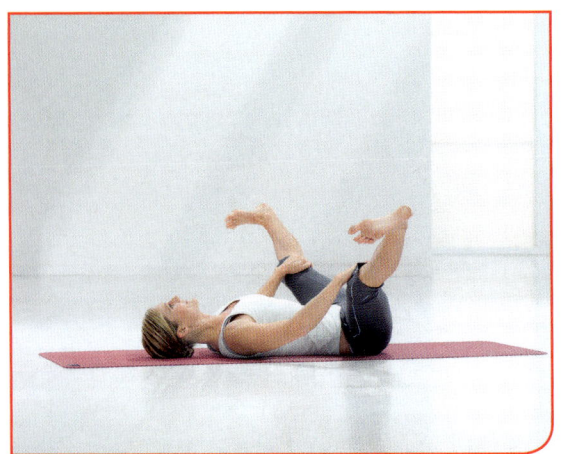 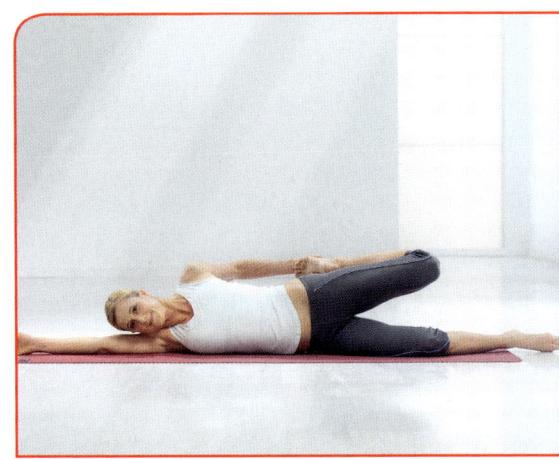

∿ Oberschenkelinnenseite

Auf dem Rücken liegend heben Sie die angewinkelten Beine mit der Einatmung hoch. Die Füße stehen in einer gedachten Linie über der Hüfte. Drücken Sie Ihre Lendenwirbelsäule kräftig in den Boden. Mit der Ausatmung führen Sie die Beine in die Grätsche. Legen Sie Ihre Handflächen an die Innenseite der Oberschenkel und drücken Sie die Beine zusätzlich auseinander. Spüren Sie die Dehnung in der Oberschenkelinnenseite und auch -rückseite. Wenn der Dehnschmerz unangenehm ist, dann stützen Sie die Beine von außen mit den Händen ab. Lassen Sie mit der nächsten Ausatmung die Beine weiter sinken. Dann versuchen Sie, die Knie ganz zu strecken und die Zehen allmählich zu den Schienbeinen zu ziehen, um die Dehnung zu steigern.

∿ Oberschenkelvorderseite

Legen Sie sich auf eine Körperseite. Winkeln Sie das untere Bein leicht an, um stabil zu liegen. Fassen Sie mit der Hand den oberen Fuß am Sprunggelenk oder Fußspann und drücken Sie ihn mit der Ausatmung Richtung Po. Hüfte nicht kippen!

Sie erreichen mit der Hand nicht Ihr Sprunggelenk? Dann nehmen Sie ein Handtuch und schlingen Sie es um den Fuß. Nun das Handtuch mitsamt Fuß zum Po ziehen. Der Oberschenkel bleibt auf der Körperlinie, also das Knie nicht nach oben abspreizen. Sie spüren das Ziehen in Oberschenkel und Hüfte.

Für eine intensivere Dehnung schieben Sie die Hüfte weiter nach vorne und das Knie nach hinten. Der Bauchnabel ist nach innen oben zur Wirbelsäule gezogen, um das Hohlkreuz auszugleichen.

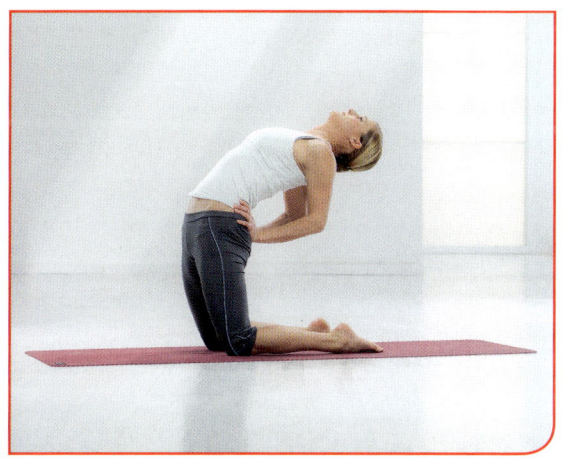 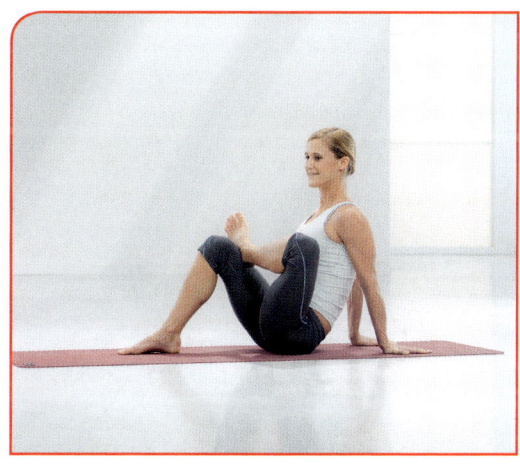

Hüftbeuger

Legen Sie im Kniestand die Handflächen – mit den Daumen zur Lendenwirbelsäule gerichtet – auf Ihre Beckenknochen. Heben Sie das Brustbein nach vorne oben und ziehen Sie sich mit der Einatmung lang. Dann schieben Sie mit der Ausatmung die Schultern nach hinten, die Hüfte nach vorne und drücken die Ellbogen nach hinten zusammen. Den Kopf leicht nach hinten legen und den Hals öffnen. So beschreibt Ihr ganzer Körper einen Bogen, den Sie mit dem Gegendruck der Hände in der Hüfte noch verstärken können. Die Spannung spüren Sie vor allem in der Hüfte, aber auch im Brustkorb.

Po und Oberschenkel

Im Sitz die Hände hinter dem Rücken abstützen und die Beine anwinkeln. Legen Sie einen Fuß auf den Oberschenkel in Knienähe. Beugen Sie das Sprunggelenk an und achten Sie darauf, dass die Außenbänder des Sprunggelenks nicht überdehnt werden. Mit der Ausatmung richten Sie die Hüfte auf und öffnen den Brustkorb. Sie spüren jetzt das Ziehen in der Pobacke und im äußeren Oberschenkel. Ziehen Sie zusätzlich den Standbeinfuß weiter heran. Das Ziehen wird stärker. Noch mehr? Dann wandern Sie mit den Händen ein Stück weit nach vorne, um so den geraden Rücken weiter in Richtung Fuß zu führen. Lassen Sie den Brustkorb dabei geöffnet.

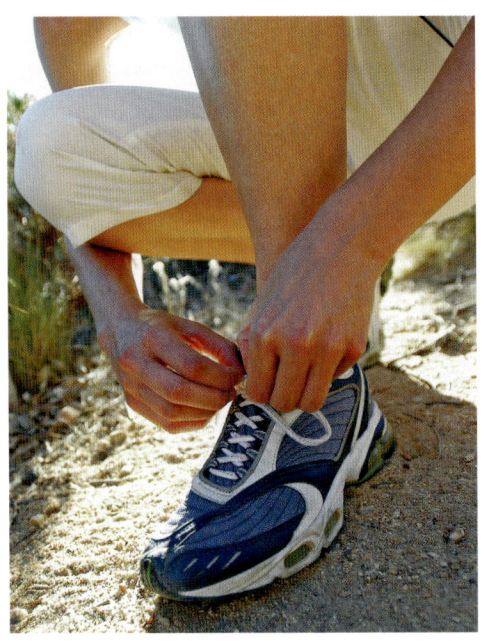

Einfach zum Läufer

Um zu verstehen, weshalb es Menschen gibt, die stundenlang durch den Wald joggen, muss man es mindestens einmal getan haben. Mindestens einmal muss man all die Neuropeptide gespürt haben. Serotonin, die Endorphine, Dopamin ... Und mindestens einmal muss man den Flow in der Bewegung erlebt haben. Joggen ist das Türchen. Das Türchen zum Himmel. Weiß man erst, wenn man einmal drin war.

Schrittweise mehr

Stehen Sie mal kurz auf. Nun laufen Sie bis zum Kühlschrank – und zurück. Zählen Sie die Schritte. Und? Wie viele? Wie oft laufen Sie diese oder ähnliche Strecken am Tag? Zur Toilette. Zum Aufzug. Diese Laufstrecke ist für viele Menschen normal. Und macht am Tag summa summarum 1000 Schritte. Das ist hierzulande normal. Während in den Genen steht: Lauf 40 000 Schritte. Schnell. Jag deinen Braten.

Nun, die Gesundheitsexperten heute sind ja schon mit einem Viertel zufrieden: 10 000 Schritte. Die putzen das Blut durch. Verbrennen überflüssiges Fett. 10 000 Schritte täglich senken das Risiko, an Alzheimer, Demenz, Altersdiabetes, Herzin-

farkt und Krebs zu erkranken. Forscher des Robert-Koch-Instituts fanden heraus, dass nur ein Fünftel der Deutschen sich die für die Gesundheit unbedingt notwendigen zweieinhalb Stunden pro Woche bewegt. Einer von fünf. 2,5 von 168 in der Woche zur freien Verfügung stehenden Stunden.

Wenn Sie künftig die 10 000 Schritte tun, dann täglich – und immer schneller. Geben Sie Gas. Die Gehgeschwindigkeit hängt mit der Lebenserwartung des Menschen zusammen, so eine Studie der Uni Pittsburgh in den USA. Von jung bis alt. Geht ein älterer Mensch nur 0,92 Meter pro Sekunde, hat der eine geringere Lebenserwartung als einer, der sich mit einer Geschwindigkeit von einem Meter pro Sekunde durchs

Leben bewegt. Und wer noch schneller geht ... Womit wir bei einer halben Stunde laufen wären. Leicht, locker, lächelnd. Für den Anfang. Manchmal werden daraus dann zweieinhalb Stunden – ein Marathon. Freilich sollte man den nur als Luxus sehen. Viele davon schenken zwar unbändige Lebensfreude, nagen aber am Immunsystem und damit an der Lebenszeit, heißt es. Gab es da nicht einen Inder, der mit 101 Jahren ... Ach ja, der fing ja erst mit 89 das Marathonlaufen an.

Schrittausgleich

Die Sporthochschule Köln sagt, man dürfe sich ruhig auch zu anderen sportlichen Aktivitäten hinreißen lassen. Und wiegt das mit den Schritten folgendermaßen auf:
- Eine Stunde langsam Fahrrad fahren: 7500 Schritte
- Eine Stunde zügig Fahrrad fahren: 15 000 Schritte
- Eine Stunde langsam tanzen: 6000 Schritte
- Eine Stunde joggen zählt 12 500 Schritte
- Eine Stunde langsam schwimmen: 11 000 Schritte

Die Schrittzahl jeden Tag um 1000 erhöhen

Besorgen Sie sich einen guten alten Schrittzähler oder wenn Sie wollen auch eine neumodische App. Und dann zählen Sie mal einen oder zwei Tage lang, wie viele Schritte sie tun. Wenn Sie einen dritten Tag zählen, werden Sie merken, dass das automatisch schon mehr werden. Denn der Mensch ist ein merkwürdiges Wesen. Was man zählt, wird automatisch wertvoller. Für die Gemütlichen unter Ihnen: Starten Sie mit 1000 Schritten mehr als ihre gewöhnlichen 1000 Schritte. Sie nehmen nicht das Auto zum Bäcker. Parken eine Straße weiter. Laufen eine Runde extra um den Block. Das halten Sie eine Woche lang durch. Dann legen Sie weitere 1000 für die Gesundheit und das Glück und die Jugend drauf. Und das üben Sie dann wieder sieben Tage. So hangeln Sie sich gemütlich weiter, bis Sie bei den wertvollen 10 000 Schritten sind. Das dauert dann halt neun Wochen.

Für alle, für die das zu lange dauert: Sie können auch gleich 10 000 Schritte am Stück laufen. Am besten morgens. Vor dem (richtigen) Aufwachen. In den Laufschuhen. Für die zehn Kilometer braucht man walkend 50 bis 80 Minuten. Wenn Sie die haben, die 10 000 Schritte zu ihrem normalen Tag gehören, dann dürfen Sie ruhig auch am Tempo schrauben. So etwa sechs Minuten braucht man für 1000 Schritte. Sie dürfen natürlich auch nur 30 Minuten locker, lächelnd laufen – und die restlichen 5000 Schritte über den Tag verteilen. Oder Sie machen's gleich so richtig gescheit: Mit dem HIIT-Training auf Seite 177.

Nur nicht zu viel!

Viele Jogger überfordern sich und schaden damit ihrer Gesundheit. Das zeigt eine Studie des Instituts für angewandte Gesundheitswissenschaften in Köln. Gerade im untrainierten Zustand ist die Verletzungsgefahr groß. Und weil das Joggen durch zahlreiche Apps heutzutage stark »digitalisiert« ist, legt kaum ein Läufer noch Wert auf Expertenrat wie diesen: Wer über 35 Jahre ist, sollte sich vor Trainingsbeginn vom Arzt durchchecken lassen, um Fehlstellungen der Gelenke und Vorerkrankungen festzustellen. Außerdem sollte das Training immer dem aktuellen Fitnesszustand angepasst und nur langsam gesteigert werden. Wenn es beim Laufen irgendwo zwickt, dann besser zu früh als zu spät zum Arzt, um Schmerzen und aufwendigen Behandlungen zuvorzukommen.

Der Puls gibt den Takt an

Lernen Sie Ihren Puls kennen: Ihr Puls ist nicht regelmäßig. Er darf nicht regelmäßig sein, denn das gesunde Herz tanzt. Es passt sich an: an Gedanken, Atmung, Gefühle, Gesundheitszustand, Leistungskraft, Lebensfreude – und all das wechselt. Und deshalb haben Sie auch nicht nur einen Puls, sondern viele verschiede-

---

Alltagstauglicher
JUNGBRUNNEN

Legen Sie einen Zahn zu

Schleichen Sie nicht herum. George Clooney sagt: »Je langsamer wir uns bewegen, desto schneller sterben wir. Vertut euch nicht: Bewegung ist Leben.« Und das von einem Filmschauspieler. Der weiß was. Der liest medizinische Fachzeitschriften. Zum Beispiel JAMA. Dort fand sich bei 35 000 Menschen über 65, also Senioren, in neun Studien ein eindeutiger Zusammenhang zwischen Gehgeschwindigkeit und Lebenserwartung.

Und das wird präzisiert: Männer, die sich im höheren Alter kaum noch bewegen, hatten nur noch mit acht Lebensjahren zu rechnen, für flott ausschreitende Frauen, die es beim Gehen auf mindestens 5,7 Stundenkilometer bringen, errechnete sich eine Lebenserwartung von 108 Jahren. Dahinter steckt die Annahme, dass ein langsamer Gang bei Senioren ein Indikator der Gebrechlichkeit sei und damit eine gute Prognose über die Lebensdauer zuließe. Genial.

ne. Und der Puls ist ein wunderbarer Indikator für die Lebenslänge.

Ertasten Sie den Schlag des Lebens am Hals oder am Handgelenk. Mit dem Zeige- oder Mittelfinger. Nicht mit dem Daumen, der hat einen eigenen Pulsschlag. Spüren Sie ihn? Das ist die Druckwelle, die sich im Blutgefäß ausbreitet, nachdem sich Ihr Herz zusammengezogen hat. Nun legen Sie eine Uhr mit Sekundenzeiger neben sich.

Der Ruhepuls

Der Ruhepuls gibt nicht nur Auskunft über Fitness, Trainingszustand und Herz-Kreislauf-System, sondern auch über das Immunsystem. Wenn eine Erkältung (oder was anderes Ungesundes) im Anmarsch ist, erhöht sich der Ruhepuls – bevor man überhaupt wahrnimmt, ob es kratzt, fiebert, schnupft oder zwickt.

So messen Sie: Messen Sie morgens, bevor Sie aufstehen, noch im Bett liegend. Entspannen Sie sich. Sobald der Sekundenzeiger auf zwölf Uhr steht, zählen Sie Ihre Pulsschläge 15 Sekunden lang. Multiplizieren Sie die Zahl mit vier. Die Messung viermal wiederholen, zusammenzählen, durch vier teilen.

Achtung: Blutdruck- oder Kreislaufmedikamente beeinflussen die Herzfrequenz genauso wie schlechter Schlaf oder wenn einen die Schwiegermutter aus dem Tiefschlaf holt. Bei 80 bis 90 Schlägen, soll-

ten Sie mit Ihrem Arzt sprechen. 70 Schläge sind normal, besser nur 60. Menschen mit einem Ruhepuls von 50 und darunter sind superfit. Das Sportlerherz arbeitet zwar viel langsamer, aber dafür kräftiger. Ein niedriger Ruhepuls verlängert tatsächlich das Leben.

Der Erholungspuls

Der Erholungspuls zeigt, wie schnell sich der Puls nach sportlicher Belastung erholt. Je rascher er abfällt, umso trainierter sind Herz und Kreislauf. In der Praxis messen Sie unmittelbar nach einer hohen Trainingsbelastung den Puls (Belastungspuls) und nach einer Minute nochmals (Erholungspuls). Die Differenz zwischen Belastungspuls und Erholungspuls ist der Messparameter, wie schnell sich das Herz erholt. Gut sind 30 Schläge, und darunter: mäßig. 40 Schläge sind sehr gut, super wird's ab 50 Schlägen. Wenn Sie diese Messung regelmäßig im Rahmen der Trainingseinheiten durchführen, ist der Trainingsfortschritt deutlich messbar.

Verstehen Sie Ihren Maximalpuls

Je mehr man sich beim Training oder im Wettkampf anstrengt, desto mehr Sauerstoff brauchen die Muskeln, desto mehr Blut muss durch die Adern fließen, desto schneller muss das Herz schlagen – der Puls steigt.

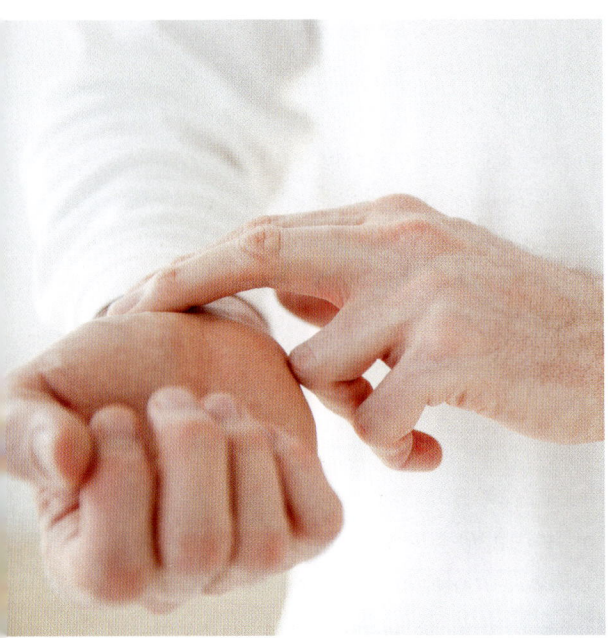

Ertasten Sie den Schlag des Lebens am Hals oder am Handgelenk. Mit dem Zeige- oder Mittelfinger.

So bestimmen Sie Ihren Maximalpuls:

Maximalpuls = 210 minus ½ Alter in Jahren minus 11 Prozent Körpergewicht in Kilo plus 4 für Männer (plus 0 für Frauen).

Beispiel: Eine 38-jährige Frau mit 52 Kilo hat einen Maximalpuls von 210 minus 19 minus 5,72 plus 0 = 185

Der Belastungspuls

Ihr Puls ist optimal, wenn Sie Ihren erhöhten Puls noch deutlich tasten können, wenn Sie leicht schwitzen, schnell, aber noch gleichmäßig atmen, sich trotz der Anstrengung wohl fühlen und sich noch un-

terhalten können. Das liegt zwischen 120 und 150, je nach Alter und Ruhepuls.

Achtung: Wenn Sie übermäßig schwitzen, unter Schwere- oder Schwächegefühlen, gar Schwindel leiden, sind Sie viel zu weit gegangen. Sportler erreichen übrigens eine Herzfrequenz von 200 Schlägen pro Minute.

Der Grenzpuls

Der Grenzpuls liegt direkt unter dem Bereich, in dem der Körper mehr Milchsäure (Laktat) bildet, als er wegschaffen kann. Das findet der Sportmediziner per Laktattest heraus. Er belastet einen auf dem Fahrrad oder dem Laufband – und holt alle paar Pulsschläge höher einen Tropfen Blut aus dem Ohrläppchen und misst den Laktatspiegel. Nach dem Belastungstest kann er ablesen, bei welchem Pulsschlag Ihr Laktatwert auf 4 mmol/l angestiegen ist. Und das ist der Puls, bei dem Sie umschalten von Fettverbrennung auf Kohlenhydratverbrennung. Vom aeroben Stoffwechsel auf anaeroben.

Normallaufpuls: Findet der Arzt heraus, dass Sie bei Puls 140 Ihre 4 mmol/l Milchsäure produzieren, dann laufen Sie künftig unter 140. Laufen Sie zwischen 130 und 140. Je näher an 140, desto effektiver verbrennen Sie Kalorien – und zwar viel Fett und nur wenig Kohlenhydrate.

HIIT-Sprint-Puls: Da gehen Sie mit dem Puls kurzfristig hoch auf 95 Prozent ihres

Maximalpulses. Dann, wenn Sie beim Fitnesscheck waren. Und der Doc »okay« sagt.

Meditationslaufpuls: Wenn Sie irgendwann Ein- oder Zwei-Stunden-Läufe machen, sollten Sie Ihren Puls bei Laktat 2 kennen. Denn diese langen Läufe laufen Sie ganz, ganz langsam. Sie können einige Schläge unter Ihrem Grenzpuls auch zwei oder drei oder vier Stunden laufen, Fett verbrennen, halt sehr langsam, ohne dass Ihr Körper sauer reagiert.

Der stets neue Puls

Den Laktatwert sollten Sie nach drei Monaten wieder kontrollieren, weil Ihr Grenzpuls sich durch das Training stark verändert. Sie können nach zwölf Wochen schneller laufen – wenn Sie das wollen. Denn Ihr Grenzpuls, bei dem Ihr Körper mehr Milchsäure produziert, als er abbauen kann, steigt.

Das Forever-Young-Leichtlauf-Training

Die Kunst zu laufen hängt an der Kunst, sich zu mögen – und nicht daran, irgendeiner Anerkennung hinterherzulaufen. Profilneurosen haben in den Laufschuhen nix verloren. Das ist mühsam, und das sieht man. Wenn Sie auf dem Weg, ein »richtiger« Läufer zu werden, ein paar Kilos verlieren und ein paar nette Komplimente ernten, macht Sie das glücklich, aber hält Sie nicht in den Laufschuhen. Da braucht

es ein kleines bisschen mehr. Spaß. Fühlen. Ein kleines bisschen süchtig werden. Weil man immer Flow haben will. Jeden Tag. Spaß an der Anstrengung haben will. Nur: Muss man erleben … und einfach mal loslegen. Probieren Sie es aus. Gleich. Jetzt. Dort wo Sie stehen. Schuhe aus und ab durch die Wohnung.

Haltung annehmen

Lächeln Sie und spüren Sie, wie sich durch das Lächeln die Spannung im Gesicht und Nacken angenehm verändert. Lehnen Sie sich nach vorne, ohne in der Hüfte abzuknicken. Dazu brauchen Sie ein wenig Körperspannung in Hüfte und Bauch. Ihr Brustkorb richtet sich auf, und die Rippen bekommen Platz. Bauch und unterer Rücken werden lang. Denken Sie sich dazu einfach einen Faden, an Ihrer Schädeldecke befestigt, der Sie nach oben und leicht nach vorne zieht. Richtig ist, wenn Sie das Gefühl haben, dass Sie ein klein wenig nach vorne fallen. Lassen Sie es zu, und jetzt mit kleinen – wirklich kleinen – Schritten das Fallen sanft tippelnd aufhalten. So landen Sie weich mit dem Vorderfuß am Boden.

Wer mit krummem Rücken und eingezogenem Hintern große Schritte nach vorne macht, vor den Körperschwerpunkt, bremst den Vortrieb ab und donnert auf die Ferse. Kennt jeder. So laufen viele Schritt für Schritt durchs harte Leben. Hart mit der

Ferse am Boden. Mit angezogener Bremse. Das hat nichts mit Rückenwind, mit einem leichten und weichen Laufstil zu tun.

Um die Schritte klein und flink zu halten, denken Sie einfach, dass der Boden heiß ist, Ihre Füße so wenig wie möglich Zeit am Boden verbringen wollen. Das macht die Schritte automatisch kürzer und schneller. Sie und Ihre Laufmuskeln werden flinker und wendiger. Das ist Koordinationstraining pur für Ihre Beine.

Zu schnellen Beinen gehören flinke Flügel. Wenn die Schritte kurz und schnell werden, müssen auch die Arme schneller im Takt der Beine schwingen. Dazu einfach Unterarme und Hände ein wenig höher halten. Sodass sie mindestens einen 90-Grad-Winkel – wenn nicht weniger – in den Ellenbogen haben. Mit den so kürzer gewordenen Armen können Sie schneller schwingen. Versuchen Sie es gleich mal. Laufen Sie mit kurzem Armpendel und dann mal mit langen Armen. Ein riesiger Unterschied. Der sich auch auf die Schrittfrequenz auswirkt.

So, jetzt steht nichts mehr im Weg, außer der Wohnzimmertisch. Ab vor die Tür. Laufen Sie einfach los. Laufen Sie und denken Sie nur an diese beiden Bilder: Der Boden ist heiß! Der Faden zieht mich nach vorne oben! Fühlen Sie sich gezogen. Lassen Sie laufen. Und wenn es nur für ein paar Minuten ist. Lassen Sie sich Zeit. Nehmen Sie kindliche Neugier und Forschergeist mit auf Ihre Laufstrecke. Lassen Sie den Perfektionismus, alles besser und schneller können zu wollen, daheim.

Richtig atmen

Der sitzende Mensch atmet nur ein Zehntel des möglichen Lungenvolumens ein. Die Atmung ist flach und kann sich nicht bis in die Lungenspitzen und den Bauchraum ausdehnen. Bei einem Spaziergang erhöht sich diese Menge schon auf das Zweieinhalbfache, beim Laufen steigt das Lungenvolumen auf das Zehn- bis Zwanzigfache an. Also atmen Sie tief in den offenen aufrechten Brustkorb. Ihr Atem passt sich automatisch an Ihre Schrittfrequenz, an Ihre Herzfrequenz an. Alles taktet sich ein. Dafür sorgt Ihr vegetatives Nervensystem.

Die Atemfrequenz ist aber auch abhängig von Ihrer Leistungsfähigkeit, Ihrem Tempo. Das heißt für Sie: Probieren Sie es aus.

Eine kleine Regel allerdings gibt es: Legen Sie mehr Wert auf die Ausatmung. Je tiefer Sie ausatmen, desto leichter und tiefer ist die Einatmung. Denn die Lunge funktioniert wie ein Blasebalg. Nur wenn Sie den Blasebalg ganz leer machen, kann er sich wieder voll auffüllen. So ist es mit der Lunge auch.

Laufen Sie acht Schritte pro Atemzug, befinden Sie sich sicher im Sauerstoffüberschuss. Ihre Muskeln verbrennen Fett.

Bei sechs Schritten pro Atemzug befinden Sie sich im Bereich nahe der aerob/

anaeroben Schwelle, also gerade noch im Sauerstoffüberschuss. Hier verbrennen Fette mit Turboantrieb.

Bei vier Schritten pro Atemzug ist es aus mit Fettverbrennung. Sie japsen, keuchen, sind in Sauerstoffnot. Ihr Körper. Ihre Muskeln werden sauer, überflutet mit Laktat. Auch das wollen Sie ab und zu. Beim hochintensiven Intervalltraining (HIIT).

Wie viel soll's denn sein?

Ja, eigentlich haben wir einmal gefühlt, wie viel Laufen unserem Körper gut tut. Aber das haben wir verlernt. Wir sind meist nur am Funktionieren. Also brauchen wir Regeln, an die wir uns halten können. Vor allem als Laufanfänger:

Gehen Sie jeden Tag. Täglich. Siebenmal in der Woche. Denn um eine Gewohnheit zu etablieren, das Laufen zu automatisieren, brauchen Sie die Dosis täglich. Starten Sie mit einer winzigen Dosis. Laufen Sie fünf Minuten oder auch als Intervall fünfmal eine Minute mit Gehpausen dazwischen. Das reicht. Und wenn selbst das zu viel ist, dann eben nur zwei Minuten, die Sie in einen Spaziergang einbauen. Wenn Sie das täglich machen und jeden Tag die Dosis um eine Minute erhöhen, sind Sie innerhalb von zwei bis vier Wochen auf einer halben Stunde. 30 Minuten leicht laufen. Und diese 30 Minuten, die behalten Sie bei. Das ist dann Ihre tägliche Dosis Leichtlauf-Training. Die sie freilich irgend-

wann mit HIITs anreichern. Mit Bergläufen. Mit Traumläufen. Mit mehr Zeit, mehr Intensität, mehr Spaß …

Bitte anstrengen!

Sie können loslaufen. Dann haben Sie am nächsten Tag Muskelkater. Wenn Sie Anfänger sind. Zeigt: Sie machen ein hochintensives Training. Muskeln wachsen. Entwickeln Stärke, Jugend und Kraft. Nun, das funktioniert ein paarmal. Dann haben Sie keinen Muskelkater mehr. Das Training ist nur noch ein Ausdauertraining. Bekommt Ihrem Herzen gut, Ihrer Laune … doch mehr davon haben Sie, wenn sie hochintensive Intervalle einbauen ins Training: nennt sich in Fachkreisen HIIT. High-Intensitiy-Intervall-Training. Heißt: den Muskel fordern – und fördern. Den Kreislauf natürlich auch.

In der Kürze liegt die Würze

»Zehn einminütige Sprints auf einem Standard-Radtrainer mit etwa einer Minute Pause dazwischen, dreimal in der Woche, funktionieren beim Muskelaufbau genauso gut, wie viele Stunden auf dem Rad im weniger anstrengenden Bereich.« So erklärt uns der kanadische Forscher Professor Martin Gibala das Fazit seiner Studie. Neu an dieser Studie ist, dass die Intensität des HIIT-Trainings weniger hoch sein muss, als bisher angenommen. Eine Belastung von 95 Prozent der maximalen Herzfrequenz reicht schon. Das ist immer noch anstrengend, aber auch für ältere, weniger fitte Einsteiger besser geeignet.

So ein hochintensives Intervalltraining können Sie überall absolvieren. Auf dem Fahrrad, im Wald, auf dem Laufband, dem Crosstrainer, mit dem Springseil oder im Schwimmbad. Wichtig ist: Der Puls darf hoch sein! Und noch ein wenig höher. Haben Sie keine Angst vor der Anstrengung. Dafür steht natürlich der übliche Satz: Gehen Sie vorher zum Arzt und lassen Sie sich durchchecken ... Am besten zum Sportmediziner, der sich mit HIIT auskennt.

Wissen Sie, wie ich das mache? Ich laufe einfach los – und baue meine HIIT-Intervalle nach Gefühl ein. So wie es mir an diesem Tag gerade taugt. Losdüsen, sprinten, fliegen: Minimum sieben Sekunden. Oder 40 Meter. Dürfen aber auch 30 oder 60 Sekunden sein. Kommt auf die Fitness an. Kann man auch immer mal wieder einfach in den Alltag einbauen. Maximal anstrengen. Dann locker weiterleben.

Anstrengung. Iiiiiiih, bäääääääääh ... Was haben ich denn da davon? Während der Stoffwechsel nach einem lockeren Läufchen schnell wieder herunterfährt, verbrennt man nach Ende einer kurzen, aber intensiven Trainingseinheit über Stunden weiter mehr Energie – durch den Nachbrenneffekt. Und: Der Körper schüttet mehr vom jede Zelle verjüngenden Wachstumshormon aus. Sie tanken also Jugend, Kraft, Stärke in kurzer Zeit. Genau. Sie

sparen Zeit. Denn wenn Sie nur langsam, locker, lächelnd laufen, müssen Sie das mindestens 30 Minuten tun. Das HIIT-Training verkürzt den Lauf auf die Hälfte. Oder: verdoppelt die Effekte.

Der Aufbau des HIIT-Trainings

➤Hochintensive Phase: Sie gehen laufend, schwimmend, springend an die Belastungsgrenze. 10 bis 15 Sekunden im »Alles-was-geht-Modus« reichen anfangs absolut aus. Wer mehr will, darf sich wochenweise steigern. Erst auf 20, dann auf 30 Sekunden, das kann mitunter auch bis zu 90 Sekunden sein.

➤Erholungsphase: Anschließend erholen Sie sich im Aktivmodus. Nämlich bewegt. In einem sehr lockeren Tempo, bis man sich fit fühlt für die nächste Belastungsphase. Und das dauert etwa die vierfache Zeit des Intensivintervalls.

Woher weiß ich, dass HIIT wirklich funktioniert?

Tatsächlich wurde die Wirksamkeit von HIIT schon Mitte der 90er-Jahre wissenschaftlich nachgewiesen. Die Forscher teilten 27 untrainierte Probandinnen und Probanden in zwei Gruppen auf. Gruppe 1 absolvierte ein 20-wöchiges herkömmliches Ausdauertraining (4 bis 5 Einheiten pro Woche à 30 bis 45 Minuten), Gruppe 2 ein 15-wöchiges HIIT (3 Einheiten pro Woche, je max. 20 bis 25 Minuten Trainingsdauer). Ergebnis der

Studie: Obwohl beide Gruppen nach Ende der Studie ein vergleichbares Körpergewicht hatten, hatte die HIIT Gruppe 2 jedoch einen deutlich niedrigeren Körperfettanteil im Unterhautfettgewebe, der um den Faktor 6 niedriger war als bei Gruppe 1.

Das HIIT-Einsteigerprogramm für Läufer

Für all die, die noch ein bisschen brauchen das Ganze einfach mit Gefühl anzugehen, ein kleines Programm. Absolvieren Sie ihr HIIT-Training an drei Tagen pro Woche. Bitte immer mindestens einen Tag locker bewegen zwischen den Einheiten. Und ob Sie im Wasser, im Wald, im Wohnzimmer oder auf der Bahn trainieren, egal, Hauptsache Sie trauen sich. Und spüren den Erfolg. Drei Tage die Woche trainiert man intensiv. Die restlichen vier Tage bewegen Sie sich meditierend nach Lust und Laune.

Und Sie hängen natürlich immer das Dehnprogramm dran.

DER PRAXIS-PLAN

Woche 1
Einlaufen: **5 MIN.** • Sprinten: **10 SEK.** • Locker Laufen: **2 MIN.**   *6 Intervalle*

Woche 2
Einlaufen: **5 MIN.** • Sprinten: **15 SEK.** • Locker Laufen: **3 MIN.**   *6 Intervalle*

Woche 3
Einlaufen: **5 MIN.** • Sprinten: **20 SEK.** • Locker Laufen: **3 MIN.**   *5 Intervalle*

Woche 4
Einlaufen: **5 MIN.** • Sprinten: **25 SEK.** • Locker Laufen: **3 MIN.**   *5 Intervalle*

Kommen Sie damit gut zurecht, können Sie weiter steigern. Sowohl über die Anzahl der Intervalle als auch über die Zeit der Intervalle. Falls Ihnen das Programm zu intensiv ist, so verringern Sie die Anzahl der Intervalle und bleiben Sie eventuell etwas länger bei Woche 1. Gehen Sie erst zur nächsten Woche über, wenn Sie sich fit genug fühlen.

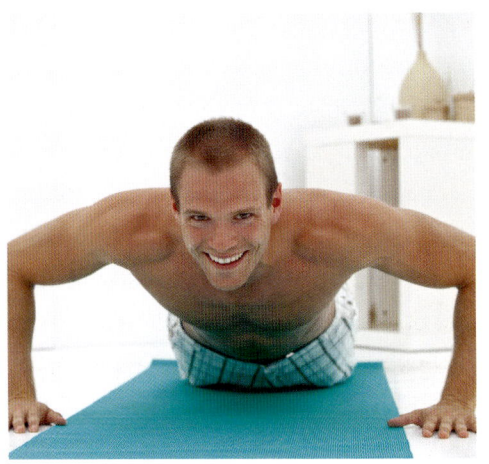

Muskeln – hausgemacht

Es gibt unendlich viele Wege, um mit minimalem Aufwand das höchste Ziel zu erreichen: Lebensglück und mehr Lebensenergie. Sie wissen nun: maximale Anspannung. Sieben Sekunden reichen. Die kann man mehrmals hintereinander schaffen.

Eine Kniebeuge ist genug

Ein Goldstück, ein wahres Highlight, lese ich soeben in der *Fitness Tribune*. Die Erkenntnis stammt von Arthur Jones, bekannt für seine medizinische Kräftigungstherapie. Geschrieben hat das Werner Kieser, der ungekrönte König. Der Muskelphilosoph.

Unglaublich unser Körper. Wenn ein 180 Zentimeter großer Mann von 70 Kilogramm täglich nur eine einzige Muskelübung macht, nämlich die »tiefe Kniebeuge«, dann kann er in einem einzigen Jahr 22 Kilogramm an Muskelmasse zunehmen. Und jetzt kommt's noch unglaublicher: Alleine durch diese eine Übung wächst die Muskulatur im ganzen Körper. Das Wachstum findet also nicht nur an dem einen Bein statt, wie man vermuten könnte, sondern an den Schultern, den Armen, dem Rücken, dem Po ... Hat der 70-Kilo-Mann vorher einen Oberarmumfang von sagen wir 32 Zentimetern, beträgt dieser Umfang nach einem Jahr 38 Zentimeter. Obwohl er nur das Bein beübt hat.

Finden Sie das nicht sensationell? Wie unser Körper uns verwöhnt, wenn wir ihn nur darum bitten ...

Die Beine müssen ran!

Dieses Zusammenwirken ist übrigens der Grund, dass man beim Training von, sagen wir, nur dem Oberkörper nach einiger Zeit nicht mehr weiterkommt. Man muss zusätzliches Beintraining machen, um die Oberkörpermuskulatur über eine bestimmt Grenze hinaus weiter wachsen zu lassen. Im Einzelnen wissen wir:
► Je größer die trainierte Muskelmasse, desto größer der indirekte Effekt, also das Wachstum der weiter entfernten Muskulatur.

► Je größer der räumliche Abstand vom trainierten zum nicht trainierten Muskel, desto geringer dieser indirekte Effekt.

► Deswegen umfasst ein gutes Trainingsprogramm möglichst alle Hauptmuskeln des Körpers.

► Das Hauptaugenmerk aber sollte man – wenn man zeitlich eingeschränkt ist – auf die großen Muskeln richten.

Minuten-Muskeln?

Muskeltraining kostet Zeit? Ja, das stimmt! Oder Anstrengung. Stimmt auch! Wenn Ihnen also Ihre Zeit zu kostbar ist, dann strengen Sie sich einfach ein bisschen mehr an.

HIIT gibt es nicht nur für die Ausdauer, sondern auch für den Muskelaufbau. HIIT heißt schnell, intensiv, erschöpfend und hocheffektiv. Es reichen dreimal die Woche sechs Übungen. Das sind die Königsübungen aus meinem Forever-Young-Krafttrainingsprogramm. Und jede dieser Übungen machen Sie nur ein einziges Mal. Aber dieses einzige Mal bis zur Erschöpfung. Und Sie wissen, wenn Sie erschöpft sind, geht immer noch ein bisschen was. Das ist der Satz, den Sie beim Training im Kopf haben sollten.

Wir nutzen nur unser Körpergewicht. Wenn Sie passionierter Fitnessstudiogänger sind, so können Sie das Prinzip eins zu eins auch an den Geräten, mit Gewichten anwenden.

HIIT unter Forschers Lupe

Prof. Martin Gibala und sein Team an der McMaster Universität ließen zwei Studentengruppen parallel ackern: Die eine Gruppe stemmte mehrere Stunden pro Woche die Eisen im Fitnessstudio, während die andere Gruppe sich nur zweimal in der Woche blicken ließ, um dann allerdings kräftig in die Eisen zu hauen und die Muskulatur innerhalb kürzester Zeit zu erschöpfen. In beiden Gruppen waren die Muskeln in fast gleichem Umfang gewachsen. Die Vieltrainierer verzeichneten einen winzigen Vorteil, was natürlich den Arbeitsaufwand nicht rechtfertigte.

Doch warum schlägt die schnelle Schinderei überhaupt so gut an? Weil Muskeln nur dann rapide wachsen, wenn sie über ihr Versagen hinaus, über ihre Belastungsgrenze hinaus geschunden werden. Das ist anstrengend! Wenn Sie Ihre Belastungsgrenze erreichen und sie eigentlich schon aufhören wollen, dann geht es erst so richtig los … für den Muskel. Genau in diesem Moment heißt es, die Gewichte oder die Stellung noch ein paar Sekunden länger zu halten bzw. zwei, drei Wiederholungen mehr zu machen. Nur so kehren die Muskeln nicht wieder auf ihr altes Leistungsniveau zurück, sondern bleiben darüber – ähnlich einem Knochen, der nach einer Fraktur eine Zeitlang an der Bruchstelle dicker ist. Der Körper schafft eine Art Reservedepot für schlechte Zeiten.

Das Forever-Young-
HIT-Muskeltraining

Die Grundregeln

1 Es geht um Körpergefühl, um Konzentration. Und vor allem um MOTIVATION, den Willen durchzuhalten, egal auf welchem Kraftniveau Sie sich gerade befinden.

2 Der ganze Körper macht mit. Bauen Sie, bevor Sie die Übung starten, eine Grundspannung im ganzen Körper auf. Die Sie die ganze Übung durch im Auge behalten.

3 Machen Sie die Übung einmal, einen Satz lang. Und laaaaangsam. Jede Wiederholung sollte ca. zehn Sekunden dauern. Z. B. vier Sekunden anheben, zwei Sekunden halten, vier Sekunden absenken. Wichtig: Bis zur Erschöpfung. Sie spüren am nächsten Tag kein leichtes Muskelziehen? Dann haben Sie nicht bis zur Erschöpfung gearbeitet. Auch an die Belastungsgrenze und darüber zu gehen muss gelernt sein. Bleiben Sie dran.

4 Sich richtig anstrengen. Was heißt anstrengend? Welches Körpergefühl verbinden Sie damit? Saure und schwere Muskeln? Zittern? Schweißperlen auf der Stirn? Sie liegen vollkommen richtig. Nur: Dem einen zittern die Oberschenkel schon nach sieben Kniebeugen, während der andere nach 20 Kniebeugen noch fröhlich pfeift. Also: Fühlen Sie! Und gehen Sie über Ihre Belastungsgrenze. Das ist nicht einfach. Ist aber auch trainierbar. Das merken Sie nach ein paar Trainingseinheiten.

5 Nein, Sie brauchen keine Wiederholungszahlen, sondern nur die maximal mögliche Anstrengung. Sprich: Sie machen die Übung so lange, bis Sie und Ihre Muskeln nicht mehr können. Aber bitte noch nicht aufhören, denn zwei, drei weitere Wiederholungen gehen noch. Und das ist das Geheimnis des hochintensiven Intervalltrainings.

6 Wie kommen Sie über Ihre Belastungsgrenze? Es gibt mehrere Möglichkeiten, dem Schmerz, der uns zum Aufhören zwingt, ein Schnippchen zu schlagen. Es ist unsere Natur, Schmerz zu vermeiden, dann brechen wir die Übung ab. Besser ist, ein wenig zu mogeln. Wir führen die Bewegung nicht mehr im vollen Umfang aus und verkürzen die Wege. Und das ist gut so, denn so schaffen wir noch ein paar Wiederholungen mehr. Wer mag, kann auch einfach nur in der Stellung, die anstrengend ist, verweilen, um so das Letzte aus dem Muskel rauszuholen.

7 Variationen für mehr. Mit der Zeit merken Sie, dass ihr Muskel mehr Leistung bringt, die Übungen fallen Ihnen viel leichter. Dann ist es an der Zeit, die Variationen, die es für jede Übung gibt, auszuprobieren. Ihre Muskeln wollen mehr, wollen neu gefordert werden.

8 Atmen Sie immer durch die Nase ein und aus. Versuchen Sie, die Ausatmung zu verlängern. Dadurch atmen Sie automatisch auch intensiver ein. Durch die verlängerte Atmung führen Sie die Bewegung bewusster und langsamer aus. Sie passen die Bewegung an die Atmung an. Sie arbeiten ohne Schwung und mit höchster Konzentration. Versuchen Sie bewusst, den Atem durch die Nase fließen zu lassen, auch wenn die Muskeln zittern und sauer werden.

9 Gerade Haltung einnehmen, um eine Grundspannung in Rumpf und Hals zu bringen. Fühlen Sie sich gleich mal in die richtige Haltung hinein. Nicht nur lesen. Ausprobieren.

Ziehen Sie Ihr Kinn leicht in Richtung Hals und den Hinterkopf nach oben – das streckt Ihre Halswirbelsäule. Jetzt spüren Sie eine leichte Dehnung im Nacken.

Für eine gerade Brustwirbelsäule ziehen Sie die Schultern leicht nach hinten unten. Sie spüren eine Spannung im oberen Rücken. Ihr Brustbein hebt sich.

Für eine aufgerichtete Lendenwirbelsäule ziehen Sie den Bauchnabel leicht nach innen oben. Sie spüren, wie sich dadurch auch die Hüfte aufrichtet.

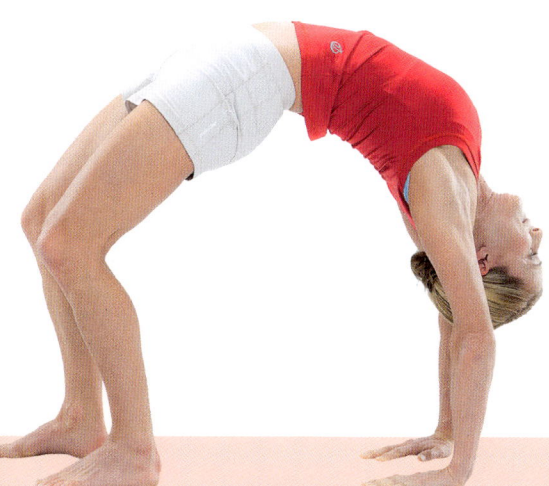

Die Kniebeuge

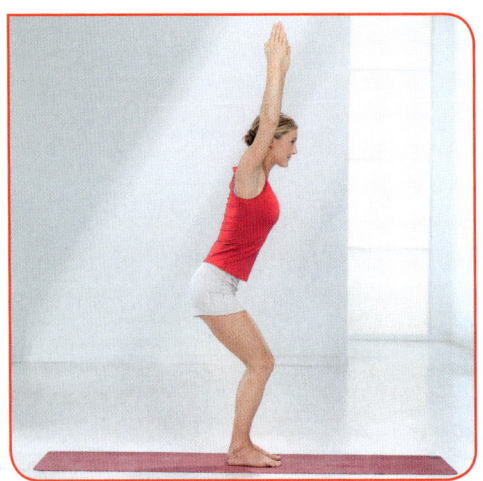 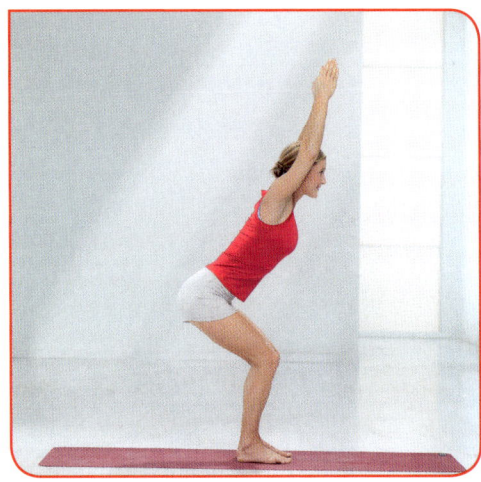

Ausgangsstellung Ausgangsstellung: Füße hüftbreit auseinanderstellen. Senken Sie den Po nach unten ab und führen Sie den Oberkörper mit einer guten Bauchspannung leicht nach vorne. Die Knie möglichst nicht nach vorne über die Zehen schieben. Strecken Sie die Arme schulterbreit in Verlängerung zum Körper. Die Handflächen zeigen zueinander. Blicken Sie nach vorne.

Übung Heben Sie mit der Einatmung den Po leicht an. Aber wirklich nur ganz leicht. Und senken Sie ihn mit der Ausatmung wieder leicht ab. Atmen Sie fließend, während Sie die Spannung in Oberschenkeln und Rücken spüren.

Wie oft? Bis die Oberschenkel brennen. Und die Arme auch. Kurze Pause, dann noch einmal.

Wichtig! Ziehen Sie den Bauchnabel nach innen oben. Das bewahrt Sie davor, zu stark ins Hohlkreuz zu gehen. Ziehen Sie die Schultern trotz kopfüber gestreckter Arme nach unten, um den Nacken lang zu ziehen. Ist Ihnen das zu anstrengend? Dann legen Sie die Hände vorerst in den Nacken und ziehen die Ellbogen nach außen.

Der Stütz

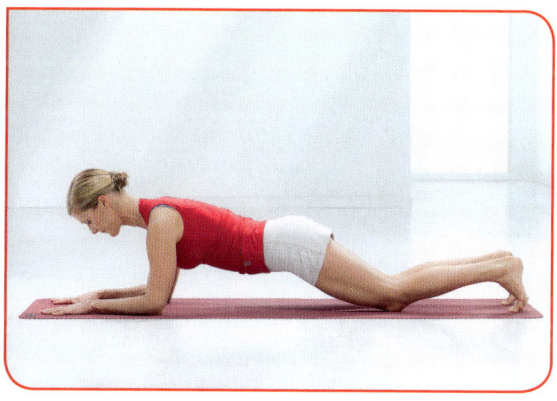
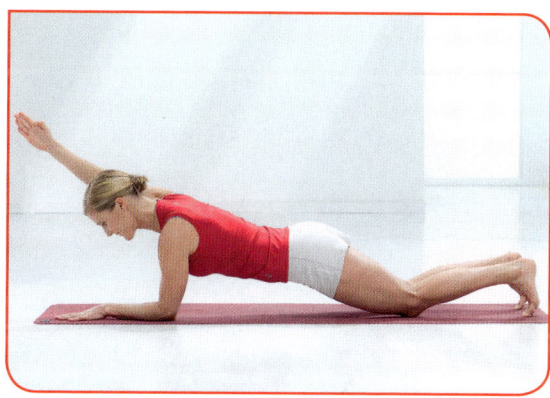

Ausgangsstellung Legen Sie sich bäuchlings auf den Boden. Ziehen Sie die Ellbogen nah am Oberkörper unter Ihre Schultern. Unterarme und Handflächen liegen vor Ihnen auf dem Boden. Zehen aufstellen. Mit der Einatmung heben Sie den Po an. Die Knie bleiben am Boden. Schultern, Hüfte und Knie sind auf einer Geraden.

Übung Mit der nächsten Einatmung verlagern Sie das Gewicht nach links und strecken den rechten Arm in Verlängerung zum Körper aus. Ausatmend führen Sie den Arm zurück. Einatmen, linken Arm strecken usw.

Heben Sie in der Ausgangsstellung zusätzlich die Knie an. Wandern Sie mit den Zehen ein bisschen näher Richtung Po und ziehen Sie dabei die Fersen in Richtung Boden. Nun mit der Einatmung wieder einen Arm strecken. Ausatmen, zurückführen. Einatmen, den anderen Arm strecken.

Noch nicht genug? Dann strecken Sie zusätzlich das diagonale Bein. So wird die Übung zu einer kleinen Akrobatiknummer für das Gleichgewicht.

Tipp Lassen Sie sich vor einem Spiegel oder einem Partner mal überprüfen, ob Sie wirklich in einer geraden Linie über dem Boden schweben. Manchmal trügt nämlich das Körpergefühl.

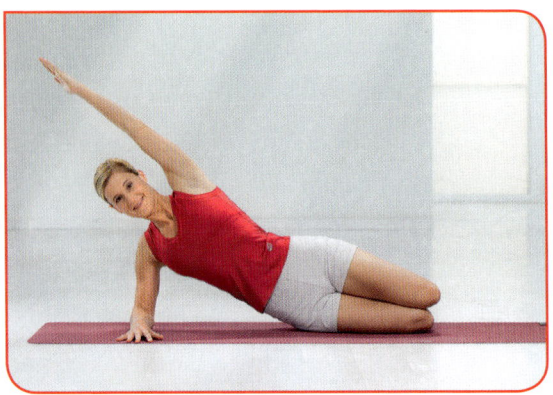 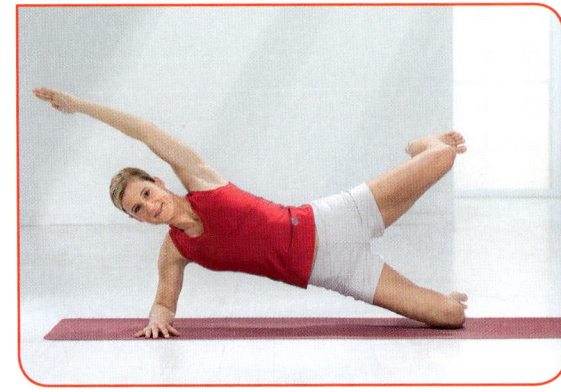

Ausgangsstellung Legen Sie sich auf die Körperseite. Strecken Sie sich so, dass Ihr Körper eine Linie bildet. Stützen Sie Ihren Oberkörper mit dem Unterarm genau unter der Schulter ab. Dann strecken Sie den oberen Arm in Verlängerung zum Körper aus.

Übung Heben Sie mit der Einatmung die Hüfte möglichst hoch. Und heben Sie dann das obere Bein an. Mit der Ausatmung Bein leicht absenken. Einatmen und hochheben …

Variation 1 Heben Sie das obere Bein an, Zehen zum Schienbein ziehen, und halten Sie es dort. Heben Sie nun die Hüfte einatmend an und dann ein Stück senken und ausatmen. Einatmen, hochheben, ausatmen, senken …

Variation 2 Geben Sie Ihre Hand auf den Boden anstatt den Unterarm. Strecken Sie Ihren Arm und heben Sie die Hüfte hoch. Heben und senken Sie die Hüfte im Rhythmus Ihres Atems.

Tipp Als Gleichgewichtsübung für gut Fortgeschrittene heben Sie zusätzlich das obere gestreckte Bein ab und balancieren Sie so auf Hand und Füßen.

Das Boot

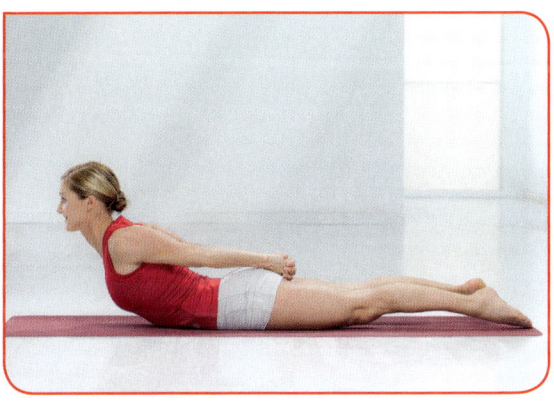
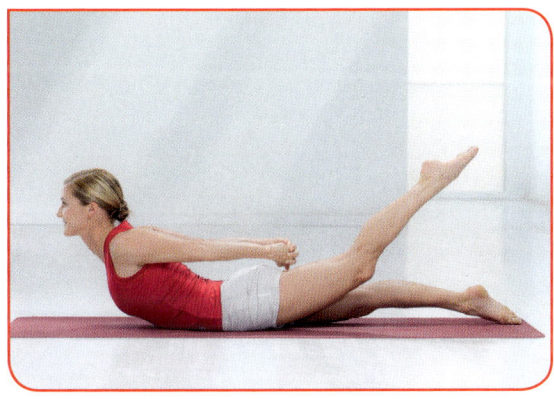

Ausgangsstellung Legen Sie sich auf den Bauch. Verschränken Sie die Finger hinter dem Rücken. Strecken Sie die Arme weit Richtung Beine. Spannen Sie den Po an und strecken Sie die Zehen von sich weg.

Übung Öffnen Sie mit der Einatmung den Brustkorb und schieben ihn nach vorne. Schieben Sie den Brustkorb vor allem nach vorne – nicht zu sehr nach oben. So kommen Sie nicht zu sehr ins Hohlkreuz. Gleichzeitig ziehen Sie die Hände weiter in Richtung der Beine. Der Blick geht nach vorne. Nun im Atemrhythmus die Beine abwechselnd leicht heben und senken. So im Atemrhythmus weiter üben.

Wie lange? Bis Sie nicht mehr können – und noch ein bisschen länger. Lassen Sie den Atem trotz Anstrengung fließen.

Variation 1 Sie können beide Beine gleichzeitig gestreckt nach oben heben und halten. Einatmend ziehen Sie die Hände Richtung Po, öffnen den Brustkorb und ausatmend wieder ein wenig zurück. Halten Sie die Beine gestreckt, und üben Sie im Atemrhythmus.

Variation 2 Strecken Sie die Arme nach vorne oben, ohne die Öffnung des Brustkorbes zu verlieren. Abwechselnd rechten Arm und linkes Bein anheben und dann linken Arm und rechtes Bein. Während der ganzen Übungsdauer werden Arme und Beine nicht abgelegt.

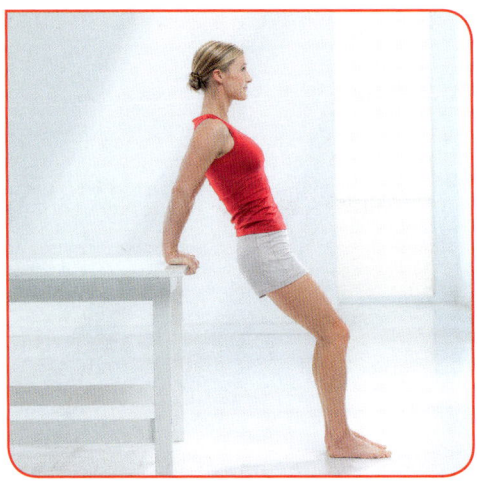 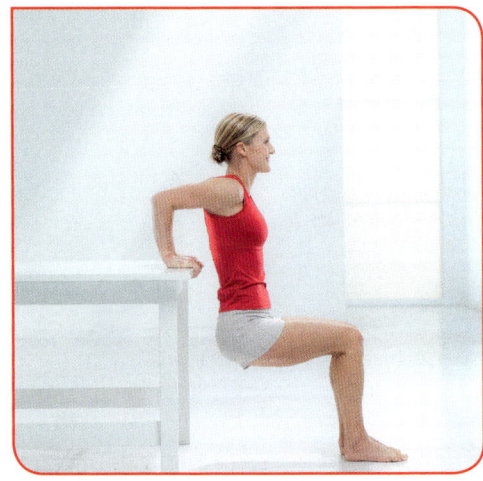

Ausgangsstellung Stellen Sie sich mit dem Rücken vor einen Tisch (ohne Rollen). Legen Sie die Handflächen schulterbreit hinter sich an die Tischkante. Wandern Sie mit den Füßen etwa 80 Zentimeter vom Tisch weg (den Abstand ein wenig ausprobieren).

Übung Mit der Einatmung beugen Sie die Arme und schieben Ihr Körpergewicht in Richtung der Arme. Die Ellbogen zeigen nach hinten. Beugen Sie auch die Beine, damit nicht das ganze Gewicht auf den Armen lastet. Mit der Ausatmung die Arme wieder strecken. Mit der Einatmung wieder beugen.

Wichtig! Öffnen Sie den Brustkorb ganz bewusst gegen die nach vorne kommen-den Schultern, wenn Sie die Arme beugen. So vermeiden Sie einen zu starken Rundrücken. Mit zunehmend kräftigeren Armen können Sie sich dann an die Variationen wagen.

Variation 1 Heben Sie ein gestrecktes Bein vom Boden ab und ziehen Sie die Zehen Richtung Schienbein. Während Sie üben, halten Sie das Bein ein paar Zentimeter gestreckt über dem Boden.

Variation 2 Legen Sie zwei dicke Bücher (also richtig dicke) neben sich auf den Boden. Eins rechts, ein links hinter dem Po. Beine sind lang. Dann Hände auf die Bücher, Arme strecken und Po hoch. Los geht's mit den Dips.

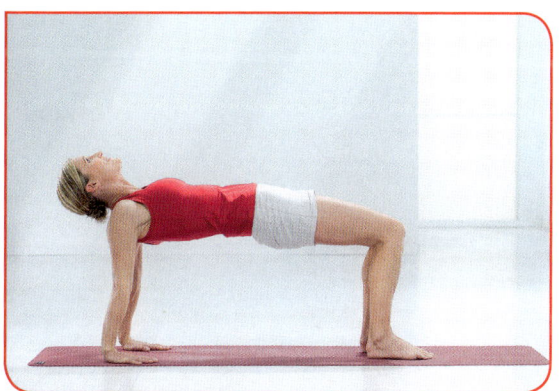
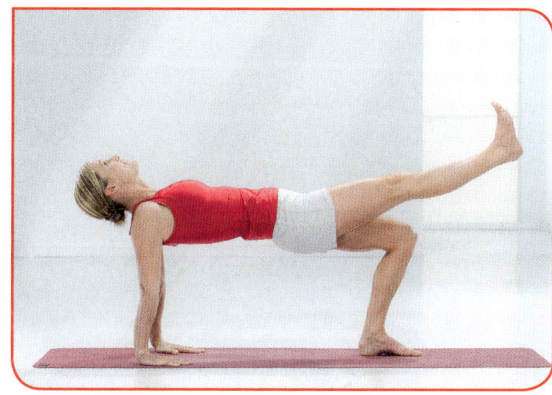

Ausgangsstellung Setzen Sie sich auf den Boden. Legen Sie die Handflächen mit den Fingerspitzen zu Ihnen zeigend hinter sich auf den Boden. Winkeln Sie die Beine an, heben Sie die Hüfte vom Boden sodass Schultern, Hüfte und Knie eine Linie bilden. Der Kniewinkel sollte 90 Grad sein. Die Fußsohlen sind am Boden. Wenn die Ausgangsstellung schon anstrengend für Sie ist, dann verweilen Sie hier, bis Sie genügend Kraft aufgebaut haben und die Hüfte auf der Körperlinie ist.

Übung Heben Sie die Hüfte mit der Einatmung weit nach oben. Die Arme sind gestreckt, und der Blick geht zur Decke für eine gerade Halswirbelsäule, ausatmen. Mit der Einatmung heben Sie das rechte Bein und strecken es in Verlängerung zum Körper aus. Mit der Ausatmung zurück zum Boden. Einatmen, linkes Bein strecken. Im Atemrhythmus weiterüben.

Variation 1 Wandern Sie in der Ausgangsstellung so weit nach vorne, dass die Beine und Füße gestreckt sind. Heben Sie Brustkorb und Hüfte weit nach oben und ziehen Sie die Fußballen in Richtung Boden.

Mit der nächsten Einatmung heben Sie Ihr rechtes Bein ab. Ausatmen, absenken. Einatmen, linkes Bein abheben; ausatmen, absetzen. Halten Sie dabei die Hüfte möglichst weit oben.

Wichtig! Wenn Sie mit dem Abheben der Beine die Hüfte absenken und der Brustkorb in sich zusammenfällt, bleiben Sie mit beiden Beinen erst am Boden und üben statisch, bis Sie genügend Kraft aufgebaut haben.

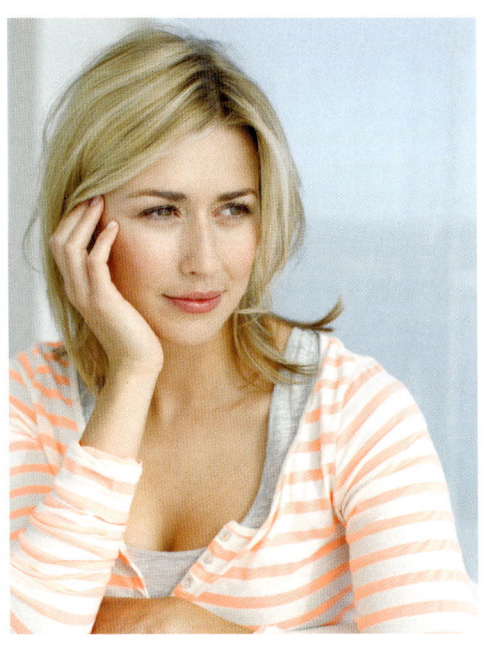

Forever-Young-Code: Denk Dich jung!

Wir können von Ratten lernen. Stand gerade in einem Magazin für Intellektuelle. Im *SPIEGEL*. Die haben nämlich so ähnliche Gene wie wir. Und ein noch ähnlicheres Gehirn. Mit dem die liebe Ratte auch noch genauso umgeht wie wir – sie strebt nach komplexen Lösungen, wählt nicht den einfachen Weg.

Kelly Lambert, Professorin für Psychologie und Neurowissenschaften, Virginia, rät uns in ihrem Buch *Lehrmeister Ratte*, wir möchten schon auch mitunter mal auf unseren inneren Nager schielen, wenn wir uns den Herausforderungen des Lebens stellen. Die Neurowissenschaftlerin fand allerlei über die klugen Tiere heraus, das wir uns zu Herzen nehmen sollten.

Herumtollen, Pausieren, Verändern ...

Spielerisches Herumtollen ist für die Entwicklung des Gehirns unerlässlich. Ratten, die so soziale Kontakte pflegen und diese mit Bewegung, die Spaß macht, kombinieren, also spielerisch herumtollen, die haben niedrigere Spiegel an Stresshormonen, sind gesünder und leben länger. Tun Sie das. Spielerisch herumtollen. Gleich! Ja. Auch wenn Sie 79 sind.

Weiterhin stellt die Gehirnforscherin fest: Pausen machen klug. Die Ratten machen nach einer Runde auf einem Parcours selbstständig ein Päuschen. Die Gehirnaktivitäten der Nager im Ruhezustand zeigen: Da wird Gelerntes noch mal überdacht. Heißt: Es bilden sich neue Datenautobahnen. Die Basis für ein länger junges Gehirn. Und nun kommt's – überraschend, lebensverlängernd wichtig: Denken Sie sich jung. Das geht nur, wenn man ans Leben kleine Herausforderungen stellt. Gewohnte Trampelpfade dann und wann verlässt, seinen kleinen Komfortzonen den Rücken zeigt. Denn: Die Ratten, die sich nur wenig anstrengen mussten, um ihre Belohnung zu bekommen, die wurden unflexibel, schwerfällig, träge. Das können Sie auch beobachten – im Betrieb, in der Nachbarschaft, hoffentlich nicht in Ihrer Familie.

Fehlen die kleinen Herausforderungen, dann erstickt uns die Routine, die Langeweile. Das macht träge. Und Trägheit, mangelnde Flexibilität rauben Lebenszeit. Wissen wir. Denn Leben heißt Veränderung. Neugierde. Wachsen. Aufgaben haben. Der Weg ist das Ziel. Und auf dem darf man sich in Achtsamkeit üben.

Im Kopf wachsen Klugheit und Glück

Das kann man auch so ausdrücken: Wir wollen keine Demenz – und viel Optimismus. Kann man beides machen. Mit den Beinen, mit den richtigen Nährstoffen – und dem linken Frontallappen. Sprich Meditation.

Hierzulande wird nämlich gejammert über die dramatische Zunahme der Demenz. Dieser Alterserkrankung, die einen Menschen, den wir kennen und lieb haben, so völlig verändert. Glaubt man den Prognosen deutscher Demographen, werden 2030 mehr als zwei Millionen Deutsche unter Demenz leiden. Neben sich stehen. Pflegebedürftig werden.

Anderswo ist das anders. Soeben publiziert im *Lancet*. Da nahm Demenz plötzlich ab. In drei englischen Regionen fiel der Anteil der Demenzkranken um ein Viertel geringer aus als ursprünglich erwartet (statt 8,3 Prozent nur 6,5 Prozent). Und unter Hochbetagten (älter als 90 Jahre) in Dänemark sank der Anteil mit schwerer Gedächtnisstörung von 22 auf 17 Prozent. Es ist also das Gegenteil von dem eingetreten, was man natürlicherweise erwartet hätte.

Erklärung? Ein führender Spezialist, der Neurobiologe Martin Korte von der TU Braunschweig, erklärt das im *Spiegel*: »Durch gesunde Ernährung sowie körperliche und geistige Aktivität können wir den Ausbruch von Demenz um fünf bis sieben Jahre nach hinten schieben.«

Ich will mehr. Es gibt eine genetisch korrekte Lebensweise, welche erwartete und vorausgesagte Verfallsabläufe nicht nur stoppt, sondern auch umkehrt. Forever Young 2.0. Wie wir heute wissen, beruht das auf Epigenetik. Auf der Beeinflussung unserer Gene. Nach dem Motto: »Wie du in den Wald hineinrufst, schallt es heraus.« Heißt übersetzt: Wenn du dein Gehirn täglich, stündlich forderst, würde es dich auch viel länger nicht im Stich lassen. Das Gleiche gilt selbstverständlich für den Körper.

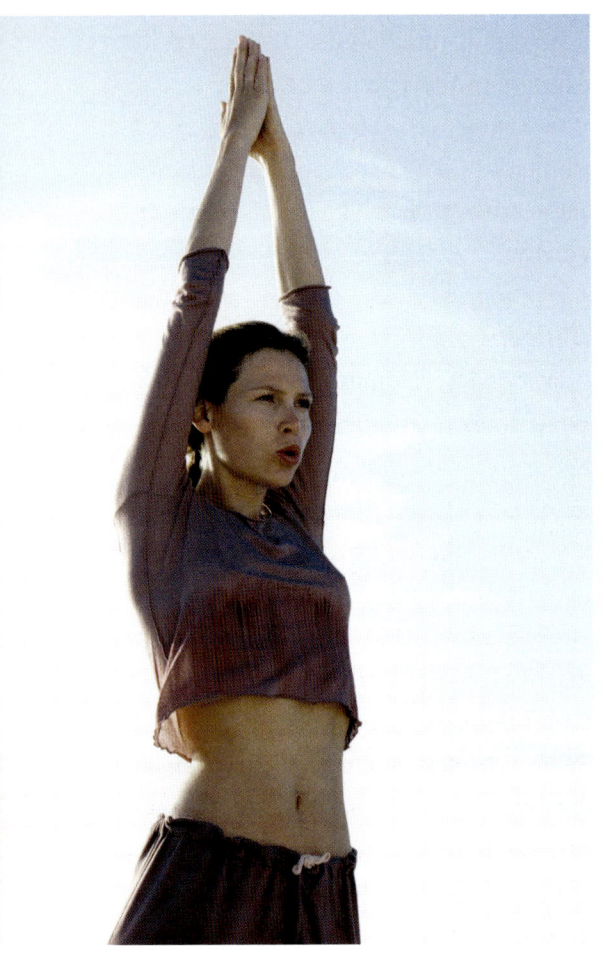

Entspannungsübungen wie Yoga oder Meditation machen gelassen und ruhig – lassen uns Stress besser verarbeiten.

Demenz muss überhaupt nicht entstehen und kann, wenn bereits eingetreten, nicht nur aufgehalten, sondern selbstverständlich »umgedreht« werden. Da braucht man halt ein bisschen mehr Achtsamkeit für sich selbst, mehr Durchhaltevermögen.

Der Weg zum Glück ist kurz

Das höchste Glück findet der Mensch – laut Ayerton Senna, dem Unvergessenen – im Zustand des Flow. Wenn Denken und Tun zusammenfallen. Wenn wir ganz in unserer Beschäftigung aufgehen. Wenn nur noch das Hier und Jetzt zählt. Kann man im Rennwagen erfahren. Aber auch auf den eigenen Beinen. Habe ich persönlich – natürlich zufällig, genau wie Senna – erfahren in Neuseeland während meines ersten Ironman. Will ich seither immer wieder erleben. Hat bisher 21 Mal geklappt. Reines, pures Glück.

Glückliche Menschen kriegen keinen Schnupfen

Glückliche Menschen leben gesünder, fand der amerikanische Psychologe Sheldon Cohen heraus. Er ließ Menschen Fragebögen über ihren Gemütszustand ausfüllen und setzte sie Schnupfenviren aus. Das Ergebnis: Probanden, die sich selbst als glücklich, zufrieden und entspannt einschätzten, bekamen seltener eine Erkältung. Forscher wissen, dass Angst, Depressionen und chronischer Stress Entzündungsprozesse im Körper auslösen und das Immunsystem schwächen. Menschen, die unter Einsamkeit leiden, haben zum Beispiel eine veränderte Genaktivität, sodass mehr entzündungsfördernde weiße Blutkörperchen zirkulieren. Regelmäßiger Sport, ausreichend Schlaf, soziale Beziehungen und Entspannungsübungen wie Yoga oder Meditation machen uns gelassen und ruhiger, wir können Stress besser verarbeiten und erhöhen unsere Abwehrkräfte.

»Die wahre Lebensweisheit besteht darin, im Alltäglichen das Wunderbare zu sehen.«

PEARL S. BUCK

Einfach achtsam durchs Leben

Flow heißt achtsam sein. Voll im Augenblick aufgehen. Achtsam sein heißt, man erfasst jeden Augenblick ganz bewusst. Man lebt bewusster, das Leben zieht nicht einfach nur so an einem vorbei. Man lenkt seine Aufmerksamkeit auf Dinge, über die man gewöhnlich nicht nachdenkt. Die Eichel am Baum. Das Muster des Sonnenblumenkerns. Das Lächeln der Oma an der Bushaltestelle. Die neue Falte auf der eigenen Stirn. Aufmerksamkeit schenken, ohne die Dinge zu bewerten. Man lässt Gedanken die Zeit, zu reifen und sich zu entwickeln. Vertraut auf seine Intuition, auf seine Gefühle. Wie schon Reinhold Niebur sagte: »Gott, gib mir die Gelassenheit, Dinge hinzunehmen, die ich nicht ändern kann, den Mut, Dinge zu ändern, die ich ändern kann, und die Weisheit, das eine vom anderen zu unterscheiden.«

Wir vergeuden viel zu viel Zeit damit, uns gegen Dinge aufzulehnen, die wir nicht ändern können. Diese Sturheit erzeugt Spannung und Druck und verhindert letztlich, dass sich die Dinge zum Positiven wenden können.

Übrigens …

… in der Stressklinik »Stress Reduction Clinic« des University of Massachusetts Medical Center gibt es eine langjährige Tradition: Als integraler Bestandteil des Anti-Stress-Lernprogramms findet dort jeden Samstag eine lange Meditationssitzung statt. Und das Klinikpersonal macht auch mit. Sechs Stunden üben sich Patienten und Personal in Achtsamkeit. Sechs Stunden lang wird nicht miteinander gesprochen und auch jeglicher Augenkontakt untereinander vermieden. Man stört den anderen nicht, ist ganz bei sich. Das konzentrierte Nichttun, konzentrierte Sitzen, Liegen und Gehen lässt auch ungewohnte Gefühle aufsteigen – ohne dass man ein Ventil nach außen hat. Weder jammert man, noch jubelt man. Man lässt die Gefühle und Gedanken kommen, ohne sie zu bewerten oder festzuhalten. Das ist Meditation.

»Das Glück deines Lebens hängt von der Beschaffenheit deiner Gedanken ab.«

MARK AUREL

Der Bodyscan

Beim Bodyscan spüren Sie ganz tief in jede Körperregion hinein, spüren Verspannungen, dann Wärme, schließlich Wohlbefinden und Gelassenheit. So geht's:

1. Laufen Sie gemütlich los. Langsam. Noch langsamer. Und noch langsamer … Atmen Sie ruhig und tief in den Bauch hinein. Spüren Sie, wie sich bei jedem Atemzug die Bauchdecke hebt und senkt.

2. Nun lenken Sie Ihre Aufmerksamkeit in den linken Fuß. Atmen Sie in den kleinen Zeh hinein, dann in den nächsten, weiter bis in die große Zehe. Was fühlen Sie in jeder Zehe? Können Sie damit den Boden spüren? Wird alles gut durchblutet? Kribbelt es, schmerzt was … oder spüren Sie gar nichts? Was auch immer auftaucht – egal. Gegen nichts ankämpfen, nichts verändern wollen, alles einfach nur wahrnehmen.

3. Wandern Sie weiter. Schicken Sie Ihren Atem und Ihre Aufmerksamkeit in den Vorderfuß, die Ferse, über Fußrücken, Sprunggelenk, Wade, Knie, Oberschenkel, Leiste, Becken, Bauch, Rücken, Brustkorb, Schultern, die Arme entlang bis in jede einzelne Fingerspitze. Spüren Sie Spannungen? Wärme? Kälte? Schwere, Leichtigkeit? Zwickt was? Sehen Sie vielleicht eine Farbe? Oder hören Sie etwas? Lassen Sie jede Empfindung und jedes innere Bild zu.

4. Wechseln Sie zur rechten Seite und durchscannen sie diese ebenso aufmerksam von den Zehen bis in die Fingerspitzen.

5. Jetzt lenken Sie Ihren Atem und Ihr inneres Auge in den Hals, dann in den Nacken. Welche Stellen sind leicht und beweglich, welche verkrampft? Nun wandern Sie über den unteren Hinterkopf nach oben in Richtung Ohren. Was hören Sie? Und wie geht es dem Innenleben Ihrer Hörorgane? Nun langsam weiter aufwärts über den Hinterkopf bis zu Ihrem Scheitelpunkt. Was fühlen Sie? Ist Ihre Schädeldecke hart oder weich? Ist das Gehirn zu empfinden? Vielleicht sogar die Haarwurzeln? Dann kommt das Gesicht. Ist die Stirn weich oder gerunzelt? Bohren Sie die Augen in den Boden oder schenken dem Blick die ganze Freiheit der weiten Landschaft und des Himmels? Welche Gesichtsmuskeln sind angespannt, welche locker? Lächeln Sie?

6. Zum Schluss spüren Sie sich atmend nochmals in den höchsten Punkt Ihres Körpers ein. Von dort fühlen Sie den Körper als Ganzes. Lassen Sie ihn mit jedem ruhigen Atemzug heller und leichter werden, Ihre Schritte schwebender. Und dann schicken Sie ihm, jeder Zelle ein Dankeschön dafür, dass sie immer für Sie da sind und so wunderbar funktionieren.

Glück muss man machen – im Hirn

Ob wir uns glücklich fühlen, hängt wenig von den äußeren Umständen ab. Nicht der Kratzer im Porschelack macht uns unglücklich, sondern unsere Gedanken darüber. Unsere Wut. Nicht das »Ja« vor dem Standesbeamten macht uns glücklich. Sondern die Vorfreude auf das wunderbare Leben zu zweit, dass uns in der Zukunft erwartet.

Nur steckt uns eben das Unglücklichsein leider ein wenig mehr in den Genen als das Glücklichsein.

Biologisch bedingt registriert und speichert unser Gehirn nämlich Negatives vier- bis fünfmal schneller und stärker als Positives. Aus gutem Grund: Es war Jahrtausende lang überlebenswichtig, einen Säbelzahntiger oder eine Giftschlange im Bruchteil einer Sekunde zu erkennen und der Gefahr auszuweichen. Der Neuropsychologe und Meditationslehrer Rick Hanson beschreibt das bildlich unvergesslich: »Gefahrvolles und Fehlschläge haften wie an einem Klettband im Hirn, Angenehmes und Erfolgserlebnisse perlen ab wie auf Teflon.«

> **»Meditiere jeden Tag zwanzig Minuten. Mit einer Ausnahme: Wenn Du zu beschäftigt bist, dann meditiere eine Stunde.«**
> ZEN-WEISHEIT

Die Kraft der Gedanken

Dummerweise aktivieren und verstärken auch nur vorgestellte, also erdachte Niederlagen, Zurückweisungen oder Katastrophen die Datenautobahnen im Gehirn. Der Durchschnittsdeutsche denkt täglich etwa 60 000 Gedanken. Und nur drei Prozent davon sind positiv, aufbauend, heilsam und verjüngend …

Doch Rick Hanson, der halb Amerika zum Meditieren brachte, liefert auch wunderbare Nachrichten in seinem Buch *Das Gehirn eines Buddha*. Da schreibt er nämlich, dass unser Gehirn die Fähigkeit hat, lebenslang zu lernen – und sich zu verändern. Jeder Gedanke, jedes Gefühl aktiviert und verstärkt bereits bestehende neuronalen Netze – oder knüpft vollkommen neue. Und je mehr wir Positivem ungeteilte Aufmerksamkeit schenken, es mit allen Sinnen genießen, es meditieren, desto stärker werden die entsprechenden Regionen im Gehirn. Desto positiver unsere Stimmung – und desto stabiler unsere Gesundheit.

Achtsamkeit trainiert das Glück und den inneren Doktor

Wissenschaftler untersuchten, wie sich das Gehirn von Meditierenden nach nur acht Wochen regelmäßigen Übens verändert: Die graue Substanz im Hippocampus wird dicker – ebenso in der rechten Insula und im präfrontalen Cortex. Die Regionen,

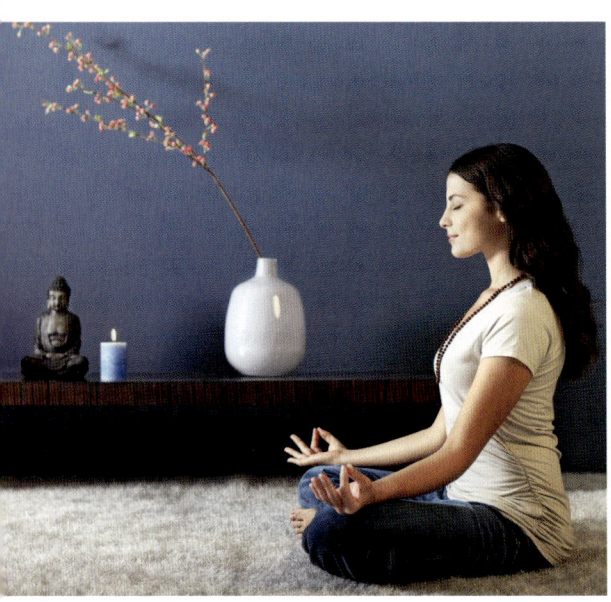

Meditation macht glücklich, beliebt, klug und stärkt unsere Abwehrkräfte.

der Versenkung zu erhalten, Meditieren funktioniert überall. Im Büro, im Supermarkt, am Flughafen. In den Laufschuhen.

Hier folgen neun kleine, aber verblüffend wirksame Meditationsübungen für den Alltag. Man kann nämlich auch Gefühle meditieren – wie die Mönche. Und da tut sich was im präfrontalen Cortex. Probieren Sie das mal mit Mitgefühlt, mit Dankbarkeit und mit Heiterkeit.

ÜBUNG 1: Selbstliebe trainieren. Wenn man innerlich wieder mal über sich selbst schimpft, schlüpft man einfach mal in die Rolle eines richtig guten Freundes und redet sich selbst gut zu: »Kopf hoch!« »Wird alles wieder gut.« »Das kann jedem passieren.« »Ich finde Dich prima.«

ÜBUNG 2: Eigenlob kultivieren. Gewöhnen Sie sich an, sich auch für ganz normale Kleinigkeiten auf die Schulter zu klopfen. Egal ob Sie den Frühstücks-Smoothie gemixt, die Mail beantwortet oder den Briefkasten geleert haben. Und selbstverständlich loben Sie sich für die Joggingrunde … oder die Steuererklärung …

ÜBUNG 3: Mitfühlen mit anderen üben. Statt sich über den launischen Chef, den arroganten Verkäufer oder den unfähigen Autofahrer zu ärgern (und sich damit selbst zu schaden!), versetzen Sie sich in ihn hinein. Spüren Sie, was er wohl gera-

die für Selbstwahrnehmung, Lernfähigkeit und Gefühlssteuerung zuständig sind. In der Angst- und Stressregion hingegen, im Mandelkern, schrumpfte die graue Substanz.

Achtsamkeitstraining stärkt außerdem das Immunsystem sowie Herz und Kreislauf, lindert Asthma und kuriert Diabetes Typ 2. Es beschleunigt die Heilung nach Infekten und operativen Eingriffen. Und wird zur Behandlung von Schlafproblemen, Angststörungen, Depressionen, chronischen Schmerzen und Suchterkrankungen erfolgreich eingesetzt.

Doch man muss nicht bewegungslos im Lotussitz daheim verharren, um den Segen de empfindet. Stress? Angst? Traurigkeit? Frustration?

ÜBUNG 4: **Wahrnehmung schulen.** Nehmen Sie mehrmals täglich sich und ihre ganze Umgebung wertfrei und ganz bewusst wahr. Die Dinge und Menschen, die sie umgeben sowie die körperlichen Empfindungen, die Sie haben. Funktioniert prima beim Duschen. Beim Zähneputzen. Beim U-Bahnfahren. Beim Joggen …

ÜBUNG 5: **Achtsamkeitspausen einlegen.** Auftauchen ins Hier und Jetzt. Richten Sie jede Stunde 30 Sekunden lang ihre Aufmerksamkeit auf all das Schöne, Gute und Wunderbare in ihrer Umgebung. Das Vogelgezwitscher. Den Partner. Das Kind. Das Auto. Das Buch. Den Computer. Die Tasse Kaffee. Die Heizung. Den Baum. Das Lachen. Ihren Atem. Ihren Herzschlag …. Anfangs von Handy oder Computer stündlich erinnern lassen. Nach vier Wochen ist das ein Reflex.

ÜBUNG 6: **Dankbar sein.** Erinnern Sie sich vor dem Einschlafen mindestens an fünf Erlebnisse, die heute schön waren, die gut gelaufen sind und über die Sie sich freuen konnten. An ein Lächeln. Ein liebes Wort. Den guten Film. Den leckeren Käse. Ihren gesunden Körper. Den netten Anruf. Und die allerschönste Erinnerung lassen Sie noch einmal ganz plastisch vor ihrem inneren Auge ablaufen. Was spüren, riechen, schmecken, sehen, hören Sie? Denn je intensiver ein schöner Gedanke gefühlt wird, desto besser verankert er sich in im Gehirn.

ÜBUNG 7: **Anschauen.** Wann immer Sie einen negativen Gedanken oder ein negatives Gefühl hochkrabbeln fühlen, wenden Sie sich dem ruhig und aufmerksam zu, ohne es zu bewerten oder es auflösen zu wollen. Welche Farbe hat es? Wie ist seine Form? Wo sitzt es im Körper?

ÜBUNG 8: **Erst mal tief durchatmen.** Sagt schon ein altes Sprichwort. Und es stimmt: Bei akutem Stress, Lampenfieber oder Ärger aufrecht hinstellen – und lächeln! Ganz tief in den Unterbauch atmen. Dann wieder langsam vollständig ausatmen. Zehnmal wiederholen.

ÜBUNG 9: **Regie führen.** Egal, ob Sie düstere Gedanken quälen oder real etwas Unangenehmes passiert ist: Nehmen Sie das Drehbuch selbst in die Hand. Spitzen Sie in ihrer Vorstellung die betreffende unangenehme Situation mit allen Beteiligten überdramatisch zu. Übertreiben Sie das Geschehene, die Charaktere sowie ihre eigenen emotionalen Reaktionen so weit, bis sie grotesk, dann komisch und schließlich richtig lustig werden. Bis Sie schließlich lachen müssen.

Was macht Meditation nur alles mit mir?

Seit Jahrtausenden meditieren Mystiker und Weise verschiedener Kulturen – um sich selbst zu erkennen, das Bewusstsein zu erweitern, Körper, Geist und Seele zu heilen. Meditative Praktiken findet man in allen großen Religionen. Und Techniken gibt es viele. Man richtet zum Beispiel die Aufmerksamkeit auf ein Objekt, das Herz, den Atem, den Rosenkranz, ein Mantra – nennt man konzentrative Meditation. Oder man guckt mit einem inneren Weitwinkel auf das, was man gerade erlebt – heißt Achtsamkeitsmeditation.

Meditation wirkt. Weiß man seit Jahrtausenden.

Das Glück kann man messen

Heute legt man die Menschen in den Magnetresonanztomografen, schaut also ins Gehirn, macht Studien, um das uralte Wissen zu beweisen. Die Meditationsforschung versucht einen Blick auf unser Bewusstsein zu werfen und untersucht den Zusammenhang zwischen Denken und Fühlen, Mentalem und Physiologischem. Ein Mehr an Denkleistung und ein Zugewinn an emotionalen Fertigkeiten zeigen sich wunderbar in bestimmten Gehirnregionen. Und zugewinnen können Sie immer. Denn unser Gehirn ist wunderbar formbar. Weder irgendwann ausgewachsen noch irgendwann nicht mehr veränderbar. Es ist neuroplastisch. Heißt: Sie können sich ein Gehirn machen, wie es Ihnen gefällt. Klug und liebevoll. Gelassen und voller Mitgefühl, zufrieden und ungestresst ... Funktioniert durch Laufen. Funktioniert durch Meditation. Funktioniert unglaublich durch die Kombination: Laufen und Meditation.

Meditation macht glücklich

Die Fähigkeit zum Glücklichsein wird in den ersten drei Lebensjahren in unserem Gehirn angelegt. »Das können wir aber verändern«, sagt der berühmte indische Arzt, Wissenschaftler und Philosoph Deepak Chopra. Nach vier Wochen Meditation haben wir ein besseres Hirn – das unsere 70 Billionen Zellen glücklich macht.

Richard Davidson von der University of Wisconsin in Madison untersuchte vor einigen Jahren in seinem Magnetresonanztomografen die Gehirne von acht tibetischen Mönchen. Der berühmte Gehirnforscher stellte fest: Die Aktivität des linken Stirnhirns, des Frontalcortex, ist bei Menschen, die meditieren, viel höher. Dort sitzen: Heiterkeit, Ausgeglichenheit, Optimismus. Es sprüht vor Glück, nicht nur während des Meditierens. Immer. Wenn die Mönche vorbehaltloses Mitgefühl meditieren, durchfluten Gammawellen das ganze Gehirn. Die tauchen beim Normalmenschen nur ganz selten auf und ganz, ganz kurz – dann, wenn er sich extrem auf etwas konzentriert. Wenn er im Flow ist. Im Moment tiefster Entspannung und höchster Aufmerksamkeit schwingen alle Nervenzellen im Gehirn synchron auf Gammafrequenz. Man denkt nicht, spürt seinen Körper nicht mehr, alles wird eins.

Übrigens: Meditation hilft jedem Zweiten gegen Depression. Besser als ein Medikament.

Meditation macht beliebt

Nicht so lange her, da legte Prof. Davidson 16 Mönche und 16 Laienmeditierer in den Kernspin. Diesmal wollte er herausfinden, ob wir Güte und Mitgefühl genauso lernen können wie Tennis oder Gitarrespielen. Und diesmal fand er sein Feuerwerk in der Inselrinde der Mönche – und die spielt eine Schlüsselrolle, wenn unser Körper Emotionen zeigt. Dort erschaffen sich Langzeitmeditierende Barmherzigkeit. Und durch Meditation können wir die Aktivitäten in der Inselrinde vermehren. Güte lernen. Uns selbst empathisch machen. Die Forscher wissen nun: Bewusstsein und Persönlichkeit lassen sich durch Meditation gezielt beeinflussen. Keiner muss bleiben, wie er ist.

Meditation macht klug

Das EEG zeigt mehr Alpha- und Thetawellen, also langsame, ruhige Wellen, die stehen für innere Ruhe. Im Gehirn tummeln sich mehr Serotoninmoleküle, die Botenstoffe der guten Laune. Entspannung lindert Depressionen, baut Angst ab, puffert Aggressivität. Man schläft besser, nimmt Schmerzen weniger wahr. Und die geistige Leistung wird durch nur 4 x 20 Minuten signifikant verbessert. Der US-Forscher Fadel Zeldan von der Wake Forest University of Medicine in Winston-Salem teilte 49 Probanden in zwei Gruppen auf. Eine Gruppe hörte an vier Tagen hintereinander 20 Minuten lang ein Hörbuch, die andere Gruppe meditierte. Diese Probanden lagen entspannt auf dem Rücken, machten die Augen zu und konzentrierten sich auf ihren Atem. Aufkommende Gedanken sollten sie annehmen, aber nicht weiter vertiefen und den Fokus immer wieder auf die eigene Atmung richten. Nach vier Tagen staunten die Forscher: Die Meditierer hatten die kognitiven Fähigkeiten massiv gesteigert. Das Arbeitsgedächtnis war besser und die räumlich-visuelle Wahrnehmung geschärft. Die Mitglieder der Meditationsgruppe hatten weniger Angst und waren weniger müde. Dafür nehmen viele, viele Menschen starke Tabletten. Und: Die Viermal-20-Minuten-Meditierer waren im Test besonders leistungsstark unter Zeitdruck. Meditieren macht also stressresistenter.

Die Kirchenmeditation

Ich weiß. 99 von 100 Menschen haben Angst vor Meditation. Wenn ich da schon höre: Hinsetzen und Beine unterschlagen.

Auch mir wird da schlecht. Nur: Die Mantra-Meditation, ist nun mal der Königsweg seit 1200 Jahren. Finden Sie auch in diesem Buch eine auf Seite 200. Allerdings könnte man vorher noch einen kleinen Umweg machen. So wie ich das in meiner Praxis rate.

Kommt die überarbeitete Mutter von drei Kindern, Mann Alkoholiker, und ist verzweifelt. Also rate ich ihr, sich abends, nach der Arbeit, hier in die Kirche zu setzen. 20 Minuten täglich. Natürlich eine Zumutung. Die hat keine Zeit, die Kinder warten usw. Aber – sie vertraut mir. Also setzt sie sich täglich 20 Minuten in die Kirche. Warum ich das rate? Es gibt im menschlichen Leben ja nur zwei Zustände: Angst und Geborgenheit.

20 Minuten auf die Bank

Angst heißt und führt zu Krankheit, Geborgenheit heißt und führt zur Gesundheit. Kann man auch Psychoneuroimmunologie nennen. Geborgenheit versuche ich in der Praxis zu vermitteln durch Umfelderklärungen. Beispiel: *Herr Doktor, ich habe eine vergrößerte Schilddrüse.*

Junge Dame, das haben 20 Millionen Deutsche auch. Sie sind in bester Gesellschaft. Schon sieht die Sache anders aus.

Natürlich ist der eigentliche Weg zur Geborgenheit die Mantra-Meditation. Mag ich den Leuten in der Praxis nicht erklären. Denen rate ich: »Gehen Sie täglich nach der Arbeit in die nächstgelegene Kirche. Die wird leer sein. Setzen Sie sich dort 20 Minuten auf die Bank. Das war's. Man soll sich nur hinsetzen. Und ärgern über die Zeitverschwendung. Und ärgern über den Dr. Strunz. Aber eben 20 Minuten sitzen bleiben.

Man langweilt sich anfangs. Dann guckt man sich die Kirche an. Die geschnitzten Bänke, die Kerzen am Altar … nennt man heutzutage Achtsamkeit. Dann arbeitet man Gedanken auf. Wie auch immer

Natürlich muss es die Kirche sein. Weil tief in uns eingepflanzt der Glaube ist, dies sei wohl ein heiliger Ort. Was auch immer. Ein Gemeindehaus ginge nicht.

Mehr Anleitung bekommt sie also nicht. Alles weitere funktioniert von alleine: Erst ärgert sie sich, nach drei, vier, fünf Tagen versteht sie langsam. Man schaltet nämlich ab. Man denkt nicht mehr über die Kinder nach, sondern über die Kirche, über das, was man sieht oder riecht. Kindheitserinnerungen steigen auf. Will sagen: Die Leute schalten plötzlich ab. Tun das, was sie nicht mehr können – im Augenblick verharren.

Richtige Wirkung hat man dann nach etwa zwei Wochen. Und dann werden sie süchtig. Dann hat man »Meditation« gefühlt und verstanden.

Alphameditation zu Hause

Geht freilich auch zu Hause. Setzen Sie sich in Ihren Lieblingssessel, schließen Sie die Augen und gehen Sie Ihren Lieblingsurlaub durch. Damit meine ich (für uns Deutsche gültig) weißer Strand, blaues Meer, vielleicht Palmen, laues Lüftchen, und bleiben Sie dort. Bleiben Sie in diesem Bild für 10 bis 15 Minuten.

Urlaub in den Dolomiten empfiehlt sich nicht. Man sollte eben nicht klettern, sich nicht bewegen, sich nicht anstrengen. Ich weiß dies, weil ich ja manchmal die Hawaii-Wettkämpfe durchgehe. Kontraproduktiv. Man muss am Strand sitzen und gucken. Träumen. Dann rutscht man ab in den ... Alphazustand. Also: Lieblingsurlaub. Träumen. Im Lieblingssessel (nicht mit untergeschlagenen Beinen). Ganz bequem.

Ich kann das übrigens auch in den Laufschuhen. Zwei Stunden lang träumen. Auf meinem Meditationslauf.

Die Laufschuhmeditation

Lieblingsforschungsobjekt der Genforscher, die Pima-Indianer. Die kennen keinen Diabetes – und damit keinen Infarkt, weder im Herz noch im Hirn. Mit einer Einschränkung: Solange sie in Mexiko leben. Sobald die in die USA auswandern, erkrankt jeder Zweite an Diabetes. Weil die nämlich ein Risikogen für Diabetes haben. Das schlägt aber nur durch, weil die Pima-Indianer dort vor dem TV hocken und Junkfood essen. In Mexiko laufen sie. Die laufen, laufen, laufen. Und die tagträumen. Die sind nämlich Jäger und Sammler. Die

schlucken kein Metformin, keine Blutdrucksenker, keine Antidepressiva. Die heilen Körper und Seele mit indianischer Meditation. Ganz natürlich.

Können auch Sie. Sie können Ihre Gene verändern. Sie müssen den Infarkt vom Papa, den Krebs von der Mama nicht kriegen. Und weil ich so was weiß, schreibe ich als Arzt ganz oben auf mein Rezept für ein längeres, gesünderes, fröhliceres Leben:

Laufe und meditiere! Oder gleich: Laufmeditation.

Wer laufend meditiert, kommt jünger, gesünder und glücklicher und zufriedener an, mit einem neuen Körper – und einem neuen Hirn. Mit einem neuen Mindesthaltbarkeitsdatum – und einer völlig neuen Lebensqualität. Der einzigartige Pfad zu Gesundheit, Gelassenheit, Ruhe, innerem Frieden, Zufriedenheit, Geduld, Glück, Liebe, Halt, Sinn, Erfüllung ...

Entgiftung von Fuß bis Kopf

Wer laufend meditiert, kriegt etwas, das er mit Geld niemals kaufen kann. Gelassenheit. Zufriedenheit. Glück. Tiefengesundheit bis in den kleinsten Muskel, die hinterste Nervenzelle, die letzte Herzfaser ... Durch das Loslassen kontrolliert der Kopf den Körper nicht mehr. Sondern: Beides ist eins. Und man entgiftet auch noch. Man lässt nämlich auch von Gefühlen los, wie Ärger, Wut, Zorn, Neid, Sorge, Eifersucht,

Angst, Selbstmitleid. Man lässt los von Finanzproblemen, Zeitdruck, unwichtigen Zielen … und das putzt von innen durch. Negative Gedanken und Gefühle sind nämlich nix anderes als kleine Dosen Arsen. Die vergiften den Körper – ganz langsam. Aber wirkungsvoll.

Das Leben wird zum Füllhorn

In der Natur. Lebensenergie tanken und Daseinsfreude. Ja auch diese. Sogar, wenn für Sie das Leben zu stressig, die Menschen zu anstrengend, die Weingläser immer halb leer waren, kann das Leben plötzlich zum Füllhorn für Freude und Geduld werden. Glück, Zufriedenheit, Stressresistenz kann man sich nämlich machen. Bewegung verändert die Vernetzung und Meditation die Aktivität unserer Funkstationen im Gehirn. Man kann auch Mitgefühl trainieren, Dankbarkeit, Zufriedenheit. Und das tut auch anderen gut. Denn man wird zum liebenswerteren Menschen.

Schritt für Schritt zum Nichts: die Atem-Laufmeditation

Beginnen Sie Ihren Lauf langsam und konzentriert. Bleiben Sie immer mit der Aufmerksamkeit hier und jetzt in diesem Moment. Sie können damit beginnen, sich auf Ihren Atem zu fokussieren. Laufen Sie dabei in einem Tempo, bei dem Sie ganz entspannt durch die Nase atmen können (der Mund bleibt also geschlossen).

Finden Sie einen gleichmäßigen Atemrhythmus – Sie können diesen auch zählen; zählen Sie zum Beispiel innerlich 1, 2, 3, 4 – und atmen Sie dabei ein. Dann wieder 1, 2, 3, 4 – und atmen Sie dann aus. Stellen Sie sich vor, wie Sie Positives einatmen und Belastendes, Negatives ausatmen. Sie können diese Art von Atemmeditation auch als Reinigungslauf nutzen.

Oder Sie wiederholen im Takt des Atems ein Mantra (Gebet). »SO HAM« ist ein natürliches Mantra aus dem Yoga und heißt: »ICH BIN DAS«. Es hört sich an wie der Klang Ihres Atems. Wiederholen Sie während des Laufens beim Einatmen »SO« und beim Ausatmen »HAM«. Während Sie Ihrem Atem zuhören, wandern Sie ganz in sich hinein. Achten Sie nicht auf Ihren Körper oder auf Gedanken, die Sie ablenken wollen. Kehren Sie immer wieder zu Ihrem Mantra, zu Ihrem Atem zurück.

Sie können sich auch ein ganz persönliches einfaches Wort suchen, mit dem Sie bereits positive Gefühle verbinden. Besetzen Sie es mit anderen positiven Emotionen und lassen Sie, während Sie dieses Wort Schritt für Schritt im Geiste wiederholen, keine negativen Gefühle aufkommen. Sobald sich etwas Negatives in Ihren Sinn schleicht, lenken Sie Ihre Konzentration wieder zurück auf Ihr Wort. Wenn Ihnen das nicht gleich gelingt, ist das nicht schlimm – dann ist heute vielleicht nicht der Tag dafür. Sie können nichts erzwingen.

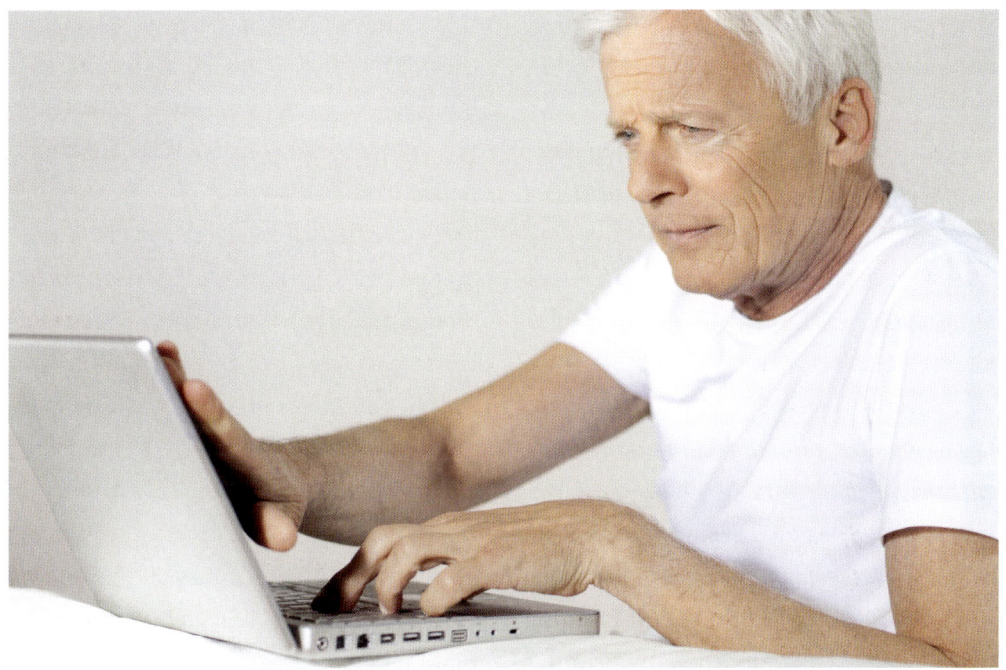

Tagebuch oder Blog – wer regelmäßig schreibt, wird mit hochinteressanten, stimulierenden Gedanken vertraut.

Irgendwann tritt dann der gewünschte Effekt ein: die Sensation des fehlenden Körpergefühls und ein Gefühl des Schwebens. Erst dann ist der Körper maximal entspannt, und der Kopf natürlich auch.

Die Schreibmeditation

Was ist das Wichtigste im Leben? Kann man lange darüber nachdenken. Gesundheit? Keine Schmerzen haben? Innere Begeisterung? Oder ganz einfach: kein Leistungsabfall.

Mehr Energie durch 1. aktive Meditation, 2. tägliche Aufgaben, die man lösen muss.

Meint Hanns-Peter Cohn. War Chef von Leica. Jetzt Chef von Vitra, Design-Möbel. Der äußert im *ZEIT*-Interview so Gedanken wie: »Mein Ziel ist es, trotz zunehmendem Alter so wenig Leistungsabfall wie möglich hinnehmen zu müssen. Im Sport erreicht man dies durch Training des Körpers. Um die Leistung in der Arbeit zu erhalten, muss der Kopf trainiert werden.«

Der Mann ist 65, Marathonläufer. Derzeit sitzt er auf dem Rennrad. Sieht man ihm an. Aber weiter: »Bei Dauerbeanspruchung entspanne ich am besten, wie bei Radtouren oder Läufen. Autogenes Training oder ein Glas Wein, das funktioniert bei mir nicht.«

Eine häufige Beobachtung. Wir sind nun einmal Westler. Unser Zugang zur Entspannung, zur Gedankenleere, zur Konzentration auf uns selbst ist tatsächlich eher der aktive. Im östlichen Kulturkreis übt man passive Zugänge wie Meditation. Aber weiter: »Ich hasse unklare Situationen. Probleme begleiten uns zeitlebens, und ihre Lösungen schaffen neue Energien. Erst wenn wir 1,80 Meter tiefer gehen, gibt es keine Probleme mehr. Deswegen ist für mich der sorgenfreie Lebensabend nicht das Maß der Dinge. Ich glaube, das Wichtigste, was wir im Leben haben, sind Aufgaben und deren Lösungen.«

Einfach täglich schreiben! News, Tagebuch, Blog …

Ich schreibe täglich News. Weshalb haben Sie diese Methode nicht längst selbst in Ihr Leben eingeführt? Da müssten Sie nämlich lesen. Ununterbrochen. Sich informieren. Und würden mit hochinteressanten, stimulierenden Gedanken vertraut, würden dann gezwungen, die in einfache, verständliche Sprache zu übersetzen. Die Hauptschwierigkeit. Nannte man früher das Tagebuch. Heute Blog. Kann ich Ihnen nur von Herzen empfehlen! Denn merke:

»Das Wichtigste, was wir im Leben haben, sind Aufgaben und deren Lösungen.«

Selbstverständlich können Sie auch in Kenia ein Krankenhaus aufbauen. Oder in Deutschland (weshalb bleiben Sie eigentlich nie im Lande?) bankrotte Großfamilien vor dem Ruin retten … Natürlich könnten Sie sich auch freiwillig als Pflegekraft für den Nachtdienst in der Klinik anbieten. Oder Sie könnten … in Kinderkliniken Kindern Geschichten vorlesen. Den Kindern, die nie von ihren Eltern besucht werden. Sie werden es nicht glauben, aber … das gibt es!

Aufgaben gibt's genug.

Acht Stunden Schlaf – ein Mythos?

Gut drauf sind wir nur ausgeschlafen. Nach einem Achtstundenschlaf? Ja. Wieder so ein Zwang: Mensch muss acht Stunden am Stück schlafen. Um erholt zu sein, um wieder arbeiten zu können. Eines der vielen Korsetts, in die wir uns zwängen. Zunächst nicht schlimm, unangenehm aber dann, wenn die Realität mit dem Korsett nicht mehr zusammenpasst.

Dann hat man Schlafstörungen. Liegt nachts wach. Hat ein schlechtes Gewissen. Wälzt sich. Ärgert sich. Erholt sich nicht.

Zwei mal vier macht acht

Oft hilft ja ein Blick in die Evolution, in die Menschheitsgeschichte. Dazu erst ein Experiment: Vor 20 Jahren hat der Psychiater Wehr eine Gruppe Menschen jeden Tag 14

Stunden völliger Dunkelheit ausgesetzt. Das Ganze einen Monat. Natürlich hatten die anfangs Schlafprobleme, entwickelten dann aber alle ein ganz bezeichnendes Muster: Sie schliefen vier Stunden, wurden dann ein bis zwei Stunden wach, bevor sie erneut vier Stunden geschlafen haben.

Da hat jemand nachgedacht. Der Historiker Ekirch in einem Buch *At Day's Close* bewies, untermauert von 500 Zitaten aus der Menschheitsgeschichte, dass Menschen ursprünglich und immer in zwei Abschnitten geschlafen haben. Er fand dies beschrieben in Tagebüchern, Gerichtsakten, Medizinbüchern und in der Literatur, beginnend mit Homers Odyssee bis hin zu Völkern in Nigeria.

Weshalb Sie darüber kurz nachdenken sollten? Um – wenn es Sie betrifft – Ihre Angst zu verlieren. Schlaf kann individuell sein. In der Nacht ein bis zwei Stunden wach zu sein, ist völlig normal. War es in der gesamten Menschheitsgeschichte.

Und wenn Sie – wie ich – zwei- oder dreimal nachts wach liegen, dann freuen Sie sich einfach über sich. Sie sind eben ein ganz besonders aufgewecktes Evolutionsgeschöpf.

Leicht einzusehen, weshalb dieses ursprüngliche Schlafverhalten heute verschwunden ist: Das liegt natürlich am künstlichen Licht. An den Straßenlaternen. Die uns die moderne Möglichkeit geben, auch nachts das Leben aktiv zu genießen. Die Nacht zum Tage zu machen. Selbstverständlich ein Fortschritt.

Priming hilft auch hier

Die gewollte Suggestion haben Sie bemerkt, oder? ... ein besonders aufgewecktes Evolutionsgeschöpf ... Auch unsere Bundeskanzlerin, Frau Dr. Angela Merkel, kennt diesen Trick. Berufsbedingt (nächtliche Verhandlungen) kommt sie manchmal tagelang nur zu ganz wenig Schlaf. Sie tauft das einfach um. Sie schreibt sich selbst »kamelartige Fähigkeiten« zu. Deutet es also positiv: Sie hätte die Fähigkeit, notfalls einige Tage wenig zu schlafen. Durchzuhalten wie ein Kamel ...

Auch hier gilt Priming. Wer Angst davor hat, nicht mehr einzuschlafen, hält sich wach. Ein »aufgewecktes Evolutionsgeschöpf« hört ein Märchen vom IPod – und nimmt vielleicht ein Gramm Tryptophan. Aus dieser Aminosäure bastelt sich der Körper sein Gute-Nacht-Hormon Melatonin. Oder genießt es einfach, zwei Stunden wach zu sein, bevor er sich an die zweite Hälfte macht.

> **»Ein Optimist ist ein Mensch, der ein Dutzend Austern bestellt, in der Hoffnung, sie mit der Perle, die er darin findet, bezahlen zu können.«**
>
> THEODOR FONTANE

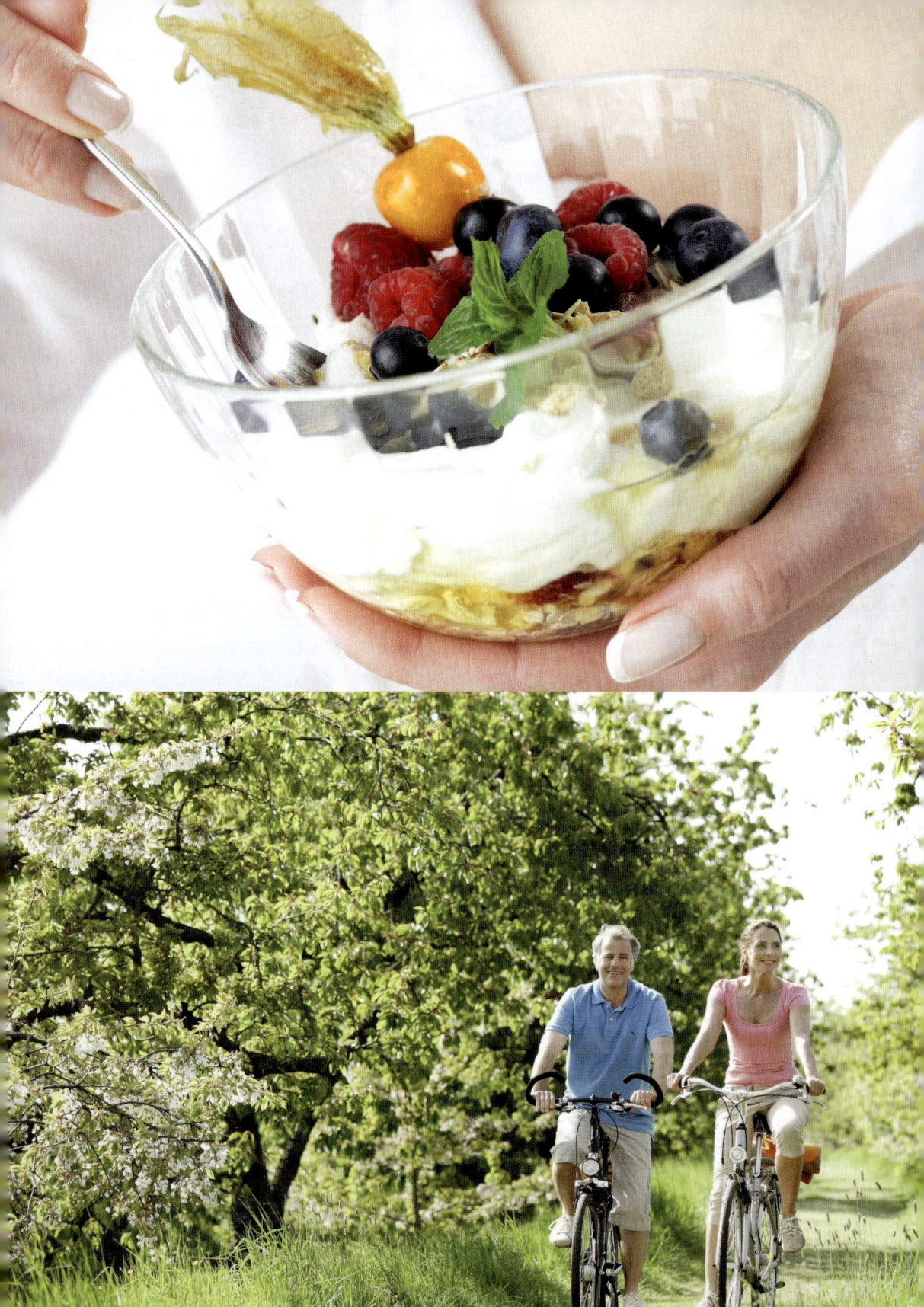

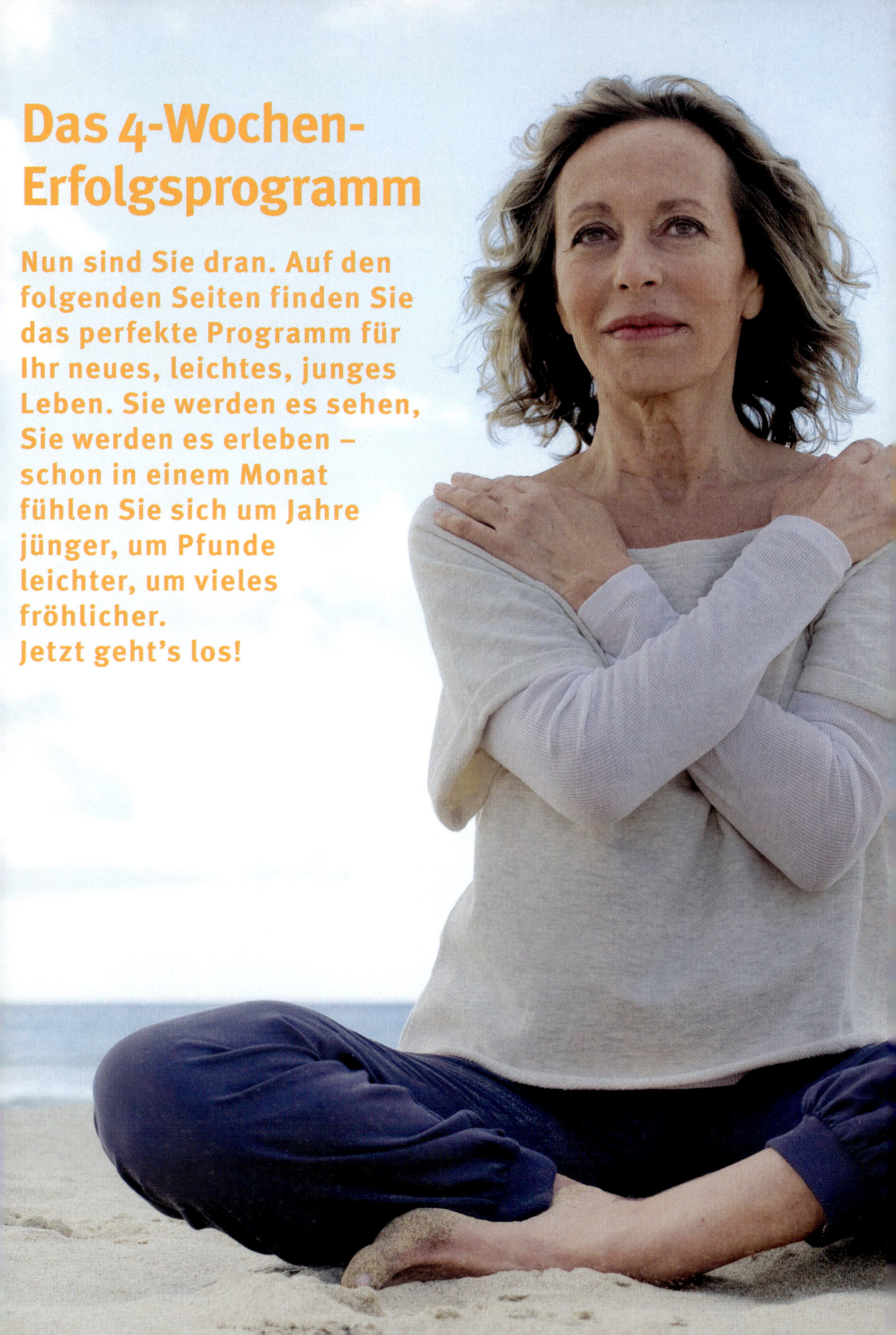

Das 4-Wochen-Erfolgsprogramm

Nun sind Sie dran. Auf den folgenden Seiten finden Sie das perfekte Programm für Ihr neues, leichtes, junges Leben. Sie werden es sehen, Sie werden es erleben – schon in einem Monat fühlen Sie sich um Jahre jünger, um Pfunde leichter, um vieles fröhlicher.
Jetzt geht's los!

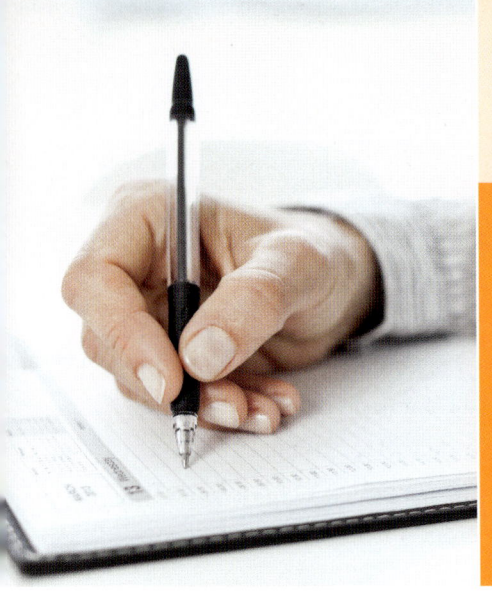

Gut vorbereitet?

Stolpern Sie nicht einfach so rein in Ihr neues Leben, bereiten Sie sich lieber ein wenig vor, dann haben Sie schon gewonnen.

✅ *Durchchecken und aufschreiben.* Bevor Sie loslegen, lassen Sie sich vom Arzt durchchecken. Nichts motiviert mehr, seinen Lebensstil zu ändern, als zu sehen, und zu spüren, dass sich etwas verändert. Tragen Sie die Forever-Young-Veränderungen bitte auch ein. Machen Sie sich eine Kopie von Seite 223 – dort tragen Sie täglich ein, was sich tut.

✅ *Misten Sie zu Hause aus.* Was nicht zu Hause ist, kann Sie nicht verführen. Viereckiges Essen, also Fertigprodukte mit vielen E-Nummern, mit Zucker und Stärke oder gehärteten Fetten packen Sie in eine Kiste. All das, was ein Steini nicht gegessen hätte, wandert in der Kiste aus dem Haus – und aus dem Leben.

✅ *Rad vor das TV-Gerät.* Jede Stunde vor dem Fernseher schlägt sich statistisch auf den Hüften nieder, raubt so Lebenszeit. Künftig nicht mehr. Denn ein Fahrradergometer, ein Crosstrainer oder ein Trampolin steht davor. Und wenn der Fernseher läuft, wird geradelt, getreten oder gesprungen.

✅ *Gemüse in den Kühlschrank.* Füllen Sie den Kühlschrank auf mit Gemüse und Obst und anderen herrlichen Produkten der Natur, von Fisch über Ei bis Hüttenkäse – und besorgen Sie sich all das Forever-Young-Food von dem Sie in diesem Buch gelesen haben – und das Sie gerne mögen.

✅ *Erschnuppern Sie sich die Rezepte.* Gucken Sie sich die Rezepte ab Seite 226 durch. Worauf haben Sie Lust? Picken Sie sich zuerst die Rezepte heraus, auf die Sie richtig großen Appetit haben. Bald wächst auch die Neugierde auf Neues. Auf's Ausprobieren!

✔️ *Machen Sie sich eine Einkaufsliste.* Mit den Zutaten für die Rezepte, die sie sich in den kommenden beiden Tagen kochen werden. Picken Sie sich für morgens, mittags und abends je ein Gericht heraus. Notieren Sie auch, was in der Vorratsküche fehlt. Und kaufen Sie wirklich nichts anderes ein, als das, was auf Ihrer Steini-Liste steht. Starten Sie am besten an einem Wochenende.

✔️ *Haben Sie immer einen Eiweißsnack parat.* Ein paar gekochte Eier im Kühlschrank, gebratene Hühnerbrust, Tofu, Käse, Nüsse oder ein Eiweißshake. Eiweiß dimmt den Appetit, hilft Fett verbrennen und Muskeln aufbauen, schenkt gute Laune-Hormone und verjüngt.

✔️ *Besorgen Sie sich eine schicke Laufausrüstung.* In ausgeleierten Leggings macht man keine gute Figur. Und geht auch nicht so gerne raus. Funktionale Kleidung ist nun mal wirklich funktional – für jede Wetterlage.

LAUFSCHUHE? Seit 25 Jahren werde ich täglich gefragt, welche Schuhe ich empfehle. Nun ja, wer 100 Kilometer ziemlich schnell rennt, sollte eine gewisse Erfahrung haben. Also gut, meine Erfahrung, mein Rat: Gehen Sie in das Sportschuh-geschäft, wählen Sie den schönsten (!) Schuh, also den Schuh, der Sie fröhlich ansieht, und wenn der dann auch noch passt (wissen Sie nach zehn Sekunden), nehmen Sie den. Und: Nehmen Sie bitte lieber einen leichten, bunten Barfußschuh als eines dieser orthopädischen Geräte.

PULSUHR? Nun, für den Anfang: ja! Lassen Sie sich piepsend warnen, wenn der Puls ständig zu hoch ist. Bis sich das Gefühl einstellt: So laufe ich richtig. Und das tut es in der Regel binnen vier Wochen.

✔️ *Auch das brauchen Sie:* Ein gutes Eiweißpulver. Und zwar für diese Wochen am besten Eiweiß pur.

Gute Vitalstoffpräparate – am besten zugeschnitten auf Ihre Blutwerte.

Eventuell eine Bioimpedanz-Analyse-Waage, die kontrolliert, dass Sie keine Muskeln verlieren, sondern nur Fett.

Einen leistungsstarken Mixer, der mit 28 000 Umdrehungen pro Minute die Zellen aufschließt, damit Sie an die Phytomedizin herankommen.

Einen Schrittzähler für mehr Motivation – und einen großen Kühlschrank für das viele Gemüse.

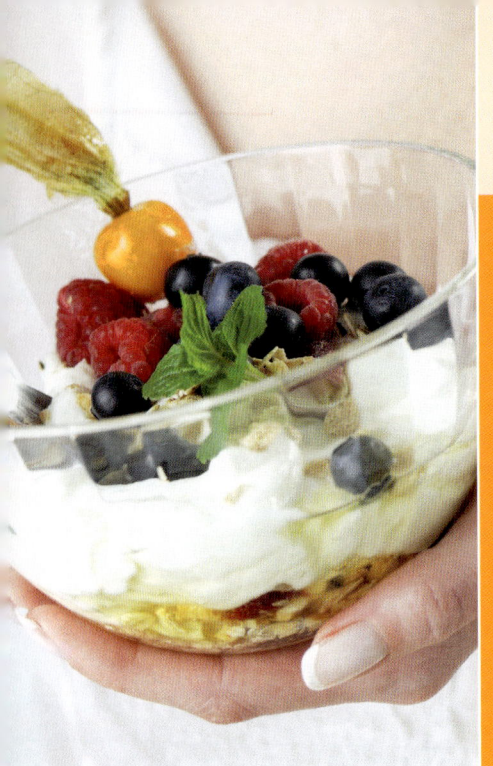

Iss'-Dich-jung-Regeln

Essen Sie genetisch korrekt, wie die Steinis?
Na, zumindest ungefähr so, wie die Steinis
das tun würden? Ein wenig modern darf es
dann doch sein. Hauptsache, Sie lassen
den Weizen weg, den Zucker ... und halten
sich an die folgenden Regeln.

1 *Viele Nüsse, viele Pilze, viel
(stärkearmes) Gemüse.* Die versorgen mit essenziellen Fettsäuren und den Biostoffen der Pflanzen. Erbsen, Kartoffeln, Kastanien, Kürbis, Limabohnen, Mais, Pastinake enthalten viele Kohlenhydrate – und sollten nur in winzigen Portionen auf den Teller. Nach den vier Wochen Steini-Diät.

2 *No Carb!* Sie lassen jetzt vier Wochen lang den Zucker weg, die Stärke weg. Keine Nudeln, kein Brot, keine Kartoffeln, keine Süßigkeiten, keine süßen Getränke. Ausnahme: Sie wollen es nicht so streng machen. Dann finden Sie auf Seite 250 eine Übersicht mit Luxus-Kohlenhydraten. Die dort aufgeführten Mengen von Urgetreiden, Brot, Reis, Pasta & Co belasten den Insulinspiegel nur wenig.

3 *Vorsicht mit Obst!* Erlaubt sind zwei Portionen Beeren, Zitrusfrüchte oder Äpfel ... Also saures Obst mit wenig Fruchtzucker und niedrigem glykämischen Index. Zum Essen – bitte nicht einfach zwischendurch!

4 *Fleisch? Freilich!* Ideal: Fisch, Geflügel, Wild – in gesunder Abwechslung. Von Rind, Ziege, Schwein, Schaf nicht mehr als 500 Gramm die Woche. Selbstverständlich Bio. Weil nur Fleisch von artgerecht gehaltenen Tieren lebensverlängernde Omega-3-Fettsäuren enthält.

5 *Kein Fleisch? Wie beliebt!*

Manche Studien zeigen: Vegetarier leben länger. Und auch Veganer gewinnen einen Triathlon. Das können Sie selbst entscheiden. Wie Sie glücklicher sind. Veganer ergänzen bitte mit B-Vitaminen und Eiweiß, vor allem wenn sie nicht schlank sind und nicht viel selbst zubereiten. Denn Eiweiß sorgt für eine gute Darmpopulation, und dort entsteht langes Leben.

6 *Achten Sie auf Ballaststoffe.*

Gemüse, Gemüse, Gemüse – die helfen Entzündungsmarker zu senken. Und wirken sich somit auch günstig in der Krebsprophylaxe aus. Gemüse sollte der Hauptteil Ihrer Ernährung sein.

7 *Genug Eiweiß!* Eiweiß kurbelt die Fettverbrennung an, senkt Entzündungsmarker im Blut, stärkt das Immunsystem, baut Muskeln auf. Zu jeder Mahlzeit eine gute Portion Geflügel, Fisch, Fleisch, Käse, Tofu oder Eier. Und kurz nach dem Sport eine Extraportion Eiweiß. Wer Muskeln aufbaut: ein Shake oder ein gutes Aminosäurepräparat – das dringt ganz schnell ins Blut. Sie brauchen: 1,5 bis zwei Gramm pro Kilogramm Körpergewicht. Eine Eiweißtabelle finden Sie auf Seite 56.

8 *An Fett nicht sparen.*

An pflanzlichem und an Fischfett. Die guten Öle: Olivenöl, Hanföl, Leinöl, Arganöl und Nussöle. Alle anderen Öle können Sie sich sparen. Auch tierisches Fett muss man nicht fürchten, wenn es aus artgerechter Haltung kommt (dann hat es Omega-3s) und nicht zur Wurst verarbeitet ist. Fett, das man sieht, kann nicht so sehr schaden.

9 *Meiden Sie Industriemüll.*

Chemie im Essen schürt den Hunger – wie z. B. Weichmacher (Phthalate), gehärtete Fette (Transfettsäuren). Das meiste davon finden Sie in der Zutatenliste vieler Fertiggerichte. Einfach weglassen und auf Qualität setzen.

10 *Nicht zu wenig essen.*

Wer mit der Energiezufuhr unter den Grundumsatz geht, drosselt den Energiestoffwechsel, züchtet sich Heißhunger. Der Grundumsatz beträgt Pi mal Daumen: Normalgewicht mal 24. Für einen 70-Kilo-Menschen wären das 70 kg mal 24 kcal gleich 1680 kcal. Ein hoher Spiegel am Hungerhormon Ghrelin lässt einen mehr essen, als den Hüften gut tut. Das drosselt die Ghrelin-Produktion: Vor der persönlichen Essenszeit eine Kleinigkeit essen. Eiweiß versteht sich. Ein Glas

Buttermilch, ein Ei oder ein Stück Tofu oder Putenbrust. Nennt man Protein-Hebel-Effekt. Eiweiß bremst den Appetit.

11 *Nährstoffdefizite auffüllen.*

Müdigkeit, Traurigkeit, Heißhunger und Übergewicht sind immer ein Zeichen von Mangel, oft ein Mangel an Mikronährstoffen. Chrom, Zink, Vitamin C, B-Vitamine, Vitamin D, Magnesium, Kalzium helfen beim Abnehmen und sorgen für bessere Laune und Leistungskraft. Ergänzen Sie Ihre Nahrung mit einem gutem Basispräparat und lassen Sie sich vom Arzt oder Apotheker empfehlen, was Sie individuell zusätzlich brauchen. Und wenn Sie Vitaminpillen-Skeptiker sind, sollten sie mein neues Buch *Vitamine* lesen.

12 *Langes Leben würzt man.*

Gewürze wie Zimt, Muskat und Safran, aber auch Scharfes wie Chili und Pfeffer regen den Fettstoffwechsel an. Wer intensiv würzt, hat weniger Lust auf Süßes. Zimt und Kardamom passen gut in den Tee und machen den Keks überflüssig.

13 *Trinken? Täglich viel!*

Ruhig mehr. So gut drei Liter. Das spült den Körper durch. Hilft neudeutsch beim Detoxen. Und regt den Fettstoffwechsel an. Außerdem bestehen Sie aus Wasser. Aus etwa 60, 70 Prozent. Je jünger, desto mehr. Je älter, desto trockener …

14 *Schlafen Sie viel, tief und regelmäßig.* Wer zu wenig schläft, hat einen höheren Ghrelinwert. Isst mehr. Mehr Junkfood. Denn Schlafmangel setzt im Hirn das Zentrum für Vernunft außer Gefecht.

15 *Täglich einen grünen Smoothie.* Gleich nach dem Aufstehen tanken Sie die grüne Phytomedizin. Das macht fit und fröhlich für den ganzen Tag.

16 *Muskeln clever aufbauen.*

Direkt nach dem Sport baut der Körper das Eiweiß dreimal so schnell in Muskeln und Co. ein. Deshalb das 45-Minuten-Zeitfenster unbedingt nutzen. Ist das Zeitfenster überschritten, sinkt der Eiweißstoffwechsel, und die Muskeln haben es schwer, sich das Futter zu holen, das sie brauchen, um zu wachsen.

Beweg-dich-klug-Regeln

Wie Stresshormone unter den Tanzschuhen verschwinden, welche Sportdrinks dick machen, warum Frühsport gut anschlägt und warum man sich mit dem nach unten schauenden Hund Antidepressiva erspart.

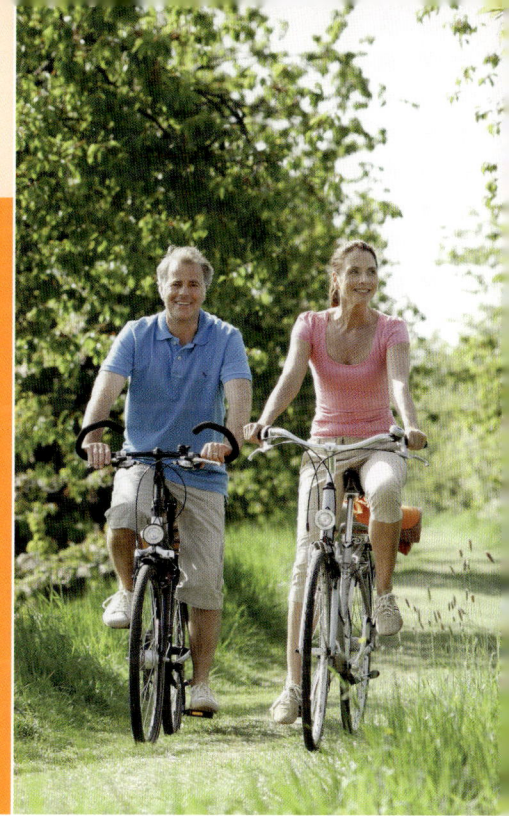

1 *Bewegen Sie sich täglich 30 Minuten ausdauernd.* Wenn Sie Abwechslung in Ihr Training bringen, wird das automatisch mehr. Nehmen Sie sich sieben Tage vor, dann dürfen auch mal sechs daraus werden. Und hängen Sie an jede Bewegungsrunde eine Dehnrunde, ab Seite 164, an.

2 *Guter Plan: Zeitfenster für die Muskeln.* Fordern Sie Ihre Muskeln heraus. Kurz und heftig und regelmäßig, zwei- bis dreimal die Woche. Nehmen Sie sich drei feste Tage, an denen Sie Ihr Muskelprogramm absolvieren. Im Kalender fest buchen.

3 *Immer wieder aufstehen.* Langes Sitzen erhöht das Risiko für Diabetes und Herzkrankheiten. Wer viel sitzen muss, steht immer wieder zwischendrin auf, macht eine kleine Runde ums Karree, beugt die Knie mit der Übung von Seite 181, hüpft ein paar Minuten auf dem Trampolin. Ein Schrittzähler motiviert zu den 10 000-Forever-Young-Schritten täglich.

4 *Sportdrinks machen dick.* Das *British Medical Journal* berichtet, dass Sportdrinks nicht fit, sondern dick machen. In einem halben Liter stecken nämlich bis zu 30 Gramm Zucker. Um den Schweiß- und Elektrolytverlust auszugleichen, trinkt man ein gutes Wasser und aromatisiert das mit einem Minzeblatt. Wer weniger wiegt, weil er sich den Zucker aus den Sportdrinks spart, kann auch schneller rennen.

5 *Frühsport gegen Heißhunger und gegen die Trägheit.* In einer Untersuchung an der Brigham Young University fand man heraus, dass Frühsport keinen Hunger auf mehr macht. Weder hat man nach dem Sport mehr Lust auf Essen, noch isst man tagsüber mehr als sonst. Man gleicht die verbrannte Energie also nicht durch Mehressen aus. Und: Wer früh Sport treibt, bewegt sich auch tagsüber mehr als sonst.

6 *Kaffeepause nach dem Sport.* Tee oder Kaffee mit Milch sind nach dem Sport die idealen Fitnessdrinks, sagen Forscher vom Institute of Food Technologists in Chicago. Weil die Heißgetränke weniger Kohlenhydrate enthalten als synthetisch hergestellte Sportdrinks, und weil sie reich an Antioxidantien, Polyphenolen und Enzymen sind, die dem Körper bei der Regeneration nach dem Sport helfen. Außerdem stärken Kalzium und Protein aus der Milch die Muskeln.

7 *Bitte Abwechslung – denn der Kopf joggt mit.* Sportwissenschaftler der Universität Halle-Wittenberg haben durch Messen von Hirnströmen festgestellt, dass unser Gehirn beim Joggen oder Fahrradfahren auf Höchsttouren läuft – auch wenn man subjektiv das Gefühl hat, beim Laufen und Radeln abzuschalten. Das Gehirn kontrolliert den Organismus, schützt vor körperlicher Überforderung. Wer seine Leistung steigern will, muss abwechslungsreich trainieren, seinem Gehirn neue Impulse geben und dem Organismus neue Reize setzen, so die Forscher.

8 *Mit Lust bewegen.* Körperlich Aktive leben länger als träge Sesselhocker. Richtig. Reicht nur nicht. Wichtig ist, dass man sich dabei keinen Stress macht. Hochleistungssportler werden selten zu Langlebigkeits-Champions. Und lustlose sportliche Aktivitäten nur der Gesundheit zuliebe schenken auch keine längere Lebenszeit. Spaß an der Aktivität – so US-Studien – senkt die Sterblichkeit im Vergleich zu Sesselhocken um 44 Prozent.

9 *Nach dem Sport nicht gleich aufs Sofa.* Wer nach dem Training noch 20 Minuten locker läuft oder radelt, erholt sich schneller, so Forscher der California State University. Der Grund: In der aktiven Regeneration steigt die Blutzirkulation in den Beinen, die Muskeln werden mit Nährstoffen versorgt und schneller wieder fit.

10 *Intervalltraining spart Zeit.* Mit dem sogenannten High-Intensity-Intervall-Training kann man in sechs 30-Sekunden-Einheiten ähnliche gesundheitliche Verbesserungen erreichen wie durch 30 bis 40 Minuten klassisches Ausdauertraining. Auf 30 Sekunden intensive Belastungen folgen eineinhalb Minuten Erholung. Nach sechs Wiederholungen ist das Training vorbei. Bitte einfach mal ausprobieren. Funktioniert mit Sprinten, Seilspringen, wild Tanzen auf dem Trampolin ...

Aufgrund der hohen Intensität der Trainingsphasen sollten sich Anfänger davor von einem Arzt durchchecken lassen. Mit zunehmender Erfahrung und Fitness können die intensiven Einheiten natürlich länger (z. B. eine Minute) werden. Mehr als zweimal pro Woche ist nicht sinnvoll, denn vorausgesetzt, Sie gestalten die Trainingseinheiten wirklich intensiv, braucht der Körper genügend Regeneration, um motiviert zu bleiben.

11 *Yoga = Antidepressivum.* Yoga-Übungen haben denselben Effekt wie Antidepressiva, fanden Forscher der Duke University in den USA heraus. Sie fanden im Blut von Probanden, die regelmäßig Yoga machen, mehr Serotonin und weniger Entzündungsmarker und weniger Schäden durch oxidativen Stress als im Blut eines Menschen, der keine Yogamatte besitzt.

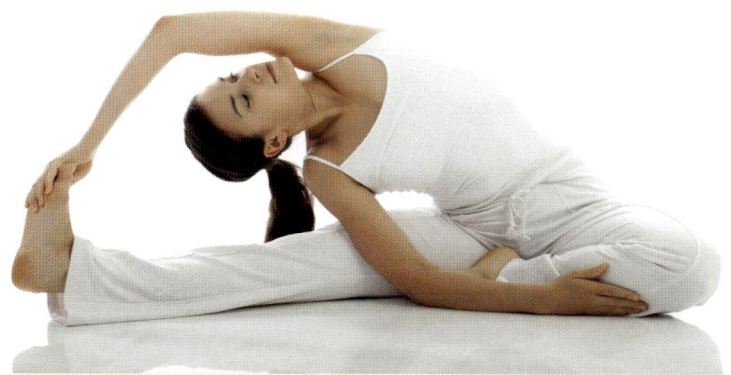

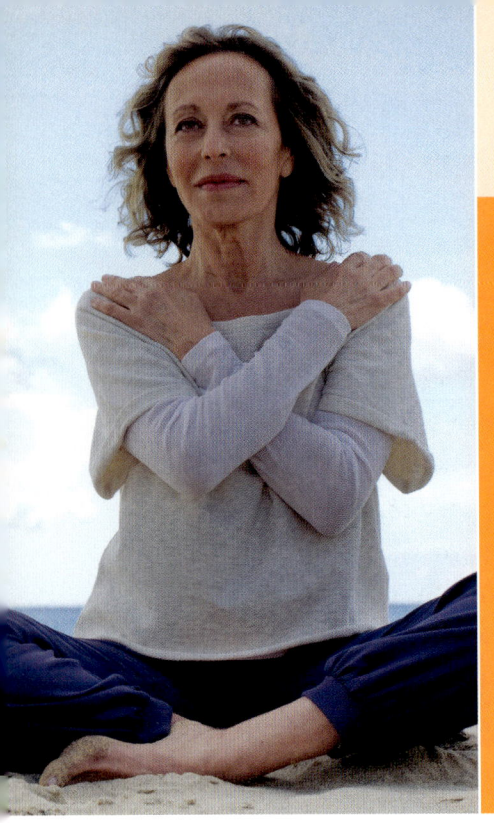

Denk-dich-jung-Regeln

Nehmen Sie Ihr Gehirn mit auf die Reise in Richtung jung. Es ist so einfach und macht eigentlich nur Spaß. Mit Lust bewegen, Neugierde pflegen, Freunde treffen, gut schlafen ...

1 *Täglich meditieren.* Egal wie – ob in Laufschuhen oder auf der Kirchenbank – wichtig ist nur, dass Sie Ihr Gehirn täglich ins pure Glück eintauchen lassen. Machen Sie das bitte die folgenden vier Wochen lang. Dann wird es zum Reflex. Und auch die Meditation, das Achtsamkeitstraining gehört wie das Atmen zum Leben. Und Sie kriegen ein neues, ein fröhliches, ein mitfühlendes, ein dankbares Gehirn.

2 *Gehirn fordern.* Wenn man nur drei Wochen faul am Strand liegt, sinkt der IQ um zehn Punkte. Fit bleibt das Hirn nur, wenn es wie ein Muskel gefordert wird. Um die Ecke denken, Bücher lesen, die gescheiter sind als ich, Sprachen lernen, Gedichte auswendig aufsagen ... Ach da fällt einem schon viel ein. Wenn nicht, von mir gibt's das Büchlein namens *Mentalprogramm.*

3 *Neugierde pflegen.* Forschergeister leben länger. Anti-Aging-Tipp: Täglich etwas Neues tun. Offen sein für das Morgen, nicht dem Gestern nachtrauern, viel lesen und fragen. Lebenslang lernen. Auch im Alter kann das Gehirn noch trainiert werden.

4 *Zum Optimisten mutieren.*
Optimismus lässt die Glückshormone tanzen, gute Laune killt Stresshormone. Pessimismus hingegen fördert den Umsatz des Bestattungsinstituts. Alt wird, wer positiv denken kann, innerlich lächelt, unbeschwert fröhlich ist. Zornige Menschen sterben häufig an Schlaganfall oder Herzinfarkt. Tipp: Wer sich auch über die kleinen Dinge freut, färbt sein Unterbewusstsein positiv. Sein Hirn kann man zum Optimismus erziehen – per Meditation. Binnen weniger Wochen.

5 *Freundschaften düngen.*
Wer sich sein Leben lang auf ein Netz stabiler Beziehungen verlassen kann, lebt länger, ist im Alter fröhlicher, geistig fitter und körperlich besser drauf. Lächelnd gewinnen Sie Freunde. Und laufend auch. Dann darf man diese mit Zeit verwöhnen, hegen und pflegen.

6 *Erfolg genießen.* Wer Erfolg hat im Leben – wer also sein Sein als erfolgreich definiert, egal ob als Hausfrau oder Firmenboss – wird gesund steinalt. Typisch für Hochbetagte ist, dass sie viel und hart gearbeitet haben, ihre Arbeit aber gern taten. Zu viel Ehrgeiz allerdings knabbert einige Jahre weg.

7 *Früh primen.* Klug ist, wer sich schon am Morgen mit den Gedanken auf den Tag einstimmt – und ihn sozusagen vorherbestimmt. Am Spiegel: *Mensch, siehst du grauenhaft aus. Total müde. Das geht ja gar nicht ... du kriegst doch so nix auf die Reihe.* So machen das die meisten. Jeder kann sich vorstellen, was das für ein Tag wird. Geht auch anders: *Hallo, du wunderbares Geschöpf da. Hübsch, wach, fröhlich, ... du passt gut in diesen herrlichen, sonnigen, erfolgversprechenden Tag. Das wird mein Tag!*

8 *Aufs Herz hören.* Wer regelmäßig seinen Herztönen lauscht, stärkt das Selbstbewusstsein und die Selbstliebe, fanden Forscher der Universität London heraus. In einer Studie forderten sie Frauen zwischen 19 und 26 Jahren auf, bewusst auf das Pochen in der Brust zu hören. Das Ergebnis: Die Frauen hatten eine deutlich bessere Körperwahrnehmung als die in der Kontrollgruppe. Positiver Nebeneffekt: Wer seinem Körper mehr Aufmerksamkeit schenkt, findet sich schöner und bekommt eine bessere Selbstwahrnehmung.

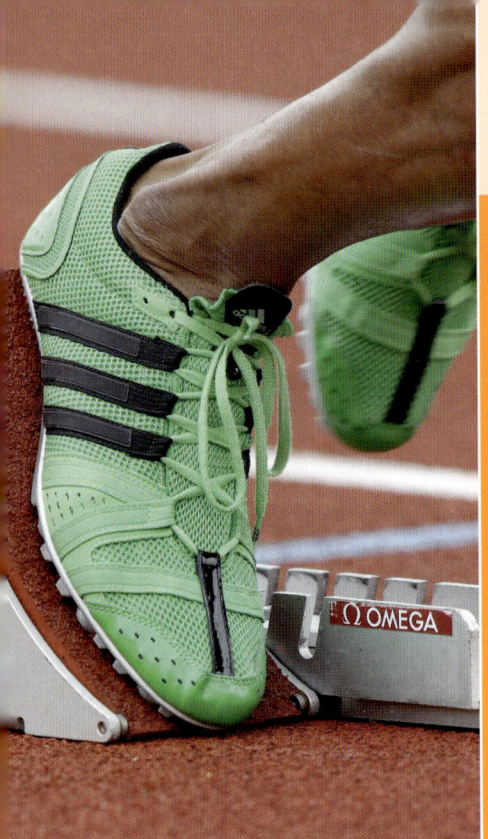

Achtung, fertig, los!

Im Folgenden sehen Sie auf einen Blick, wie Ihr Forever-Young-Leben künftig so aussieht. Starten Sie bitte an einem Wochenende, am Anfang dauert ja alles noch ein bisschen länger, aber Sie werden sehen, nach zwei Tagen geht Ihnen das alles in Fleisch und Blut über.

Erste Woche

1. Tag

- Vor dem Aufstehen ein Glas zimmerwarmes Wasser trinken.
- Ruhepuls messen. Eintragen ins Forever-Young-Tagebuch. (Vorlage Seite 223).
- Im Bad vor dem Spiegel schon mal primen: Ich bin ein wunderbares Wesen – und das wird ein toller Tag. Mein erster sensationeller Forever-Young-Tag …
- Schrittzähler an den Mann bringen. Ziel heute: 5000 in der Ausdauerrunde. Und weitere 5000 im Alltag.

- In Sekundenschnelle im guten Mixer einen Power-Smoothie (Seite 226) zubereiten und ein Glas trinken.
- In die Laufschuhe und ab zum individuellen Trainingsprogramm. 30 Minuten. Seite 173. Walken oder laufen Sie mit Ihrem Normal-Laufpuls (Seite 170). Heute mit acht Schritten pro Atemzug. Leicht, locker, lächelnd – im üppigen Sauerstoffüberschuss.

- Absolute Anfänger: Laufen Sie während Ihres strammen Spaziergangs einfach mal eine Minute, wie ab Seite 168 beschrieben.
- Bauen Sie heute schon mal den Bodyscan (Seite 192) in Ihren Lauf ein.
- Durchdehnen, wie auf Seite 164 beschrieben.
- Laufparameter ins Forever-Young-Tagebuch eintragen. Dabei trinken, trinken, trinken. Es sollten heute drei Liter zusammenkommen. Lesen Sie noch mal über das Trinken auf Seite 143.
- Nun einen Eiweißshake trinken. Das 45-Minuten-Fenster für verstärkten Eiweißaufbau im Körper nutzen.
- Wer Lust hat darf auch ein Steini-Frühstück wählen. Seite 232.
- Rezepte für den Tag aus dem Baukastensystem (ab Seite 226) wählen nach dem Prinzip: Ein Drittel tierische Nahrungsbestandteile, zwei Drittel Pflanzenkost, die Hälfte roh – bitte jeweils noch mal die Steini-Diät-Regeln lesen auf Seite 156.
- Nach dem Mittagessen ruhen. Oder 1000 Schritte tun. Haben Sie einen Schrittzähler? Am Ende des Tages sollten 10 000 rauskommen.
- Kaffee trinken oder grünen Tee – beides Jungbrunnen. Nein, keinen Kuchen essen … Nein, auch kein kleines Stück.
- Zwischen 16 und 19 Uhr machen Sie Ihr erstes Muskeltraining mit den Übungen auf Seite 180.
- Am Abend genießen Sie eines der wunderbaren Rezepte aus dem Steini-Diät-Baukasten. Und üben ganz kurz mal so eine Meditation ab Seite 197.
- Seien Sie neugierig – tun Sie an diesem. wie an den folgenden 27 Tagen, irgendetwas, das Sie noch nie gemacht haben.
- Pflegen Sie ihre Freundschaften … an diesem wie an jedem Tag. Anrufen, treffen, schreiben …
- Und halten Sie ihr Hirn jung mit Lesen, Lernen, Lachen …
- Gehen Sie vor Mitternacht ins Bett. So tanken Sie den tiefsten verjüngenden Schlaf.

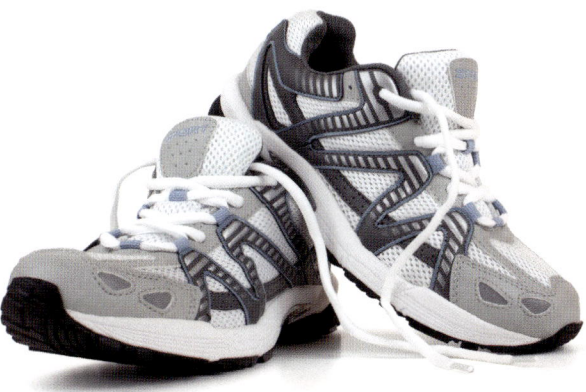

2. Tag

- Ein Glas zimmerwarmes Wasser trinken.
- Ruhepuls messen. Eintragen.
- Primen: … mein zweiter leichter, fröhlicher, Forever-Young-Tag …
- In Sekundenschnelle im guten Mixer einen Power-Smoothie (Seite 226) zubereiten und ein Glas trinken.
- Heute bauen Sie die ersten HIITs ins Leben ein. Einlaufen: fünf Minuten. Sprinten: zehn Sekunden, dann zwei Minuten locker laufen. Und das machen Sie sechsmal hintereinander.

Absolute Anfänger hängen die zweite Laufminute im strammen Spaziergang an. Täglich eine Minute mehr. Und starten das HIIT-Training halt dann einfach nach den ersten vier Wochen.

- Der Tag läuft ab wie gestern: Tagebuch führen, viel trinken, Eiweißshake nach dem Sport, Steini-Frühstück, leckere Rezepte aus dem Baukastensystem … keinen Kuchen essen. Und Schritte tanken.
- Heute haben die Muskeln Pause. Warum legen Sie sich nicht in die Wanne – in ein entgiftendes, entspannendes Basenbad?
- Auch heute pflegen Sie alles, was Sie jung hält: denken, reden, lachen, neugierig sein, spielerisch herumtollen, sich kleinen Herausforderungen stellen … und Sie üben sich mal kurz in einer der Meditationen ab Seite 196.

3. Tag

- Heute ist kein Wochenende mehr, Sie starten wie am Tag 1 und 2 in den Tag: Wasser, Pulsmessen, Primen, Schrittzähler anschnallen, Smoothie …
- Dann 30 Minuten Laufmeditation, wie auf Seite 200 beschrieben. Dehnen nicht vergessen. Eiweißshake und/oder Steini-Frühstück.
- Während der Arbeit immer mal wieder aufstehen, ein paar Kniebeugen machen, ein paar Schritte gehen.
- Sobald Stress aufkommt: ausatmen und Schultern fallen lassen – wie auf Seite 112 beschrieben.
- Halten Sie sich auch heute an die Steini-Diät-Regeln von Seite 156 – und trinken Sie wirklich viel. Das Handy darf ruhig jede Stunde daran erinnern.
- Zwischen 16 und 19 Uhr machen Sie bitte ihr Muskeltraining, die Übungen von Seite 180. Die absolvieren Sie in diesen vier Wochen bitte jeden zweiten Tag. Danach reicht: zweimal die Woche.
- Für den Kopf: Heute probieren Sie die Übung fürs Mitgefühl von Seite 194. Vergessen Sie bitte nicht, das Forever-Young-Tagebuch zu führen.

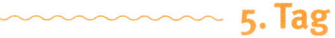

4. Tag

- Alles läuft so ähnlich ab wie gestern. Nur: Sie machen heute Morgen wieder ein HIIT-Training. Das sollten Sie ja dreimal die Woche tun. Einlaufen: fünf Minuten. Sprinten: zehn Sekunden. Locker laufen: zwei Minuten. Und das machen Sie sechsmal hintereinander.
- Die Muskeln haben dafür heute frei. Picken Sie sich doch einen der Forever-Young-Jungbrunnen heraus, die sie gerne mal ausprobieren möchten.
- Für den Kopf: Sie wissen ja, jeden Tag etwas Neues tun. Begeben Sie sich über das Bügeln zur Erleuchtung. Oder kurbeln Sie den Lymphfluss an.

5. Tag

- Heute ist der lockere Leichtlauf dran. Und nachmittags das Muskelprogramm ab Seite 180.

Nun dürfte das Prinzip klar sein – oder?

10 000 Schritte, primen, Tagebuch führen, Smoothie, Eiweiß, viel trinken, ausatmen und Schultern fallen lassen, sobald ein Stressor auftaucht, alle zwei Tage das Muskelprogramm machen von Seite 180. Zwischen den HIIT-Ausdauertrainings lockere Meditationsläufe einbauen.

- Absolute Anfänger walken und stocken mit täglich einer Laufminute mehr auf.
- Man isst dreimal am Tag nach den Steini-Regeln von Seite 156. Und übt sich in der Meditation. Heute mal in der Heiterkeit, Seite 196. Ziel ist herauszufinden: Welche Meditation tut mir am besten, macht mich am fröhlichsten und feit gegen Stress. Ab und zu einen der Jungbrunnen ins Leben einbauen. Ausprobieren, welcher gut ins Leben passt.

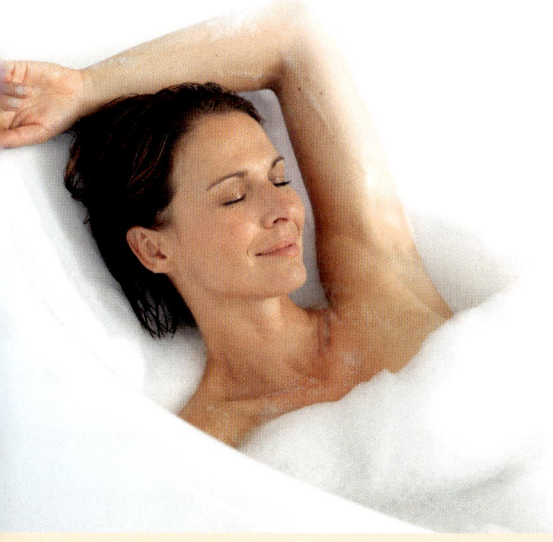

6. Tag

- HIIT-Tag, Einlaufen: fünf Minuten. Sprinten: zehn Sekunden. Locker laufen: zwei Minuten. Und das machen Sie sechsmal hintereinander. Sie merken, Ihnen geht die Puste aus und die Beine sind heute, bei der dritten schnellen Einheit in dieser Woche, schwer? Dann lassen Sie es gut sein und laufen Sie locker. Zwei schnelle Einheiten mögen für Sie jetzt erst mal vollkommen ausreichend sein. Eine dritte Einheit können Sie immer noch einbauen, wenn Ihre Muskeln so weit sind.
- Die Muskeln haben heute frei. Ansonsten alles so, wie die anderen Tage. Suchen Sie sich eine Meditation, die Ihnen Freude macht.

7. Tag

- Nun haben Sie die erste Woche hinter sich. Da dürfen Sie ruhig heute mal wieder die Übung der Meditation Nr. 3 auf Seite 194 machen. Loben Sie sich ganz kräftig selbst.
- Und da Sonntag ist, dürfen Sie heute ganz, ganz lange locker lächelnd laufen gehen. Sie werden sehen: Das Meditieren stellt sich ganz von selbst ein.
- Kochen Sie sich heute Abend zur Belohnung ein leckeres Steini-Menü.

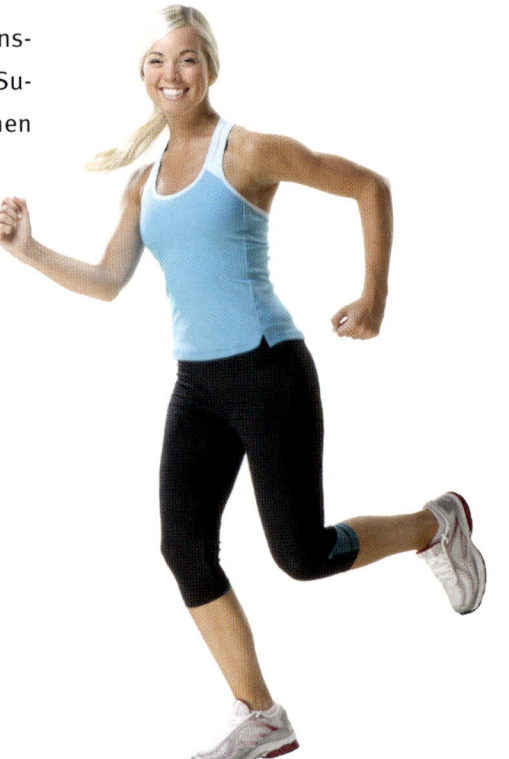

Zweite Woche

Willkommen in der zweiten Woche. Auch in der dürfen Sie Ähnliches tun wie in Woche 1 – und sich in der Art, wie Sie es tun, spielerisch üben.

Ich fasse noch mal kurz zusammen: Glas Wasser vom Nachtisch, der Einladung zum Freestyle-Smoothen folgen, nach den Steini-Regeln sich aus dem Baukastensystem das rauspicken, worauf Sie Lust haben, insgesamt 10 000 Schritte tun, primen, Tagebuch führen, auf Eiweiß achten, viel trinken, ausatmen und Schultern fallen lassen, sobald ein Stressor auftaucht. Alle zwei Tage das Muskelprogramm machen. Zwischen den zwei HIIT-Ausdauertrainings lockere Meditationsläufe einbauen. Absolute Anfänger walken und stocken täglich mit einer Laufminute auf. Sie sollten diese Woche mit acht Minuten starten. Wem acht Minuten am Stück zu viel sind, der baut einfach viermal zwei Laufminuten ein – und macht Gehpausen dazwischen. Spielen Sie mit der Bewegung, machen Sie keine Folter draus. Und üben Sie sich täglich in Meditation. Egal ob in den Laufschuhen oder auf dem Meditationskissen. Auch hier dürfen Sie spielerisch wählen zwischen den einzelnen Übungen ab Seite 188. Hauptsache, es mach Ihnen Spaß!

Neu: Das HITT-Programm steigern wir ein wenig. Einlaufen: fünf Minuten. Sprinten: 15 Sekunden. Locker laufen: drei Minuten. Das Ganze in sechs Intervallen.

Ist ihnen das noch zu viel, dann bleiben Sie bitte etwas länger beim Training der ersten Woche. Zu viel erkennen Sie daran, dass Ihr Puls sich nach dem Sprint nicht bald normalisiert.

Dritte Woche

Willkommen in der dritten Woche. Auch hier läuft jeder Tag ähnlich ab – sehr spielerisch. Ich fasse noch mal kurz zusammen: Glas Wasser vom Nachtisch, Freestyle-Smoothen, sich nach den Steini-Diät-Regeln sich aus dem Baukastensystem bedienen, insgesamt 10 000 Schritte tun, primen, Tagebuch führen, auf Eiweiß achten, viel trinken, ausatmen und Schultern fallen lassen, sobald irgendein Stressor auftaucht, alle zwei Tage das Muskelprogramm machen.

Nun dürfen sich auch Anfänger mal an die Variationen wagen, die es zu jeder Übung gibt.

Zwischen den HIIT-Ausdauertrainings lockere Meditationsläufe einbauen. Absolute Anfänger walken und stocken täglich mit einer Laufminute auf; sie sollten diese

Woche mit 16 Minuten starten. Wem 16 Minuten am Stück zu viel sind, der baut einfach achtmal zwei Laufminuten ein – und macht Gehpausen dazwischen. Auch diese Woche gilt: Spielen Sie mit der Bewegung, machen Sie keine Folter draus. Und üben Sie sich täglich in Meditation. Auch hier dürfen Sie spielerisch wählen zwischen den einzelnen Formen. Hauptsache, es mach Ihnen Spaß!

Neu: Das HITT-Programm steigern wir noch ein wenig. Einlaufen: fünf Minuten. Sprinten: 20 Sekunden. Locker laufen: drei Minuten. Fünf Intervalle.

Ist ihnen das noch zu viel, dann bleiben Sie bitte etwas länger beim Training der zweiten Woche. Oder reduzieren Sie die Intervalle. Zu viel? Das erkennen Sie daran, dass Ihr Puls sich nach dem Sprint nicht bald normalisiert. Lesen Sie ruhig noch mal über den Puls nach, auf Seite 170.

Vierte Woche

Willkommen in der vierten Woche. So, nun ist es so weit. Jetzt dürften sowohl das Freestyle-Smoothen, das Meditieren als auch die Bewegung wie das Atmen zu Ihrem Leben gehören. Sie haben zwei Reflexe. Der absolute Anfänger läuft jetzt 21 Minuten am Stück. Diese Woche werden es 30. Der Heißhunger ist weg. Schon einige Pfunde liegen auf der Strecke. Und das Steini-Essen möchten Sie nicht mehr missen. Lust auf Süß? Ne. Wenn Sie jetzt mal einen Schluck Softdrink probieren, dann schmeckt das igitt! Gut so. Denn nun haben sich ihre Geschmackspapillen normalisiert. Es sind einige Muskeln gewachsen. Und Sie haben unendlich viel mehr Energie. Freilich sind Sie auch fröhlicher. Das haben Sie auch in Ihr Tagebuch notiert? Auch diese Woche führen Sie es weiter. Und Die Forever-Young-Regeln sind Ihnen so ins Blut übergegangen, dass ich sie nicht mehr wiederholen muss.

Neu: Das HITT-Programm steigern wir noch einmal ein wenig. Einlaufen: fünf Minuten. Sprinten: 25 Sekunden. Locker laufen: drei Minuten. Fünf Intervalle.

Ist ihnen das noch zu viel, dann bleiben Sie bitte etwas länger beim Training der dritten Woche. Zu viel erkennen Sie daran, dass Ihr Puls sich nach dem Sprint nicht bald normalisiert ...

Mein Forever-Young-Tag

DATUM:

GEWICHT:

FETTMASSE:

SCHLAFDAUER:

SCHLAFQUALITÄT:

RUHEPULS MORGENS IM BETT:

AUSDAUERTRAINING:

KRAFTTRAINING:

GELAUFENE SCHRITTE:

MEDITATIONSART:

SMOOTHIE:

FRÜHSTÜCK:

MITTAGESSEN:

ABENDESSEN:

SNACKS:

EIWEISSSHAKES:

GETRÄNKE (ART/LITER):

MEINE LAUNE:

MEIN PRIMING:

MEIN GRÖSSTER ERFOLG:

MEINE FREUNDESKONTAKTE:

NEUES GEMACHT:

DAS HAT MICH BEWEGT:

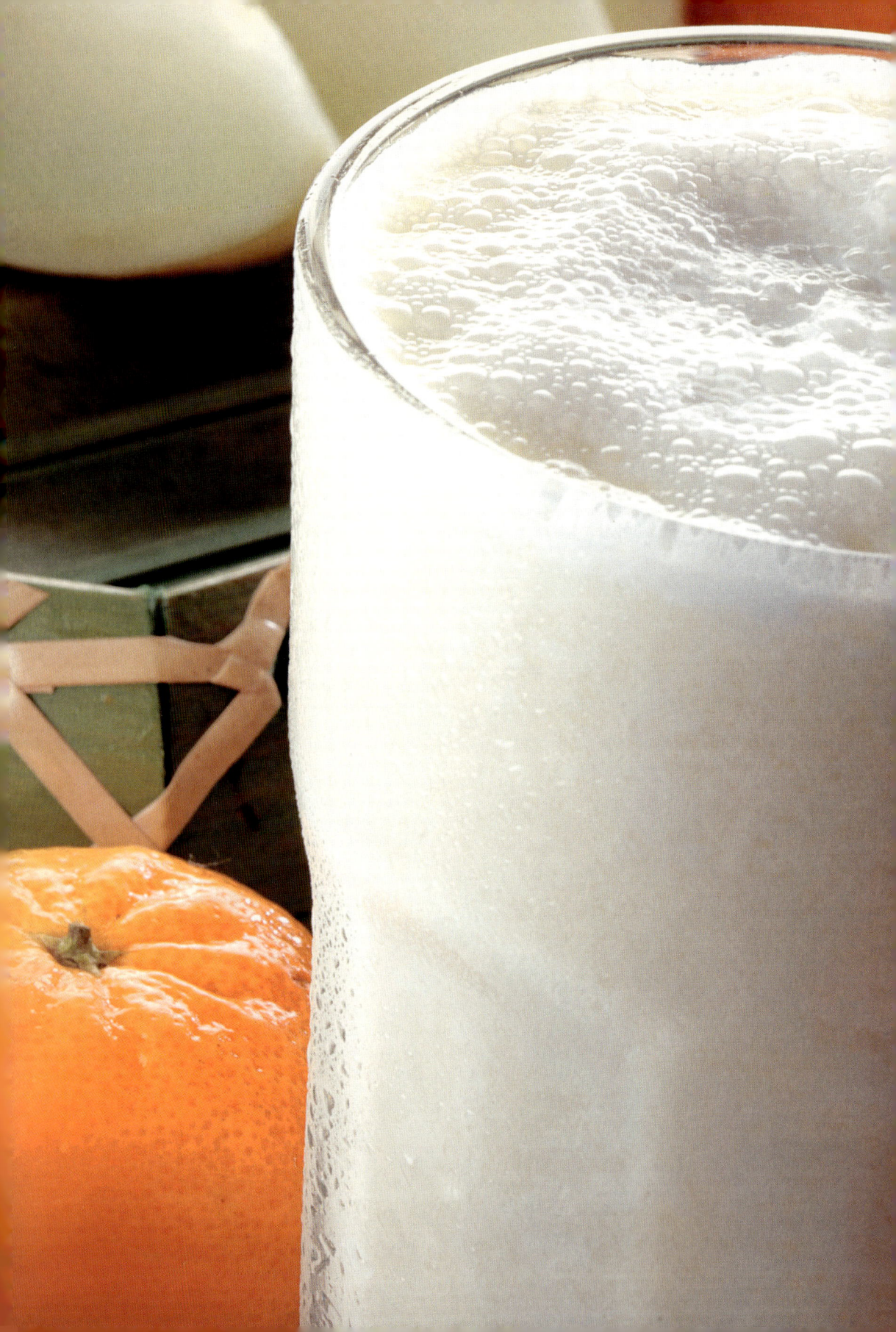

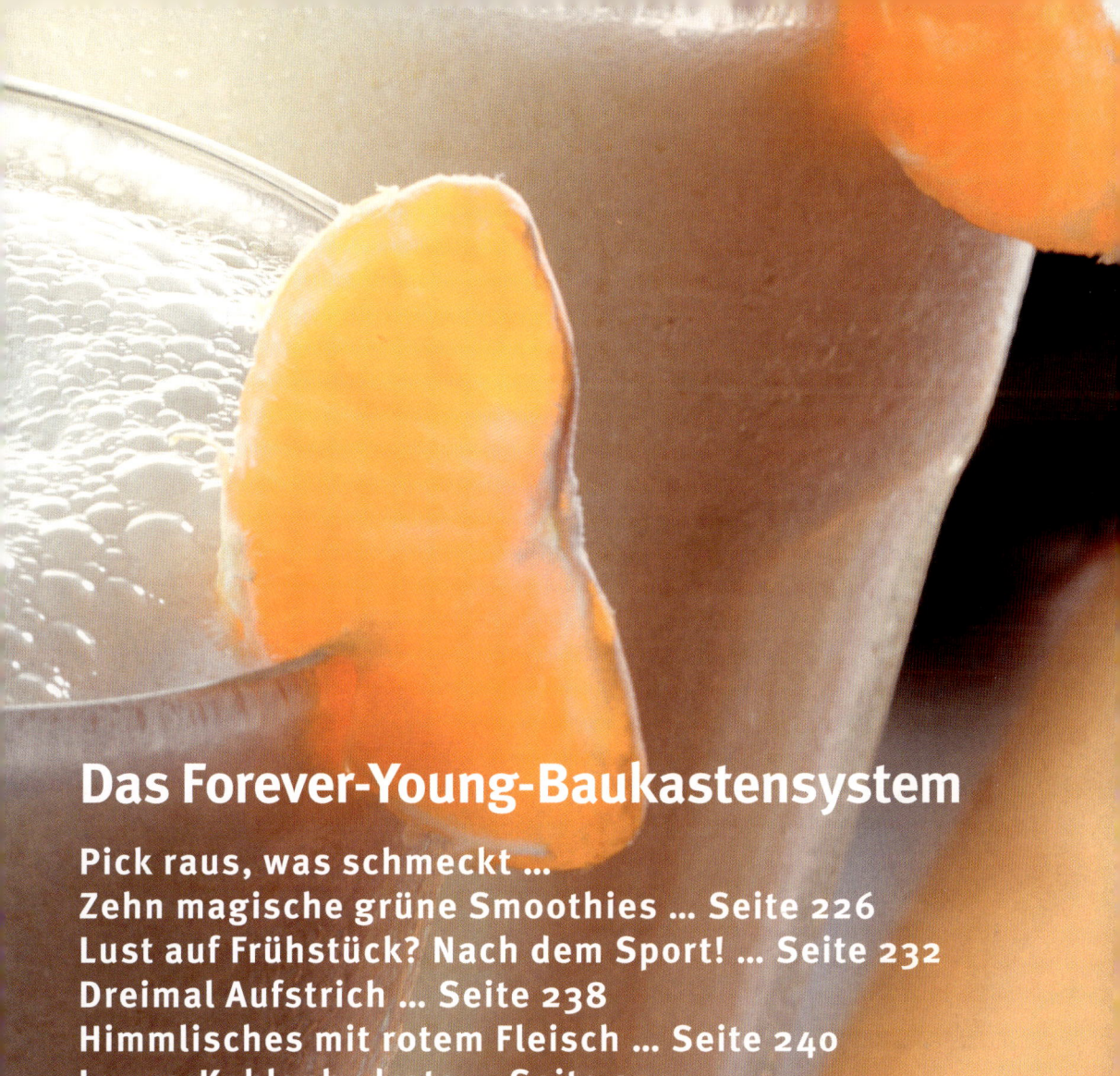

Das Forever-Young-Baukastensystem

Zehn magische grüne Smoothies

Der ideale Start in den Tag: Einen grünen Smoothie trinken – und abheben. Auf nüchternen Magen dringen die wertvollen Pflanzenstoffe sofort ins Blut. Wirken wie Medizin. Und schenken das Gefühl echter körperlicher Zufriedenheit: Vitalstoffe satt. Danach sucht man nicht mehr. Na ja, vielleicht noch nach seiner Portion Eiweiß – die gibt's aber erst nach der Bewegungsrunde. Machen Sie gleich eine größere Portion. Der Smoothie hält sich zwei Tage im Kühlschrank. Und darf auch zwischendrin noch mal genossen werden.

Ideal für Einsteiger

Apfel-Spinat-Smoothie

Für 3 Portionen à ca. 300 ml

2 Äpfel (z. B. Gala, Elstar) · 1 kleine Banane · 2 EL Zitronensaft · 100 g junger Blattspinat

1 Die Äpfel waschen und achteln. Kerngehäuse belassen, Stiel und Blütenansatz entfernen. Die Banane schälen und klein schneiden. Äpfel und Banane in den Mixer füllen, mit dem Zitronensaft beträufeln.

2 Den Spinat waschen, trocken schleudern und verlesen. In den Mixer geben und 500 ml kaltes Wasser zufügen. Kurz auf kleiner Stufe pürieren, dann alles auf höchster Stufe cremig pürieren.

3 Smoothie in Gläser oder in eine Flasche füllen. Nach Belieben das Glas mit einer eingeschnittenen Apfelspalte garnieren.

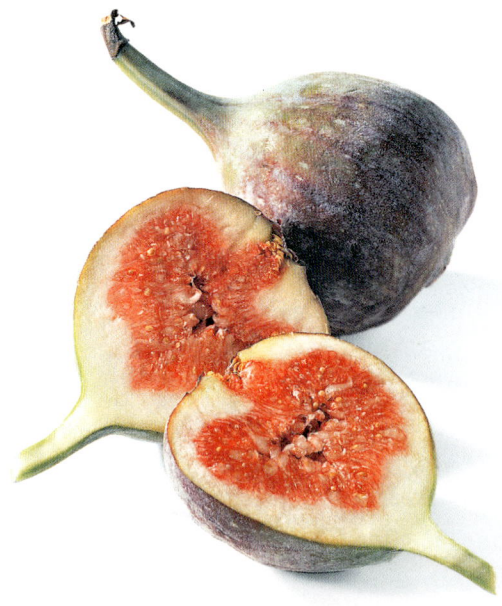

Fruchtig-mild
Mangold-Feigen-Smoothie

Für 4 Portionen à ca. 275 ml

8 getrocknete Aprikosen · 100 g saure, grüne Weintrauben · 3–4 grüne Feigen (ca. 250 g) · 2–3 Mangoldblätter (ca. 100 g) · 3 große Kohlrabiblätter (ca. 50 g)

1 Die Aprikosen in einer Schale mit 100 ml heißem Wasser übergießen und ca. 30 Minuten einweichen.

2 Inzwischen die Weintrauben waschen, abtropfen lassen und die Stiele entfernen. Die Feigen waschen und achteln. Die Früchte zusammen mit den Aprikosen samt Einweichwasser in den Mixer füllen.

3 Das Mangoldgrün und die Kohlrabiblätter waschen und klein schneiden. Beides in den Mixer geben.

4 400 ml kaltes Wasser zufügen. Den Mixer kurz auf kleiner Stufe starten, dann alles auf höchster Stufe fein pürieren. Nach Belieben noch etwas Wasser zugeben und erneut kurz mixen. Den Smoothie in Gläser oder eine Flasche füllen und frisch genießen.

Tipp Kühlen Sie Ihren Smoothie an heißen Tagen mit Crushed Ice. Dazu die Eiswürfel einfach durch die Eismühle drehen oder in ein Tuch einschlagen und mit dem Hammer bearbeiten.

Herzhafter Genuss
Tomaten-Kräuter-Smoothie

Für 3 Portionen à 250 ml

3 reife Tomaten · ½ reife Avocado (ca. 150 g) · 2 Frühlingszwiebeln · 1 Zweig Rosmarin · 5 Zweige Thymian · ½ Bund Petersilie (ca. 25 g) · 2 Hände voll Basilikumblätter (ca. 20 g) · Meersalz

1 Die Tomaten waschen, vom Stielansatz befreien und vierteln. Die Avocado entsteinen, Fruchtfleisch aus der Schale heben und in Stücke schneiden. Die Frühlingszwiebeln waschen, putzen und klein schneiden. Tomaten, Avocado und Frühlingszwiebeln in den Mixer füllen.

2 Rosmarin, Thymian und Petersilie abbrausen, trocken schütteln, die Blättchen von den Stielen streifen. Die Basilikumblätter abreiben. Alle Kräuterblättchen zusammen mit 1 Prise Salz in den Mixer geben.

3 250 ml kaltes Wasser zufügen. Kurz auf kleiner Stufe starten, dann auf höchster Stufe cremig pürieren.

4 Den Smoothie in Gläser oder eine Flasche füllen und nach Belieben mit einem Kräuterblättchen garnieren.

Tipp Wer es gerne scharf mag, mixt mit den Kräutern noch ½ rote feingehackte Chilischote mit.

Gurken-Salat-Smoothie

Für 3 Portionen à ca. 300 ml

2 Stangen Staudensellerie mit Blättern · ½ Salatgurke mit Schale · ½ Orange · 1 Mini-Romanasalat (ca. 100 g) · 3–4 frische Bärlauchblätter (ca. 40 g) · 1–2 EL Zitronensaft

1 Den Staudensellerie und die Gurke waschen, trocknen. Den Sellerie und die Gurke klein schneiden, das Selleriegrün hacken. Die Orange schälen und grob zerteilen. Alles zusammen in den Mixer füllen.

2 Den Romanasalat und die Bärlauchblätter waschen und abtropfen lassen. Alles grob zerpflücken und in den Mixer geben.

3 Den Zitronensaft und 400 ml kaltes Wasser zufügen. Kurz auf kleiner Stufe mixen, dann alles auf höchster Stufe cremig pürieren.

4 Den Smoothie in Gläser oder eine Flasche füllen und frisch genießen. Nach Belieben eine dünne eingeschnittene Gurkenscheibe an den Glasrand stecken.

Tipp Außerhalb der Bärlauchsaison sind zarter Blattspinat und 1 Knoblauchzehe ein guter Ersatz.

Vitaminbombe
Grüner Gemüseblätter-Smoothie

Für 4 Portionen à ca. 250 ml

1 EL Chiasamen (Reformhaus) · 1 rosa Grapefruit · 2 Nektarinen · ¼ Zitrone · 30 g Radieschenblätter · Grün von 2 Bundmöhren (ca. 40 g) · 2–3 große Kohlrabiblätter (ca. 40 g) · 50 g junger Blattspinat

1 Die Chiasamen über Nacht in 50 ml Wasser einweichen.

2 Die Grapefruit schälen und in Stücke schneiden. Die Nektarinen waschen, halbieren, ohne Kerne in Stücke schneiden. Das Zitronenviertel schälen. Alle Früchte zusammen mit den Chiasamen samt Einweichwasser in den Mixer füllen.

3 Die Radieschen-, Möhren- und Kohlrabiblätter sowie den Spinat waschen, trocken schütteln, verlesen, klein schneiden und in den Mixer geben. 300 ml kaltes Wasser zufügen. Kurz auf kleiner Stufe mixen, dann alles auf höchster Stufe cremig pürieren.

4 Den Smoothie in Gläser oder in eine Flasche füllen. Nach Belieben das Glas mit einer Grapefruitspalte garnieren.

Powertrunk
Wildkräuter-Smoothie

Für 4 Portionen à ca. 300 ml

1 Apfel · 2 reife Birnen · 8 Blätter Löwenzahn (ca. 50 g) · 80 g gemischte Wildkräuter (z. B. Sauerampfer, Giersch, Breitwegerich, Schafgarbe, Gänsefuß, Scharbockskraut) · 2 EL Mandelmus · 1–2 EL Zitronensaft · 2 EL Agavendicksaft

1 Den Apfel und die Birnen waschen, Stiel und Blütenansatz entfernen, Kerngehäuse belassen, Früchte klein schneiden und in den Mixer geben.

2 Löwenzahn und Kräuter waschen, trocken schütteln und klein schneiden. Alles in den Mixer füllen.

3 Mandelmus, Zitronensaft und Agavendicksaft zufügen und mit 500 ml kaltem Wasser auffüllen. Kurz auf kleiner Stufe mixen, dann auf höchster Stufe cremig pürieren.

4 Den Smoothie in Gläser oder in eine Flasche füllen und frisch genießen.

Tipp Die beste Zeit für Wildkräuter ist das Frühjahr, wenn die Blättchen noch jung und zart sind. Auf Wochenmärkten gibt es auch Wildkräuter zu kaufen.

Erfrischend
Grüner Sommerfrucht-Smoothie

Für 4 Portionen à ca. 250 ml

2 Bergpfirsiche · 125 g Erdbeeren · 100 g grüne Stachelbeeren · 2 EL Zitronensaft · 4 Blätter Kopfsalat (ca. 50 g) · 60 g Rucola · 4 Blättchen Minze · 4 Johannisbeerblätter (ca. 20 g) · 1 EL Agavendicksaft

1 Die Pfirsiche waschen, halbieren, entsteinen und klein schneiden. Die Erdbeeren und Stachelbeeren waschen und abtropfen lassen. Alle Früchte mit dem Zitronensaft in den Mixer füllen.

2 Kopfsalat, Rucola, Minze und Johannisbeerblätter waschen und trocken schütteln. Alle grünen Blätter klein schneiden und mit dem Agavendicksaft in den Mixer geben.

3 500 ml kaltes Wasser zufügen. Den Mixer kurz auf kleiner Stufe starten, dann auf höchster Stufe cremig pürieren.

4 Den Smoothie in Gläser oder in eine Flasche füllen und frisch genießen. Nach Belieben den Drink mit einem Minzeblättchen garnieren.

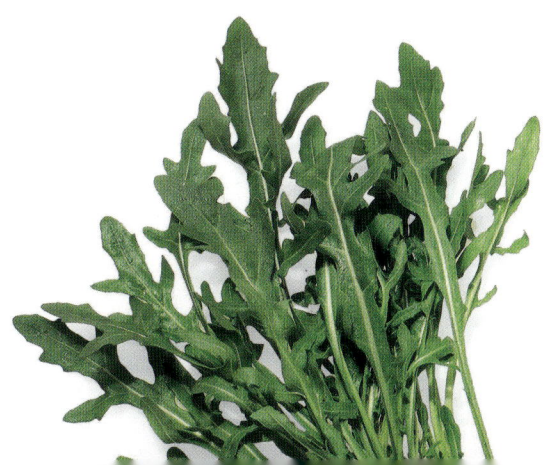

Brennnessel-Heidelbeer-Smoothie

Für 4 Portionen à ca. 300 ml

2–3 gelbe Pflaumen (ca. 250 g) · 200 g Heidelbeeren · 150 g Brennnesselblätter · ½ Bund Petersilie · ½ Limette

1 Die Pflaumen waschen, halbieren, entsteinen und klein schneiden. Die Heidelbeeren waschen und abtropfen lassen. Zusammen in den Mixer geben.

2 Die Brennnesselblätter und die Petersilie waschen, trocken schütteln und klein schneiden. Die Limette schälen und in kleine Stücke teilen. In den Mixer geben.

3 500 ml kaltes Wasser zufügen, kurz auf kleiner Stufe mixen, dann alles auf höchster Stufe cremig pürieren.

4 Den Smoothie in Gläser oder in eine Flasche füllen und nach Belieben mit einigen Heidelbeeren und einem Blättchen Petersilie garnieren.

Fruchtiger Rapunzel-Smoothie

Für 4 Portionen à ca. 200 ml

1 Orange · 1 Birne · 100 g Physalis · 2 Handvoll Feldsalat (ca. 140 g) · 1–2 Wirsingblätter (ca. 70 g) · 1 Stück Ingwer (ca. 2 cm)

1 Die Orange schälen und in Würfel teilen. Die Birne waschen und vierteln. Kerngehäuse belassen, Stiel und Blütenansatz entfernen. Die Physalis aus der Papierhülle lösen und halbieren. Alle Früchte zusammen in den Mixer geben.

2 Den Feldsalat gründlich waschen, trocken schleudern und verlesen. Wirsingblätter waschen, in Stücke schneiden. Ingwer schälen und in kleine Stücke schneiden. Alle drei zu den Früchten in den Mixer geben.

3 300 ml kaltes Wasser zufügen. Kurz auf kleiner Stufe mixen, dann alles auf höchster Stufe cremig pürieren.

4 Den Smoothie auf Gläser oder in eine Flasche füllen und nach Belieben mit etwas Feldsalat garnieren.

Anregender Stimmungsaufheller
Grüner Exoten-Smoothie

Für 4 Portionen à ca. 250 ml

2 Mandarinen · 1 Cherimoya · 1 Maracuja · 1 ½ EL Macadamia-Mus · 2 EL Agavendicksaft · 2 Blätter Endiviensalat (ca. 70 g) · 1 Handvoll Blattspinat (ca. 50 g) · 1 Stück Vanilleschote (ca. 1 cm) · 1 Prise Zimt

1 Die Mandarinen schälen und zerteilen. Die Cherimoya schälen und klein schneiden, dabei die Kerne entfernen. Die Maracuja halbieren und das Fruchtfleisch samt anhängenden Kernen mit einem Löffel aus der Schale heben. Mandarinen, Cherimoya und Maracuja in den Mixer geben. Nussmus und Agavendicksaft zufügen.

2 Den Endiviensalat und Spinat waschen, trocken schütteln und klein schneiden. Mit der Vanilleschote und dem Zimt in den Mixer geben.

3 500 ml Wasser zufügen. Den Mixer kurz auf kleiner Stufe starten, dann alles auf höchster Stufe cremig pürieren.

4 Den Smoothie in Gläser füllen oder in eine Flasche und frisch servieren. Nach Belieben eine Mandarinenspalte auf einen kleinen Holzspieß stecken und das Glas damit garnieren.

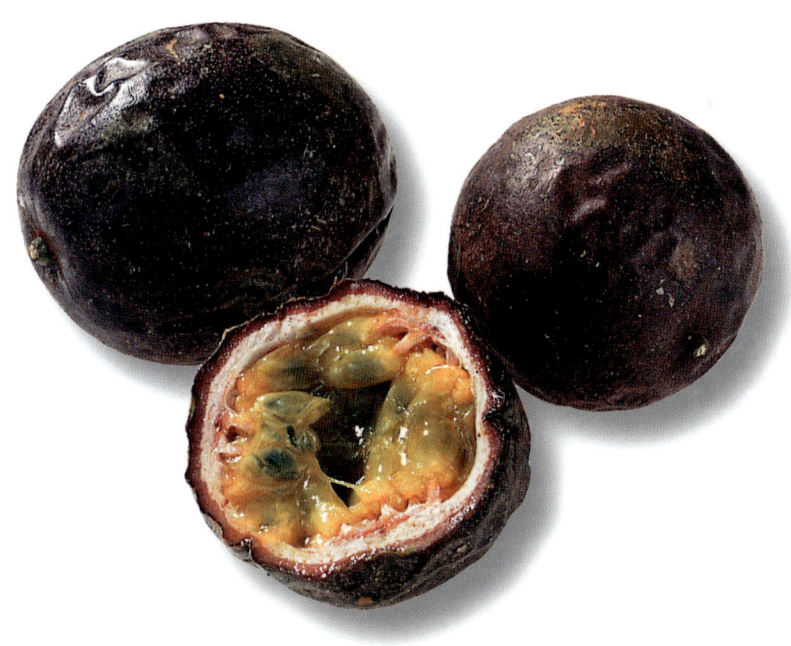

Lust auf Frühstück? Nach dem Sport!

Sie haben Lust auf ein leckeres Frühstück. Haben den grünen Smoothie eine halbe Stunde im Bauch, dann tanken Sie hier Eiweiß und Vitalstoffe. Fruchtig oder herzhaft. Und sie schalten den Energieschalter nicht um auf Kohlenhydratverbrennung, Heißhunger den ganzen Tag, wie das mit Müsli, Brot und Brei der Fall wäre. Natürlich dürfen Sie Kaffee oder Tee dazu trinken.

Gruß aus Bella Italia
Gemüse-Eier im Glas

Für 2 Personen

125 g zarte Zucchini · 1 Tomate · 4 schwarze Oliven · Meersalz · Pfeffer aus der Mühle · 1 TL Aceto balsamico · 1 EL Olivenöl · 2 Eier (Größe L) · 4 Basilikumblätter

1 Zucchini waschen, putzen und fein würfeln. Tomate abbrausen, vom Blütenansatz befreien und ebenfalls in kleine Würfel schneiden. Olivenfleisch vom Stein schneiden, fein hacken. Alles drei mischen, leicht mit Salz und Pfeffer und mit Aceto balsamico und Olivenöl würzen.

2 Die Eier anstechen, in kochendes Wasser legen und in 5–6 Minuten wachsweich kochen.

3 Inzwischen Basilikum abreiben, 2 Blätter fein hacken und unter das Gemüse heben. Die Mischung in zwei Bechergläser verteilen. Eier abschrecken, pellen und je 1 Ei in ein Glas geben und oben einschneiden, sodass das Eigelb sichtbar wird. Mit übrigem Basilikum garnieren und sofort servieren.

Variante:

Kernige Kräuter-Eier im Glas

6–8 Radieschen und 1 schlanke Frühlingszwiebel fein würfeln. ¼ Bund Schnittlauch und 4 Stiele Petersilie fein hacken. Radieschen, Zwiebel und Kräuter bis auf 2 TL mit 1 EL Sonnenblumenkernen mischen und mit Salz, Pfeffer und 1 EL Walnussöl würzen. Die Mischung in zwei Bechergläser verteilen. 2 Eier (Größe L) wie beschrieben wachsweich kochen, abschrecken, pellen und auf dem Gemüse anrichten. Mit übrigen Kräutern garnieren.

Aromatisch
Champignon-Rührei auf Tomaten

Für 2 Personen

3 Eier (Größe M) · 3 EL Mineralwasser · 2 EL TK-Salatkräuter · Meersalz · Pfeffer aus der Mühle · 100 g kleine Champignons · 2 TL Olivenöl · ½ TL getrockneter Thymian · 2 Tomaten

1 Die Eier mit Mineralwasser und Kräutern gründlich verrühren, mit Salz und Pfeffer würzen. Die Pilze abreiben, putzen und in feine Scheibchen schneiden.

2 In einer beschichteten Pfanne das Öl erhitzen, die Pilze darin bei mittlerer Hitze 3–4 Minuten braten. Mit Salz, Pfeffer und Thymian würzen. Die Eimasse in die Pfanne gießen und bei schwacher Hitze stocken lassen, dabei mit dem Pfannenwender vom Rand zur Mitte schieben.

3 Tomaten waschen, vom Blütenansatz befreien, quer in Scheiben schneiden und auf zwei Tellern leicht überlappend anrichten. Pilz-Rührei darauf verteilen. Sofort servieren.

Variante 1
Asia-Rührei mit Sprossen

1 Stück Ingwer (ca. 1 cm), 1 kleine rote Chilischote und 1 Frühlingszwiebel in feine Würfel schneiden. 3 Eier (Größe M) mit 3 EL ungesüßter Kokosmilch (Dose) verquirlen. Ingwer, Frühlingszwiebel und Chili untermischen. Mit 1 TL Sojasauce würzen. In einer beschichteten Pfanne 1 TL Öl erhitzen, Eimasse hineingießen und wie beschrieben ein Rührei braten. 50 g gemischte Sprossen (zum Beispiel Linsen, Radieschen, Alfalfa) abbrausen, gut abtropfen lassen und auf dem Rührei anrichten.

Variante 2
Feta-Rührei im Paprikaschiffchen

2 rote Spitzpaprika waschen, putzen und längs halbieren. 1 kleine weiße Zwiebel fein würfeln. 2 Eier (Größe L) mit 2 EL Mineralwasser und 2 TL frisch gehacktem Oregano verquirlen. 100 g Feta trocken tupfen, klein würfeln und unter die Eimasse rühren, leicht salzen und pfeffern. 2 TL Olivenöl in einer beschichteten Pfanne erhitzen, Zwiebel darin glasig dünsten. Eimasse darüber gießen und in 2–3 Minuten wie im Rezept beschrieben stocken lassen. Rührei sofort in die Spitzpaprikahälften füllen und servieren.

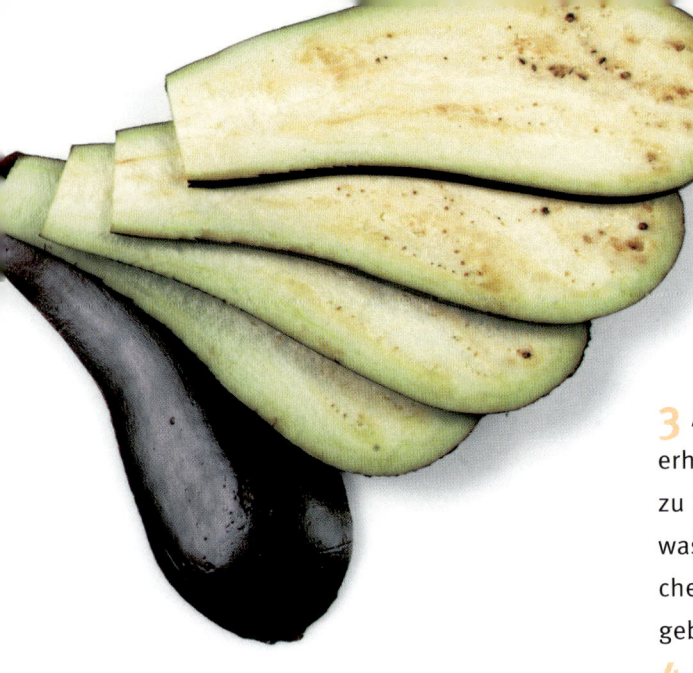

Spiegelei mit Schinken auf Aubergine

Für 2 Personen

2 längliche Scheiben von 1 großen Aubergine (ca. 1 cm dick) · Meersalz · Pfeffer aus der Mühle · ½ TL edelsüßes Paprikapulver · 1 EL Olivenöl · 1 TL Butter · 2 Eier (Größe L) · 2 kleine Tomaten · 4 Scheiben Serranoschinken · 1 EL gehackte Petersilie

1 Die Auberginenscheiben salzen und 5 Minuten ziehen lassen, dann trocken tupfen und beidseitig mit Pfeffer und Paprikapulver würzen.

2 Das Öl in einer großen beschichteten Pfanne erhitzen. Auberginenscheiben darin bei starker Hitze 3–4 Minuten auf beiden Seiten goldbraun braten. Herausnehmen und warmhalten.

3 Anschließend die Butter in der Pfanne erhitzen, die Eier darin bei mittlerer Hitze zu Spiegeleiern braten, salzen. Tomaten waschen, halbieren und mit der Schnittfläche nach unten zu den Eiern in die Pfanne geben, kurz mitbraten.

4 Auberginenscheiben auf Tellern anrichten, mit je 2 Scheiben Schinken und einem Spiegelei belegen. Tomaten dazu anrichten, mit Pfeffer bestreuen. Petersilie obendrauf streuen.

Variante:

Pfannengemüse mit Spiegelei

200 g junge Zucchini klein würfeln. Das Weiße und Hellgrüne von 2 Frühlingszwiebeln in feine Ringe schneiden. 250 g Kirschtomaten vierteln. In einer beschichteten Pfanne 1 EL Olivenöl erhitzen, Frühlingszwiebeln und Zucchini darin 2–3 Minuten braten. Tomaten zugeben, salzen und pfeffern. 2 Mulden ins Gemüse drücken, je 1 Ei (Größe L) hineingleiten lassen und zugedeckt bei mittlerer Hitze ca. 7 Minuten stocken lassen. 100 g Ricotta in kleine Flöckchen teilen, obendrauf streuen. Mit 4–6 Basilikumblättern garnieren und sofort servieren.

Sommerlich

Erdbeersalat mit Tofucreme

Für 2 Personen

1 EL gehackte Mandeln · 1 EL Pinienkerne · 250 g Erdbeeren · 1 reifer Pfirsich oder Nektarine · ½ Bio-Limette · 200 g Seidentofu (Reformhaus) · 2 TL flüssiger Akazienhonig

1 Mandeln und Pinienkerne in einer Pfanne ohne Fett goldbraun rösten. Vom Herd nehmen und abkühlen lassen.

2 Erdbeeren waschen, trocken tupfen, entstielen, halbieren oder vierteln. Pfirsich oder Nektarine waschen, halbieren, entsteinen und die Hälften in Spalten schneiden. Das Obst vorsichtig mischen.

3 Limette heiß waschen, abtrocknen, die Schale fein abreiben und 1 EL Limettensaft auspressen. Limettensaft und -schale mit Seidentofu und Honig in einer hohen Rührschüssel glatt pürieren.

4 Das Obst auf tiefen Tellern anrichten. Mit der Tofucreme überziehen und mit den Mandeln und Pinienkernen bestreut servieren.

Variante:

Brombeeren mit Seidentofu-Creme

Je 1 EL Pinienkerne und gehackte Walnüsse wie beschrieben anrösten und abkühlen lassen. 200 g Brombeeren kurz abbrausen und verlesen. 1 kleine Birne waschen, vierteln, entkernen und quer in feine Scheiben schneiden. Das Obst mit 1 TL flüssigem Akazienhonig und ¼ TL gemahlener Vanille (Reformhaus) vermischen und auf 2 Schalen verteilen. 200 g Seidentofu mit 3 EL Orangensaft, ½ TL abgeriebener Schale von 1 Bio-Orange und 2 TL Walnussöl pürieren. Tofucreme auf dem Obst verteilen, mit Pinienkernen und Walnüssen bestreuen.

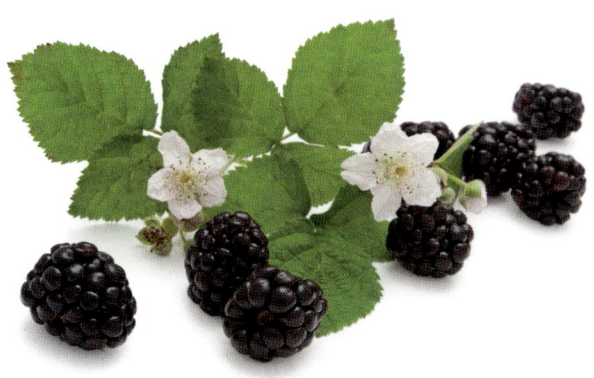

Beeren mit Cranberry-Quark

Für 2 Personen

1 EL Haselnusskerne · 1 EL Sonnenblumenkerne · 400 g gemischte Beeren (z. B. Erdbeeren, Himbeeren, Johannisbeeren, Brombeeren; frisch oder tiefgekühlt) · 250 g Magerquark · 4 EL Milch oder Sojadrink · 2 TL flüssiger Akazienhonig · 1 EL getrocknete Soft-Cranberrys

1 Die Nüsse hacken, mit den Sonnenblumenkernen in einer beschichteten Pfanne bei mittlerer Hitze rösten, bis sie anfangen zu duften. Vom Herd nehmen und abkühlen lassen.

2 Die Beeren kurz abbrausen, vorsichtig trocken tupfen und verlesen. Erdbeeren entstielen und vierteln. (Tiefgekühlte Beeren auftauen lassen). Die Beeren vorsichtig mischen.

3 Quark mit Milch oder Sojadrink und Honig cremig rühren. Cranberrys grob hacken und unterheben. Die Beeren auf zwei Schalen verteilen, den Quark obendrauf geben und mit der Nuss-Kerne-Mischung bestreuen.

Tipp Wer keine Milchprodukte verträgt, kann statt Magerquark 200 g Naturtofu verwenden und mit 100 ml Sojadrink glatt pürieren.

Variante:

Früchteteller mit Hüttenkäse

2 EL gehackte Walnüsse in einer beschichteten Pfanne ohne Fett bei mittlerer Hitze goldbraun anrösten. Abkühlen lassen. 1 Orange oder 2 Clementinen schälen und in Spalten schneiden. 1 Apfel waschen, vierteln, entkernen und in dünne Spalten schneiden. 2 Kiwis schälen und in Scheiben schneiden. Das Obst auf zwei tiefe Teller verteilen und mit 1 EL Limettensaft beträufeln. 200 g körnigen Frischkäse (ersatzweise Seidentofu) mit 2 TL Agavendicksaft und ½ TL gemahlenem Zimt glatt rühren, auf dem Obst verteilen. Mit den Nüssen bestreuen.

Klassiker mal anders

Tomaten und Gurken mit Mozzarella

Für 2 Personen

4 kleine Strauchtomaten · 2 Bio-Minigurken · 125 g Mozzarella · 1 EL weißer Aceto balsamico · 2 TL Olivenöl · Meersalz · Pfeffer aus der Mühle · 8 schwarze Oliven · 4 Basilikumblätter

1 Die Tomaten waschen, quer in ca. ½ cm dünne Scheiben schneiden, dabei die Stielansätze entfernen. Die Gurken putzen, waschen, gut abtrocknen und ebenfalls in dünne Scheiben schneiden. Den Mozzarella abtropfen lassen und in Scheiben schneiden.

2 Tomaten, Gurken und Mozzarella leicht überlappend auf zwei Tellern auslegen. Mit dem Essig und Olivenöl beträufeln, mit Salz und Pfeffer würzen. Die Oliven abtropfen lassen und obendrauf streuen. Basilikumblätter abreiben und in feine Streifen schneiden, zum Schluss obendrauf streuen.

Tipp Wer es zum Frühstück lieber kräftiger mag, kann den Mozzarella durch 100 g Schafskäse (Feta) ersetzen. In Würfel schneiden oder grob zerbröckeln und obendrauf streuen.

Erfrischend leicht
Räucherlachs mit Grapefruit und Rucola

Für 2 Personen

1 EL Pinienkerne · 200 g Räucherlachs (in dünnen Scheiben) · 75 g Rucola oder zarter Blattspinat · 1 rosa Grapefruit · 1 TL flüssiger Akazienhonig · Meersalz · Pfeffer aus der Mühle · 1 EL Olivenöl

1 Pinienkerne in einer beschichteten Pfanne ohne Fett goldbraun rösten. Vom Herd nehmen und abkühlen lassen.

2 Die Räucherlachsscheiben nebeneinander auf zwei Teller verteilen. Rucola oder Spinat waschen, trocken schleudern, verlesen und grobe Stiele entfernen, die Blätter klein zupfen. Die Grapefruit samt der weißen Haut schälen, die Filets zwischen den Trennwänden herausschneiden und

den Saft dabei auffangen. 4 EL Grapefruitsaft mit dem Honig, wenig Salz, Pfeffer und Öl verrühren.

3 Rucola oder Spinat und Grapefruitfilets mischen, auf dem Lachs in die Mitte der Teller setzen. Mit dem Dressing beträufeln und mit Pfeffer übermahlen. Mit den Pinienkernen bestreut servieren.

Variante:

Lachstatar auf Apfelscheiben

Für die Marinade 1 ½ EL weißer Aceto balsamico, 1 TL geriebener Meerrettich (Glas), Salz, Pfeffer und ½ EL Olivenöl verrühren. ½ Bund Schnittlauch abbrausen, trocken schütteln und in feine Röllchen schneiden. 125 g Räucherlachs mit einem großen Messer in sehr feine Würfel schneiden. Fischwürfel und Schnittlauch bis auf 2 TL unter die Sauce mischen. ½ grünen Apfel waschen, abtrocknen, mit einem Apfelausstecher das Kerngehäuse entfernen. Apfelhälfte quer in dünne Scheiben schneiden und auf zwei Teller verteilen. Das Räucherlachstatar darauf anrichten. Mit übrigem Schnittlauch bestreuen.

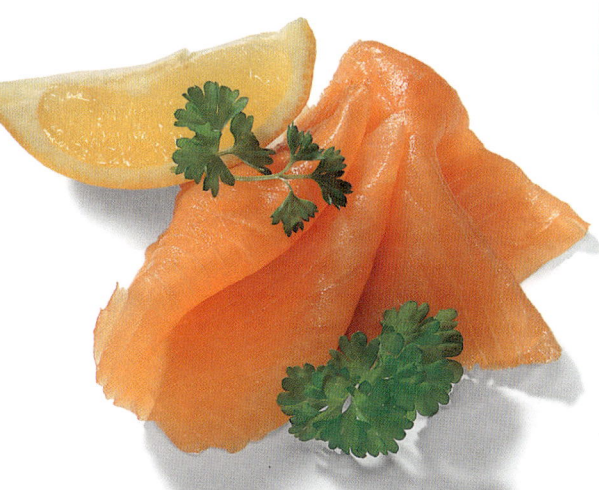

Dreimal Aufstrich

Das sollten Sie zu Hause haben. Schmeckt lecker auf Gemüsescheiben.

Cashewkern-Sesam-Creme

Für 1 Glas (ca. 200 ml)

100 g Cashewkerne · 1 EL Tahin (Sesammus) · 1 EL frisch gepresster Zitronensaft · 1 EL Hefeflocken · 1 EL Rapsöl · Meersalz · Pfeffer aus der Mühle

1 Die Cashewkerne mit 250 ml kochend heißem Wasser übergießen und mindestens 6 Stunden, am besten über Nacht quellen lassen.

2 Dann die Cashewkerne auf einem Sieb gut abtropfen lassen, in den Mixbehälter oder eine hohe Rührschüssel geben. Sesammus, Zitronensaft, Hefeflocken und Öl zufügen und alles gründlich zerkleinern, bis eine glatte, feine Creme entstanden ist, dabei evtl. noch 1–2 EL Wasser unterrühren. Die Creme mit ½ TL Salz und mit Pfeffer würzen. Sie schmeckt als Aufstrich auf Kohlrabi- oder Navetscheiben, in Staudensellerie oder Paprikaschiffchen. Haltbarkeit: gekühlt drei bis vier Tage.

Variante:

Die Creme als Strang auf Klarsichtfolie verteilen und mithilfe der Folie eine längliche Rolle formen. In 2 EL geschältem Sesam oder in 2 EL fein gehacktem Schnittlauch wälzen. Mindestens 2–3 Stunden in den Kühlschrank legen. Zum Servieren von der Rolle Scheiben abschneiden.

Italienisch

Walnuss-Tomaten-Aufstrich

Für 1 Glas (ca. 200 ml)

60 g Walnusskerne oder Pekannüsse · 6 getrocknete Tomaten (ca. 30 g) · 1 kleine Knoblauchzehe · 3 Basilikumblätter · 2 EL Tomatenmark · 2 EL Olivenöl · ½ EL Aceto balsamico · ½ TL pflanzliches Bindemittel (z. B. Biobin) · Meersalz · Pfeffer aus der Mühle

1 Die Nüsse mit 250 ml Wasser in einen Topf geben und zum Kochen bringen. Die getrockneten Tomaten zufügen und alles ca. 15 Minuten bei kleiner Hitze köcheln lassen.

2 Nüsse und Tomaten auf ein Sieb abgießen, gut abtropfen lassen, dann in den Mixbehälter geben und kurz zerkleinern.

3 Die Knoblauchzehe schälen und grob hacken. Mit dem Basilikum, Tomatenmark, Olivenöl, Essig und Bindemittel in den Mixer geben und alles zu einer glatten Creme pürieren. Mit Salz und Pfeffer kräftig abschmecken. Der Aufstrich passt prima zu kurz gebratenen Pilzen, Zucchini oder Auberginen. Er hält sich gekühlt ca. sieben Tage.

Kräuterwürzig

Spinat-Mandel-Aufstrich

Für 1 Glas (ca. 400 ml)

100 g gehäutete Mandelkerne · 1 Schalotte · 1 Knoblauchzehe · 200 g junger Blattspinat · 2 TL frisch gehackter Thymian · 6 Basilikumblätter · 2 EL weißer Aceto balsamico · 2 EL Olivenöl · Meersalz · Pfeffer aus der Mühle

1 Die Mandeln mit 300 ml kochend heißem Wasser übergießen und 5–6 Stunden quellen lassen, dann abgießen und in den Mixbehälter der Küchenmaschine geben.

2 Die Schalotte und die Knoblauchzehe schälen und würfeln. Den Spinat waschen, trocken schleudern, putzen und verlesen, grobe Stiele entfernen. Alles drei zu den Mandeln geben. Thymian, Basilikum, Essig und Olivenöl zugeben, alles zu einer glatten Creme pürieren. Mit Salz und Pfeffer abschmecken. 20 Minuten kaltstellen. Die Creme schmeckt prima zu gebratenen Pilzen, Tomaten oder Kohlrabi. Sie hält sich gekühlt zwei bis drei Tage.

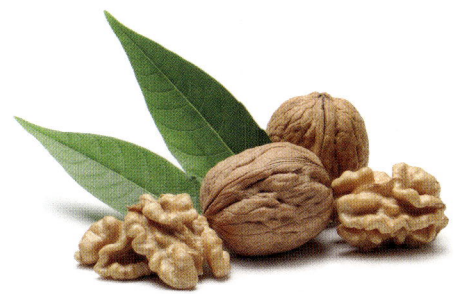

Himmlisches mit rotem Fleisch

Himmel, rotes Fleisch? Natürlich. Ist lecker. Ist Energie pur. Versorgt mit B-Vitaminen, mit Eiweiß … Allerdings nur, wenn Sie Bio wählen. Alles andere verkürzt das Leben. Bitte abwechseln: mal Rind, mal Lamm, mal Hirsch …

Kräuter-Tatar auf Chicorée

Für 2 Personen

250 g Rindertatar (Filet oder Beefsteak) · Meersalz · Pfeffer aus der Mühle · 1 EL Olivenöl · je 3 Stiele Petersilie, Schnittlauch und Dill · 1 Schalotte · 2 Cornichons · 1 TL scharfer Senf · 2 TL kleine Kapern · 2–3 Spritzer Worchestersauce · 8–10 Chicoréeblätter

1 Das Tatar mit Salz, Pfeffer und Olivenöl vermischen. Die Kräuter waschen, trocken schütteln, die Blätter abzupfen und fein hacken oder schneiden. Die Schalotte pellen und fein hacken. Die Cornichons fein würfeln.

2 Die Kräuter, Schalotte, Cornichons, Senf und Kapern unter das Tatar heben. Mit Worchestersauce und Pfeffer würzen. Aus der Tatarmasse 8 kleine Kugeln formen und je ein Bällchen in ein Chicorée-Blatt setzen.

Tipp Wer mag, kann das Tatar noch mit einem ganz frischen Eigelb anreichern.

Nach japanischer Art
Marinierte Rinderfilet-scheiben

Für 2 Personen

250 g Rinderfilet (aus der Mitte) · 1 ½ EL Rapsöl · Meersalz · Pfeffer aus der Mühle · 1 EL ungeschälter Sesam · 50 g zarter Blattspinat · 50 g frische Shiitake-Pilze (ersatzweise Egerlinge) · 1 Handvoll Sprossen (zum Beispiel Radieschen-, Rettich- oder Linsensprossen) · 2 EL Limettensaft · 1 EL Sojasauce · 2 TL Sesamöl · 1 haselnussgroßes Stück Ingwer

1 Das Fleisch waschen und trocken tupfen und in einer Pfanne in ½ EL heißem Öl von beiden Seiten 1–2 Minuten sehr scharf anbraten. Aus der Pfanne nehmen, salzen und pfeffern, in Alufolie wickeln und ca. 10 Minuten ruhen lassen.

2 Die Pfanne auswischen, dann den Sesam darin goldbraun rösten. Herausnehmen und abkühlen lassen. Den Spinat gut waschen, trocken schütteln, verlesen und die groben Stiele abknipsen. Die Shiitake-Pilze vom Stiel befreien, die Kappen abreiben und in dünne Scheiben schneiden. Die Sprossen auf einem Sieb kalt abbrausen und abtropfen lassen.

3 Für die Marinade den Limettensaft mit Sojasauce, Salz, Pfeffer, Sesamöl und übrigem Rapsöl verrühren. Den Ingwer schälen, fein reiben und zufügen. Das Fleisch in dünne Scheiben schneiden und auf zwei Teller verteilen. Spinat, Pilze und Sprossen darauf verteilen und mit der Marinade beträufeln. Alles mit dem Sesam bestreuen.

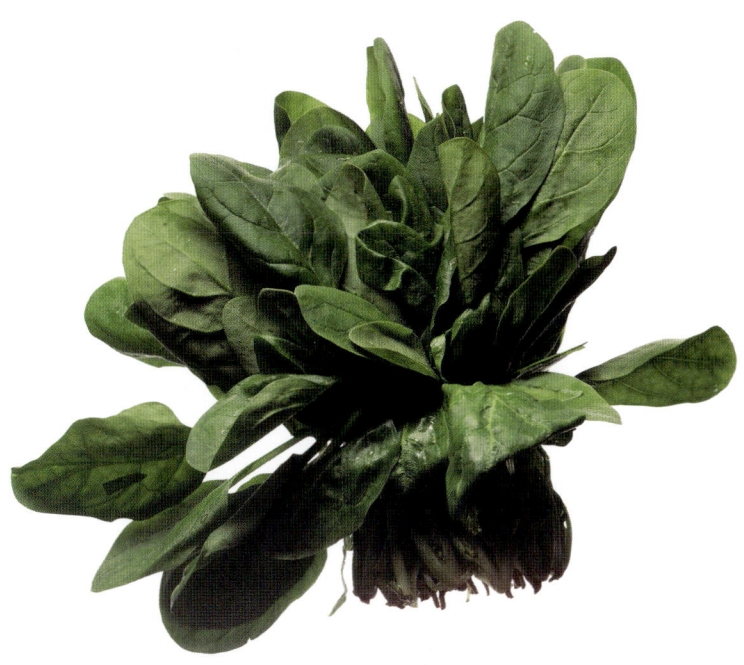

Grüner Bohnen-Roastbeef-Salat

Für 2 Personen

250 g grüne Bohnen · Meersalz · 2 Stiele Bohnenkraut · 1 kleine rote Zwiebel · 150 g gelbe und rote Kirschtomaten · ½ Bund Petersilie · 2 EL Rotweinessig · Pfeffer aus der Mühle · 2 TL Kürbiskernöl · 2 EL Rapsöl · 150 g Roastbeef-Aufschnitt · 1 EL Kürbiskerne

1 Die Bohnen waschen, putzen, halbieren oder dritteln und in kochendem Salzwasser mit dem Bohnenkraut 8–10 Minuten garen, dann abgießen, eiskalt abschrecken und gut abtropfen lassen.

2 Inzwischen die Zwiebel abziehen, halbieren und in feine Halbringe schneiden. Die Kirschtomaten waschen und halbieren. Die Petersilie abbrausen, trocken schütteln, die Blätter abzupfen und grob hacken.

3 In einer Schüssel Essig, Salz, Pfeffer, Kürbiskernöl und Rapsöl verquirlen. Die noch warmen Bohnen sowie Zwiebel, Tomaten und Petersilie untermischen. Das Roastbeef in ca. 1,5 cm breite Streifen schneiden und vorsichtig unter den Salat heben. Mit Salz und Pfeffer abschmecken und mit den Kürbiskernen bestreut auf Tellern servieren.

Tipp Ein Hauch Knoblauch verträgt sich gut mit der Salatmischung. Dazu die Schüssel mit einer aufgeschnittenen Knoblauchzehe einreiben, bevor die Vinaigrette darin verrührt wird.

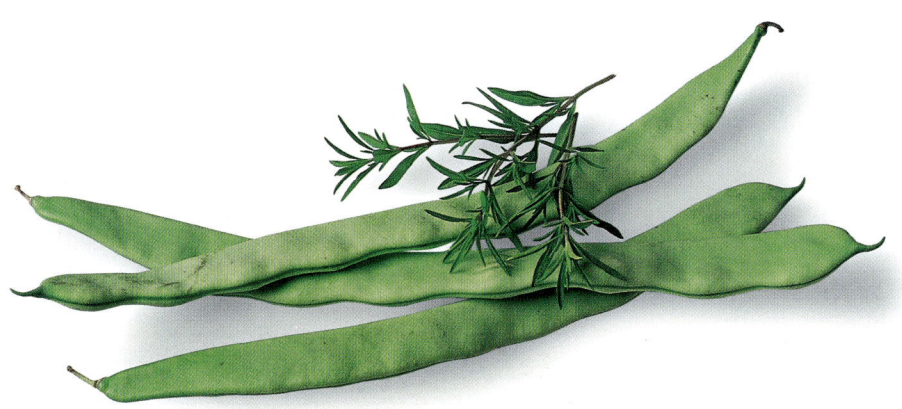

Fein im Herbst

Lammlachs mit Salat und Feigen

Für 2 Personen

2 EL Walnusskerne · 300 g Lammlachs
(Lammrückenfilet) · Meersalz · Pfeffer aus der Mühle · 1 kleiner Eichblatt-
salat · 50 g Feldsalat · 2 Frühlingszwiebeln · 4 frische Feigen · 2 EL Olivenöl ·
3 EL Aceto balsamico · 1 TL körniger Senf

1 Die Walnüsse sehr fein hacken. Lammlachs kurz abbrausen, trocken tupfen und
in dünne Scheiben schneiden, leicht plattieren. Salzen und pfeffern und in den Walnüssen wenden, fest andrücken.

2 Eichblatt- und Feldsalat waschen, gut
trocken schleudern, verlesen und in Stücke zupfen. Die Frühlingszwiebeln putzen,
waschen, das Weiße und Hellgrüne in feine
Scheiben schneiden. Die Feigen waschen,
trocken tupfen und in Spalten teilen.

3 In einer großen, beschichteten Pfanne
das Öl erhitzen, die Lammscheiben darin
unter Wenden bei mittlerer Hitze ca. 4 Minuten goldbraun braten. Nach ca. 2 Minuten die Frühlingszwiebeln zufügen. Fleisch
und Frühlingszwiebeln herausnehmen und
warm halten.

4 Den Bratensatz in der Pfanne mit dem
Aceto balsamico und 3 EL Wasser ablöschen, mit Senf, Salz und Pfeffer würzen.
Salat und Feigen auf zwei Teller verteilen,
die Salatsauce darüber träufeln. Lammfleisch und Frühlingszwiebeln dazu anrichten und sofort servieren.

Tipp Für noch mehr Würze all'italiana den
Salat vor dem Servieren mit 2 EL gehobel-
tem Parmesan bestreuen.

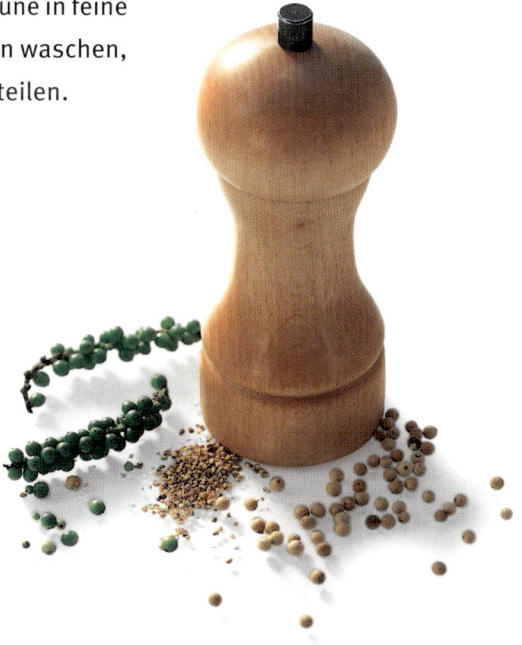

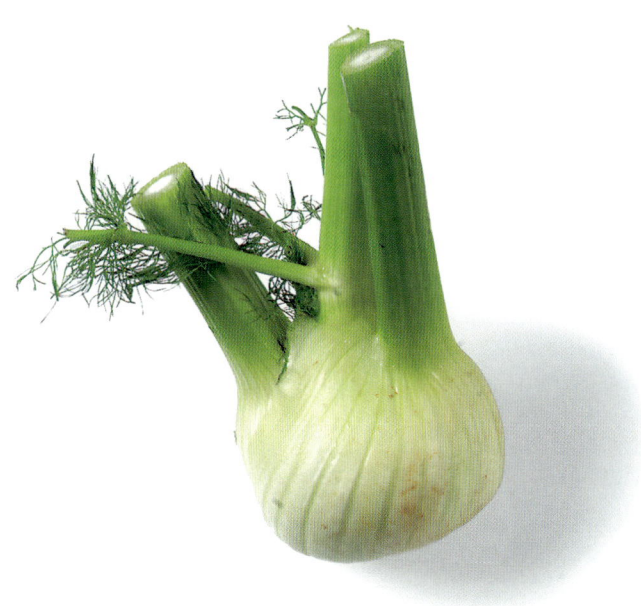

Fenchel-Orangen-Salat mit Wildschinken

Für 2 Personen

30 g Walnusskerne · 100 g Feldsalat ·
1 Fenchelknolle (ca. 300 g) · 1 Schalotte ·
1 Orange · 60 g Wildschwein- oder Reh-
schinken (in dünnen Scheiben) · 2 EL
Zitronensaft · 1 TL scharfer Senf · Meersalz · Pfeffer aus der Mühle · 1 EL Walnussöl · 2 EL Olivenöl

1 Die Walnüsse grob hacken und in einer
Pfanne ohne Fett rösten. Vom Herd nehmen und abkühlen lassen.

2 Den Feldsalat putzen, waschen, trocken
schleudern und verlesen. Den Fenchel putzen, waschen, das Fenchelgrün trocken
schütteln und sehr fein hacken. Die Fenchelknolle vierteln, vom Strunk befreien
und in sehr feine Scheibchen schneiden
oder hobeln. Die Schalotte schälen und
fein würfeln. Die Orange samt der weißen
Haut schälen, Filets zwischen den Trennwänden herausschneiden, Saft auffangen.
Den Schinken in ca. 1 cm breite Streifen
schneiden.

3 Für die Vinaigrette in einer Schüssel
den Zitronensaft, 3 EL Orangensaft, Senf,
Salz und Pfeffer verquirlen. Das Walnuss-
und Olivenöl unterschlagen, das Fenchelgrün unterrühren.

4 Die Fenchelstreifen, Orangenfilets,
Schalotte und Feldsalat in die Sauce geben und darin wenden, auf zwei Teller verteilen. Mit den Schinkenstreifen und Walnüssen bestreuen.

Tipp Gerade kein Wildschinken im Angebot? Kein Problem! Dann nehmen Sie
stattdessen Bresaola (italienischen Rin-
derschinken) oder Bündner Fleisch.

Saftiger Genuss
Hackbällchen auf Ratatouille

Für 2 Personen

1 Schalotte · 250 g Tatar · 2 EL gemahlene Mandeln · 1 Eigelb · 1 TL getrockneter Oregano · Meersalz · Pfeffer aus der Mühle · 150 g Zucchini · 150 g Aubergine · 1 gelbe Paprikaschote · 1 kleine rote Zwiebel · 2 Knoblauchzehen · 3 Zweige Thymian · 2 ½ EL Olivenöl · 200 g stückige Tomaten (Dose) · Meersalz · Pfeffer aus der Mühle · 2–3 Stiele Basilikum

1 Für die Hackbällchen die Schalotte schälen und fein würfeln. Tatar, Schalotte, Mandeln, Eigelb und Oregano gründlich vermischen. Mit Salz und Pfeffer würzen. Die Masse zu 12 Bällchen formen und zugedeckt 20 Minuten kalt stellen.

2 Für das Gemüse Zucchini, Aubergine und Paprikaschote waschen und putzen. Alles drei in 1–2 cm große Würfel schneiden. Zwiebel und Knoblauch schälen und fein würfeln. Thymian abbrausen, trocken schütteln, Blättchen abstreifen und hacken.

3 In einem Topf 1 ½ EL Olivenöl erhitzen. Aubergine darin unter Rühren bei mittlerer Hitze ca. 2 Minuten anbraten. Zucchini, Paprika, Zwiebel, Knoblauch und Thymian untermischen, ca. 2 Minuten mitbraten. Tomaten und 3 EL Wasser zugeben, Gemüse mit Salz und Pfeffer würzen und zugedeckt bei milder Hitze ca. 15 Minuten schmoren lassen, ab und zu umrühren. Nochmal abschmecken.

4 Inzwischen in einer beschichteten Pfanne das übrige Öl erhitzen, Hackbällchen darin bei starker Hitze 1–2 Minuten anbraten, dann bei mittlerer Hitze in 8–10 Minuten rundherum fertig braten. Hackbällchen auf dem Ratatouille anrichten. Basilikumblätter abzupfen und obendrauf streuen.

Tipp Die Bällchen lassen sich auch super grillen. Dazu je 3 Hackbällchen auf einen Metallspieß stecken und bei mittlerer Hitze auf dem Grill braten.

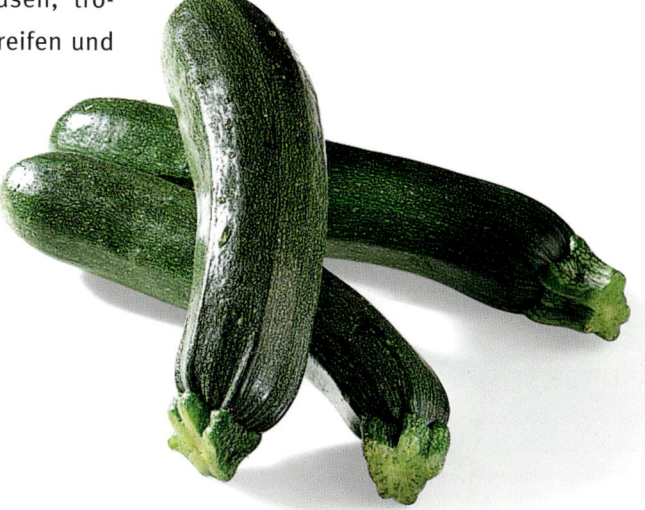

Gebratenes Lammfilet mit Salsa verde

Für 2 Personen

1 Sardellenfilet · 3 Schnittlauchhalme ·
2 Stiele Petersilie · abgeriebene Schale von ½ Bio-Zitrone · 3 EL Olivenöl ·
5 EL Gemüsefond (Glas) oder -brühe ·
Meersalz · Pfeffer aus der Mühle · 1–2 TL Rotweinessig · 1 kleine Zwiebel · 1 Knoblauchzehe · 3 hellgrüne Spitzpaprika ·
120 g Kirschtomaten · 300 g Lammfilet

1 Für die Salsa das Sardellenfilet abtropfen und fein hacken. Schnittlauch und Petersilie waschen und trocken schütteln. Schnittlauch in Röllchen schneiden, Petersilie fein hacken. Sardelle, Zitronenschale und Kräuter mit 2 EL Olivenöl, Fond oder Brühe verrühren. Mit Salz, Pfeffer und Essig abschmecken.

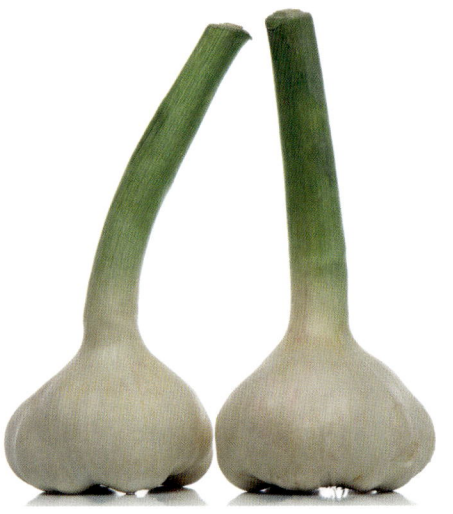

2 Die Zwiebel und Knoblauchzehe schälen und fein hacken. Die Spitzpaprika längs halbieren, putzen, entkernen, waschen und quer in ca. 2 cm breite Stücke schneiden. Tomaten waschen und halbieren.

3 Das Lammfilet abspülen, trocken tupfen, salzen und pfeffern. In einer Pfanne das übrige Öl erhitzen, Filets darin bei starker bis mittlerer Hitze rundherum 3–4 Minuten anbraten. Auf einen Teller geben, mit Alufolie abdecken und beiseite stellen.

4 Zwiebel, Knoblauch und Paprikastücke in die Pfanne geben und bei mittlerer Hitze 2–3 Minuten braten, bis die Zwiebel glasig ist. Kirschtomaten zugeben und unterheben. Lammfilets mit dem angesammelten Bratensaft zufügen, alles noch 1–2 Minuten erhitzen. Gemüse und Fleisch auf Tellern anrichten und mit der Salsa beträufeln.

Tipp Statt zu Lammfilet passt die Salsa verde auch sehr gut zu gedünstetem Fischfilet.

Sonntagsessen
Rehmedaillons mit Pfifferling-Gemüse

Für 2 Personen

6 Rehmedaillons (à ca. 45 g) · 200 g frische Pfifferlinge (ersatzweise TK-Ware) · 1 Stange Lauch · 1 Schalotte · 1 Knoblauchzehe · 2 EL Öl · Meersalz · Pfeffer aus der Mühle · 5 EL Weißwein (ersatzweise Hühnerbrühe) · 2 EL Sojacreme (Sahneersatz auf Sojabasis)

1 Den Backofen auf 160 °C vorheizen. Die Medaillons waschen, trocken tupfen und etwas flachdrücken. Die Pfifferlings putzen, abreiben und grob zerteilen. Den Lauch waschen, putzen, längs aufschneiden und quer in feine Ringe schneiden. Schalotte und Knoblauch abziehen und fein würfeln.

2 In einer Pfanne 1 EL Öl erhitzen und die Medaillons darin bei starker Hitze auf jeder Seite ca. 1 Minute anbraten, dann herausnehmen und nebeneinander in eine ofenfeste Form setzen. Beidseitig mit Salz und Pfeffer würzen und mit dem Bratensaft beträufeln. Im Ofen (Mitte) 5–6 Minuten garen.

3 Inzwischen die Pfanne auswischen, das übrige Öl erhitzen. Schalotte und Lauch darin bei mittlerer Hitze 2–3 Minuten andünsten. Knoblauch und Pfifferlings zugeben und 2–3 Minuten mitdünsten. Mit dem Wein ablöschen, Sojacreme einrühren und aufkochen lassen. Alles noch ca. 3–4 Minuten dünsten. Mit Salz und Pfeffer abschmecken. Die Medaillons mit dem Pilzgemüse anrichten.

Tipp Außerhalb der Pfifferlingsaison können Sie auch Kräuterseitlinge oder Egerlinge verwenden.

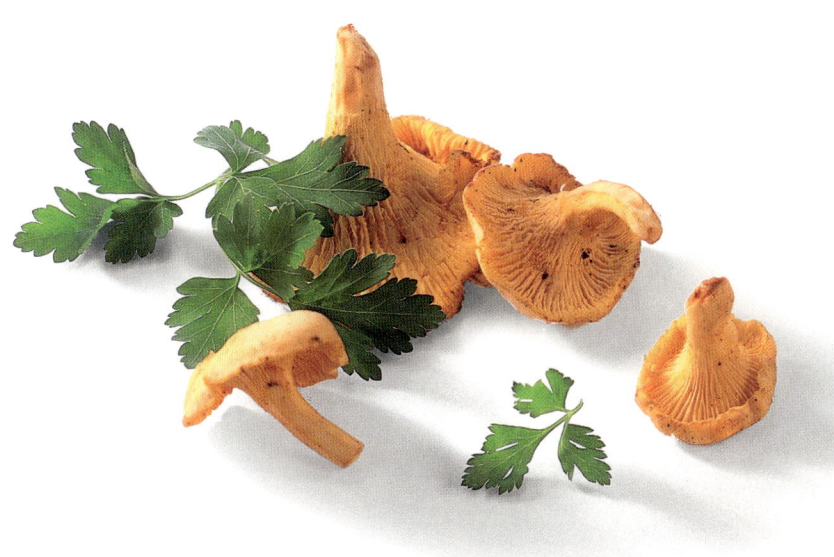

Hirschsteaks mit Rosenkohl

Für 2 Personen

400 g Rosenkohl (oder 300 g TK-Rosen-kohl) · Meersalz · 2 Hirschsteaks (aus der Keule; à ca. 170 g) · Pfeffer aus der Müh-le · 1 Knoblauchzehe · 1 Zweig Rosmarin · 2 EL Öl · 1 Schalotte · frisch geriebene Muskatnuss · 100 ml Gemüsebrühe · ½ Bund Petersilie · 1 EL gehackte Walnüsse

1 Den Rosenkohl waschen, putzen und je nach Größe ganz lassen oder halbieren. (Tiefgekühlten Rosenkohl antauen lassen). Rosenkohl in kochendem Salzwasser ca. 5 Minuten kochen (Tiefkühl-Rosenkohl ca. 3 Minuten), dann abgießen, abschrecken und gut abtropfen lassen.

2 Inzwischen den Backofen auf 130 °C vorheizen. Die Hirschsteaks abbrausen, trocken tupfen, mit Salz und Pfeffer wür-zen. Die Knoblauchzehe abziehen und in dünne Scheiben schneiden. Den Rosma-rin abbrausen, trocken schütteln und grob zerpflücken.

3 In einer ofenfesten Pfanne 1 EL Öl erhit-zen und die Steaks darin von jeder Seite ca. 1 Minute anbraten. Knoblauch und Ros-marin zugeben und kurz mitbraten. Pfanne in den Ofen (Mitte) stellen und das Fleisch noch 15–20 Minuten garen.

4 Die Schalotte pellen, fein würfeln und in einem Topf mit dem übrigen Öl glasig dünsten. Rosenkohl zufügen und 2–3 Mi-nuten mitdünsten. Mit Salz, Pfeffer und Muskat würzen. Die Brühe unterrühren, alles zugedeckt ca. 5 Minuten garen. In-zwischen die Petersilie waschen, trocken schütteln, abzupfen und ebenso wie die Nüsse fein hacken. Die Steaks mit dem Ro-senkohlgemüse anrichten, mit der Petersi-lien-Nuss-Mischung bestreuen.

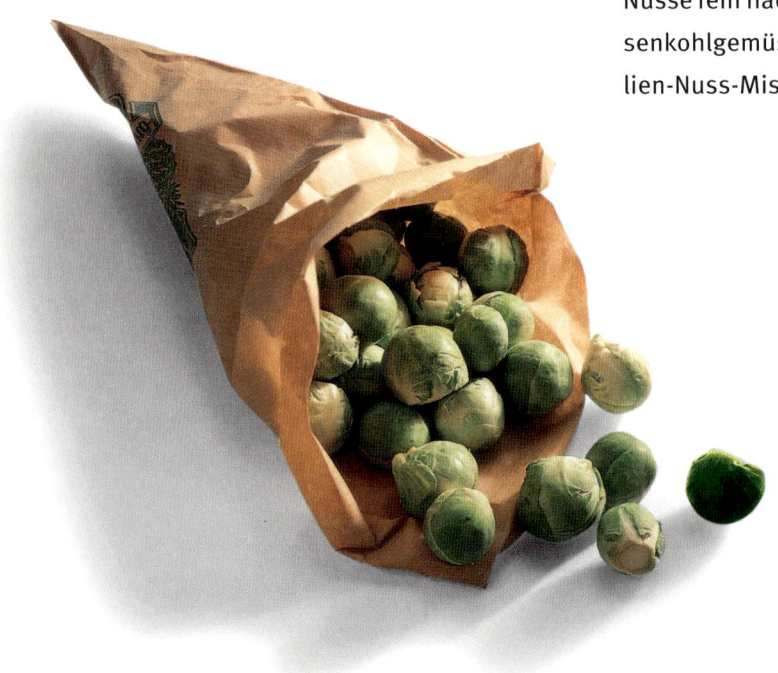

Lecker asiatisch

Entensaté mit Wok-Gemüse

Für 2 Personen

1 Knoblauchzehe · ¼–½ TL Sambal oelek · 4 EL Sojasauce · 250 g Entenbrustfilet (ohne fette Hautschicht) · 200 g Brokkoli · 1 gelbe Paprikaschote · 50 g Zuckerschoten · 100 g Mungobohnensprossen · 1 ½ EL Öl · 1 EL Cashewkerne · 100 ml Gemüsebrühe · Pfeffer aus der Mühle
Dazu: 6–8 Saté- oder Schaschlikspieße

1 Die Knoblauchzehe schälen, fein würfeln, mit dem Sambal oelek und 2 EL Sojasauce in einer Schüssel mischen. Das Entenbrustfilet abbrausen, trocken tupfen und der Länge nach in 6–8 dünne Streifen schneiden. Mit der Marinade mischen, 10 Minuten marinieren.

2 Inzwischen den Brokkoli putzen, waschen und in kleine Röschen teilen. Die Paprikaschote putzen, vierteln, entkernen, waschen und quer in feine Streifen schneiden. Die Zuckerschoten waschen und schräg halbieren. Die Sprossen auf einem Sieb abbrausen und gut abtropfen lassen.

3 Die Entenstreifen wellenartig auf die Saté- oder Schaschlikspieße stecken. In einer großen Pfanne ½ EL Öl erhitzen, die Spieße darin bei starker Hitze rundherum 1–2 Minuten anbraten und bei mittlerer Hitze ca. 5 Minuten weiterbraten.

4 Gleichzeitig das übrige Öl in einem Wok oder einer großen Pfanne erhitzen. Die Cashewkerne darin unter Wenden goldbraun rösten. Brokkoli, Paprika und Zuckerschoten zufügen und unter Rühren 2–3 Minuten mitbraten. Die Brühe angießen. Alles zugedeckt bei kleiner Hitze ca. 5 Minuten dünsten.

5 Die Sprossen unter das Gemüse heben, mit der übrigen Sojasauce und mit Pfeffer abschmecken. Die Satéspieße mit dem Wok-Gemüse servieren.

Tipp Alternativ können Sie die Satéspieße auch mit Hähnchen- oder Putenbrustfilet zubereiten.

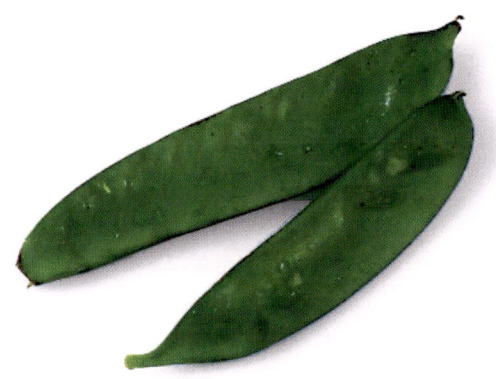

Luxus-Kohlenhydrate

Sie wollen nicht oder nicht mehr No-Carb? Dann dürfen Sie Luxusmengen dieser Getreide in Ihre Rezepte einbauen. 40 Gramm davon belasten den Blutzucker nur gering.

AMARANTH Die kleinen unscheinbaren Perlen aus den Anden übertreffen herkömmliche Getreide mit ihrem Gehalt an Mineralien. Weil Amaranth nicht zu den Getreiden, sondern zu den Fuchsschwanzgewächsen zählt, ist er glutenfrei. Er liefert hochwertiges Eiweiß und wertvolle Omega-3-Fettsäuren. Mit seinem erstaunlich hohen Gehalt an Kalzium, Eisen und Magnesium hilft Amaranth gegen chronische Müdigkeit, Schlafstörungen, vorzeitiges Altern, Kopfschmerzen und Nervosität. Sein niedriger glykämischer Index hält das Insulin unter Kontrolle. Passt statt Weizenmehl in den Pfannkuchen, als Einlage in Suppen, Eintöpfe und Aufläufe. Lecker auch als Beilage oder gepoppt im Müsli.

BUCHWEIZEN zählt wie Amaranth und Quinoa zu den Pseudogetreiden. Er gehört zur Gattung der Knöterichgewächse und ist glutenfrei. Zum Backen sollte man sein Mehl mit anderen Mehlen, wie z. B. Dinkelmehl, mischen. Buchweizen enthält viel Eiweiß und konnte in Studien den Blutzuckerspiegel von diabetischen Ratten senken. Weil manche Menschen nach dem Verzehr von ungeschältem Buchweizen empfindlich auf Sonne reagieren, besser zu geschältem Buchweizen greifen und ihn vor dem Essen heiß abwaschen oder kochen. Im Handel gibt es Buchweizen in Form von Grütze, Flocken oder Mehl. Ähnlich wie Grünkern eignet er sich für Klöße, Nocken, Blinis, Bratlinge.

DINKEL gehört zu den alten Urweizensorten. Er ist gut verträglich, eiweißreich und liefert viele essenzielle Aminosäuren. Durch seine Ballaststoffe und seinen niedrigen GLYX hält Dinkel das Fettspeicherhormon Insulin im Zaum.

Zubereitung: 2- bis 2,5-fache Menge Flüssigkeit (Wasser, Brühe, Saft) z. B. 100 g Dinkel + 250 ml Wasser, bei Minimengen bisschen mehr Wasser, weil mehr Wasser verdampft (also z. B. 40 g Dinkel + 125 ml Wasser) Ohne vorheriges Einweichen: Garzeit 60 bis 75 Minuten. Einweichen über Nacht: Garzeit: 30 bis 45 Minuten.

GRÜNKERN Halbreif geerntet und dann geröstet, wird aus Dinkel Grünkern. Es gibt ihn als Korn, Mehl und Grünkernschrot (Grütze). Er eignet sich gut für herzhafte Pfannkuchen (als Mehl), Klöße vegetarische Cevapcici oder Bratlinge. Grünkern ist reich an Kalium und Magnesium.

Zubereitung: Ohne Einweichen ist er in 25 bis 35 Minuten gar. Zunächst in Öl mit Zwiebel und Knoblauch in einer Pfanne anrösten. Dann mit der 2,5-fachen Menge Gemüsebrühe aufgießen, aufkochen und bei milder Hitze zugedeckt quellen lassen.

HAFER hält den Cholesterin- und Zuckerspiegel niedrig. Er liefert mehr Eiweiß und Omega-3-Fettsäuren als andere Getreidesorten und stärkt mit Kalzium die Knochen. Hafer schmeckt als Haferflocken oder als Mehl gemeinsam mit anderen Mehlsorten verarbeitet.

Zubereitung: Wer Hafer als Beilage essen möchte, kocht ihn mit der 1,5- bis 2-fachen Menge Wasser auf und lässt ihn auf niedrigster Stufe für 25 bis 35 Minuten quellen. Für Porridge Hafergrütze verwenden. Kurz aufkochen und auf ausgeschaltetem Herd für 5 bis 10 Minuten quellen lassen.

NATURREIS/WILDREIS macht dank seiner komplexen Kohlenhydrate lange satt. Er liefert nur wenige Kalorien und fängt mit Vitamin E freie Radikale ab. Sein hoher Kaliumgehalt entwässert und entschlackt den Körper. Die Vitamine der B-Gruppe halten die Hirnzellen fit, Magnesium stärkt Nerven und Muskeln und Zink unterstützt das Immunsystem. Naturreis und Parboiled Reis enthalten mehr Vitalstoffe bei niedrigem glykämischen Index.

Zubereitung: Reis mit der 2,5-fachen Menge Wasser aufkochen. Eine Prise Salz dazu geben, Hitze herunterschalten und zugedeckt quellen lassen. Die Garzeit richtet sich dabei nach den einzelnen Reissorten, bitte auf die Packungsangabe achten. Generell benötigt Parboiled Reis ca. 10 Minuten, nicht vorbehandelter Reis ist nach 30 bis 40 Minuten verzehrfertig.

QUINOA hat einen glykämischen Index von nur 35. Liefert hochwertiges Eiweiß mit allen neun essenziellen Aminosäuren. Als Gänsefußgewächs gehört Quinoa zur gleichen Familie wie Rote Bete und Spinat. Er liefert mehr Kalzium als Weizen oder Roggen und doppelt soviel Eisen wie Weizen. Mit Mangan und Kupfer schützt es die Mitochondrien, die Energiekraftwerke der Zellen, vor Oxidation. Sein Magnesium entspannt die Blutgefäße und beugt Migräneattacken vor. Weil Quinoa glutenfrei ist, dürfen auch Menschen mit Glutenunverträglichkeit und Zöliakie zugreifen.

Passt ebenso wie Amaranth statt Mehl in den Pfannkuchen, in Suppen, Aufläufe und Eintöpfe oder schmeckt als Beilage.

Zubereitung: Quinoa sollte vor der Zubereitung unter fließendem Wasser gewaschen werden um die Saponine auszuspülen. Saponine sind Bitterstoffe, die Menschen mit empfindlichem Magen-Darm-Trakt Probleme bereiten können. Quinoa dazu in ein feinmaschiges Sieb geben, heiß ausspülen und gut abtropfen lassen. Quinoa mit der 2- bis 2,5-fachen Menge Flüssigkeit kurz aufkochen. Dann den Herd abschalten oder auf die niedrigste Stufe stellen. Nach 5 bis 15 Minuten ist das Wasser aufgesogen und das Pseudogetreide verzehrfertig.

ROGGENBROT Sauerteig-Roggenbrot (Vollkorn!) hat einen niedrigen glykämischen Index. Die Herstellung mit Sauerteig macht es bekömmlicher als andere Brote. Bitte immer nachfragen, ob auch wirklich kein anderes Getreide mit drin ist.

SHIRATAKI-NUDELN aus dem Mehl der Konjakwurzel sind glutenfrei. Sie enthalten viel Wasser, aber nur relativ wenig Kohlenhydrate. Gibt's im Internet oder im Asia-Shop. Nach Packungsanleitung zubereiten.

SOJANUDELN Hier muss man genau aufs Etikett schauen. Die meisten Sojanudeln bestehen vorwiegend aus Hartweizengrieß. Es gibt aber auch Sojanudeln aus 100 Prozent Soja. Die haben einen hohen Eiweißgehalt, allerdings auch etwa 30 Gramm Kohlenhydrate. Deswegen auch diese nur als Luxusportion genießen. Zubereitung nach Packungsanleitung.

URWEIZEN Auch die alten Weizenverwandten wie Einkorn, Emmer und Kamut enthalten den Weizenkleber Gluten. Aber anders als im modernen Weichweizen ist er genetisch noch nicht so stark verändert. Menschen mit Glutenunverträglichkeit können häufig problemlos Produkte aus Urweizen essen. Urweizen wird meistens biologisch angebaut. Er liefert uns viele wertvolle Proteine und stärkt mit Magnesium Muskeln und Knochen. Zink stärkt das Immunsystem, B-Vitamine halten unser Gehirn fit und schenken uns Energie. Vitamin E entschärft freie Radikale, und Ballaststoffe machen lange satt. Ausprobieren: Kamut-Spaghetti, Einkorn-Flocken …

Zubereitung: Die alten Getreidesorten sind als Mehle und Flocken verwendbar, z.B. für Brot, oder zur Nudelherstellung.

Luxus-Süße

Wenn's mal süß sein soll, dann clever: mit niedrigem glykämischen Index (lockt weniger Insulin) in kleiner Portion. Fünf Gramm Honig, ein Teelöffelchen, stoppen die Fettverbrennung nicht.

AGAVENDICKSAFT Niedriger glykämischer Index (GLYX) gilt nur für die blaue Agave. Häufig greifen Produzenten leider zur billigeren wilden Agave, die aber einen hohen glykämischen Index hat. Also genau aufs Etikett schauen. In Minimengen auch erlaubt zum Süßen: Rohrohrzucker, Akazienhonig, Apfel- und Birnendicksaft, Melasse. Wem es zu wenig süß ist, kombiniert mit Stevia.

AKAZIENHONIG wird besonders unter Feinschmeckern geschätzt. Er enthält weniger Glucose und mehr Fructose als andere Honigsorten. Der GLYX ist niedriger. Seine entzündungshemmenden Stoffe machen ihn bei Insektenstichen, Wunden und Herpes zur Medizin. Neben Zucker und Blütenpollen liefert er jede Menge Vitamine, Mineralien und Enzyme. Kalt geschleuderte Sorten wählen.

STEVIA braucht man nur in kleinen Mengen. Es ist süßer als Zucker, schmeckt aber bitter, wenn man zu viel davon erwischt. Weil Stevia keine Kalorien hat, immer mit einer kalorienhaltigen Süße kombinieren. Sonst fühlt sich der Körper getäuscht und verlangt immer weiter nach süß. Das chemische weiße Steviapulver hat aber nichts mehr zu tun mit der gesunden indianischen Süße. Deswegen nur die grünen Blätter verwenden.

FRUCTOSE lockt mit einem GLYX von nur 20 viel weniger Insulin als Haushaltszucker (GLYX 69). Früher wurde er deshalb Diabetikern empfohlen. Heute weiß man, Fruchtzucker schürt den Hunger an und macht in großen Mengen eine Fettleber. Deswegen gibt es Diabetikerlebensmittel nicht mehr. Fruchtzucker in Form von Obst ist prima, zum Süßen aber bitte nur Kleinstmengen verwenden.

Herrlich leicht & lecker: weißes Fleisch

Meine Damen, hier fühlen Sie sich wohler. Ich weiß. Sie haben ja mit dem X mehr auch ein wenig mehr Vernunft in die Wiege gelegt bekommen. Aber ich fühl mich hier auch wohl. Einfach unbeschreiblich lecker: die Kalbsfrikadellen, der Hähnchensalat, die Omelette-Wraps – und das Carpaccio erst … Nun: Hier können Sie himmlisch schlemmen, ohne dass irgendetwas auf die Hüfte springt.

Frisch und kernig

Sesam-Hähnchenfilet mit Avocado-Salsa

Für 2 Personen

2 Hähnchenbrustfilets (à ca. 150 g) · Meersalz · Pfeffer aus der Mühle · 1 Eiweiß (Größe M) · 2 EL Sesam · 1 ½ EL Olivenöl · 1 reife Avocado · 1 Bio-Minigurke · 250 g Tomaten · 1 kleine rote Zwiebel · 2 EL Limettensaft · 6 Stiele Koriandergrün

1 Das Hähnchenfilet abspülen und trocken tupfen. Auf beiden Seiten salzen und pfeffern, mit dem verquirlten Eiweiß bestreichen und in dem Sesam wenden.

2 In einer beschichteten Pfanne 1 EL Öl erhitzen, das Hähnchen darin bei mittlerer Hitze von jeder Seite 5–7 Minuten braten.

3 Inzwischen die Avocado halbieren, den Stein entfernen, das Fleisch aus der Schale heben und in ca. 1 cm große Würfel schneiden. Die Gurke und die Tomaten waschen, vom Stielansatz befreien und ebenfalls klein würfeln. Die Zwiebel schälen und fein hacken.

4 Avocado, Gurke, Tomaten und Zwiebel in eine Schüssel geben, mit dem Limettensaft beträufeln und mit Salz, Pfeffer und dem übrigen Öl würzen. Alles vorsichtig vermischen. Das Koriandergrün abbrausen, trocken schütteln, die Blätter abzupfen und unterheben. Die Hähnchenfilets schräg in Scheiben aufschneiden und mit der Avocado-Salsa anrichten.

Tipp Das Gericht eignet sich auch prima als Lunch »to go«: Salsa und erkaltetes Hähnchenfilet getrennt in Frischhalteboxen verpacken. Am Arbeitsplatz das Fleisch aufschneiden und mit dem Avocado-Salat auf einem Teller anrichten.

Currywürzig
Hähnchensalat mit Ananas
Für 2 Personen

250 g Hähnchenbrustfilet · 1 EL Öl · 1 TL scharfes Currypulver · Meersalz · Pfeffer aus der Mühle · 150 ml Hühnerbrühe · 3 Frühlingszwiebeln · ¼ Kopf Eisbergsalat (ca. 150 g) · 1 Stück frische Ananas (ca. 150 g) · 150 g Kirschtomaten · 1 EL ungesalzene Erdnusskerne · 2 EL Weißweinessig · 2 TL Haselnuss- oder Mandelöl

1 Das Hähnchenfilet abbrausen, trocken tupfen und ca. 1,5 cm groß würfeln. In einer beschichteten Pfanne das Öl erhitzen, die Hähnchenstücke darin bei mittlerer Hitze unter Wenden ca. 5 Minuten anbraten. Mit dem Curry bestäuben, salzen und pfeffern und ca. 1 Minute andünsten. Die Brühe angießen, aufkochen und zugedeckt bei milder Hitze ca. 5 Minuten garen. Dann das Fleisch vom Herd nehmen und samt Garflüssigkeit in einer Schüssel abkühlen lassen.

2 Inzwischen die Frühlingszwiebeln putzen, waschen, das Weiße und Hellgrüne in feine Ringe schneiden. Den Salat waschen, putzen und in ca. 1 cm breite Streifen schneiden. Die Ananas schälen, vom Strunk befreien, das Fruchtfleisch längs halbieren und quer in dünne Stücke schneiden. Die Kirschtomaten waschen und halbieren.

3 Die Erdnüsse in einer trockenen Pfanne ohne Fett goldbraun rösten. Vom Herd nehmen, abkühlen lassen und dann grob hacken.

4 Das Weiße der Frühlingszwiebeln, Eisbergsalat, Ananas und Tomaten zum Fleisch geben. Alles mit Essig, Salz, Pfeffer und Nuss- oder Mandelöl abschmecken und vorsichtig mischen. Die Erdnüsse und das Grün der Frühlingszwiebeln auf den Salat streuen.

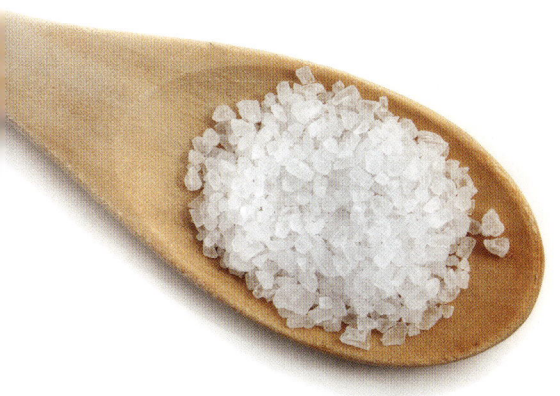

Gefüllte Spitzpaprika mit Hähnchencreme

200 g Hähnchenbrustfilet · 1 kleine Zwiebel · ½ Bund Petersilie · 3 schwarze Pfefferkörner · Meersalz · 4 kleine rote und grüne Spitzpaprikaschoten · 1 Knoblauchzehe · 50 g Walnusskerne · 100 g Sojajoghurt natur · Pfeffer aus der Mühle · ¼ TL rosenscharfes Paprikapulver · 1–2 TL Zitronensaft

1 Das Hähnchenfilet waschen und trocken tupfen. Mit der ungeschälten Zwiebel, 3 Stängeln Petersilie, den Pfefferkörnern und 1 TL Salz in einen Topf geben. Mit 1 Liter kaltem Wasser aufgießen, kurz aufkochen lassen, dann zugedeckt bei milder Hitze ca. 30 Minuten garziehen lassen.

2 Inzwischen die Paprikaschoten waschen, längs halbieren und entkernen. Die übrige Petersilie abbrausen, die Blätter abzupfen und hacken.

3 Das gegarte Fleisch aus der Brühe nehmen und abkühlen lassen, dann in kleine Stücke schneiden und in eine hohe Rührschüssel geben. Die Knoblauchzehe schälen und grob hacken, die Walnüsse hacken und beides zum Fleisch geben. Joghurt zufügen, alles grob pürieren und mit Salz, Pfeffer, Paprikapulver und Zitronensaft würzen. Die Hähnchencreme in die Paprikahälften verteilen, mit Petersilie garnieren.

Puten-Gyros mit Salat

300 g Putenbrustfilet · 1 Knoblauchzehe · 1 EL Olivenöl · 2 TL Zitronensaft · ½ TL abgeriebene Schale von ½ Bio-Zitrone · ½ TL getrockneter Oregano · ½ TL edelsüßes Paprikapulver · 2 Frühlingszwiebeln · 2 Tomaten · 2–3 Blätter Eisbergsalat (ca. 100 g) · Meersalz · Pfeffer aus der Mühle · 2 EL Sojacreme (Sahneersatz auf Sojabasis)

1 Das Putenfilet abbrausen, trocken tupfen und in feine Streifen schneiden. Die Knoblauchzehe schälen und fein hacken, mit dem Putenfleisch, Olivenöl, Zitronensaft und -schale, Oregano und Paprikapulver vermengen. Alles 30 Minuten marinieren.

2 Inzwischen die Frühlingszwiebeln waschen, putzen und die weißen und hellgrünen Teile in dünne Ringe schneiden. Die Tomaten waschen, vierteln, entkernen und fein würfeln. Die Salatblätter waschen, trocken schütteln, putzen und mundgerecht zerpflücken.

3 Eine beschichtete Pfanne stark erhitzen. Die Putenstreifen darin in 5 Minuten unter Wenden braten. Mit Salz und Pfeffer würzen. Vom Herd nehmen, Eisbergsalat, Frühlingszwiebeln und Tomatenwürfel unterheben, mit der Sojacreme beträufeln. Das Gyros nach Belieben warm oder kalt servieren.

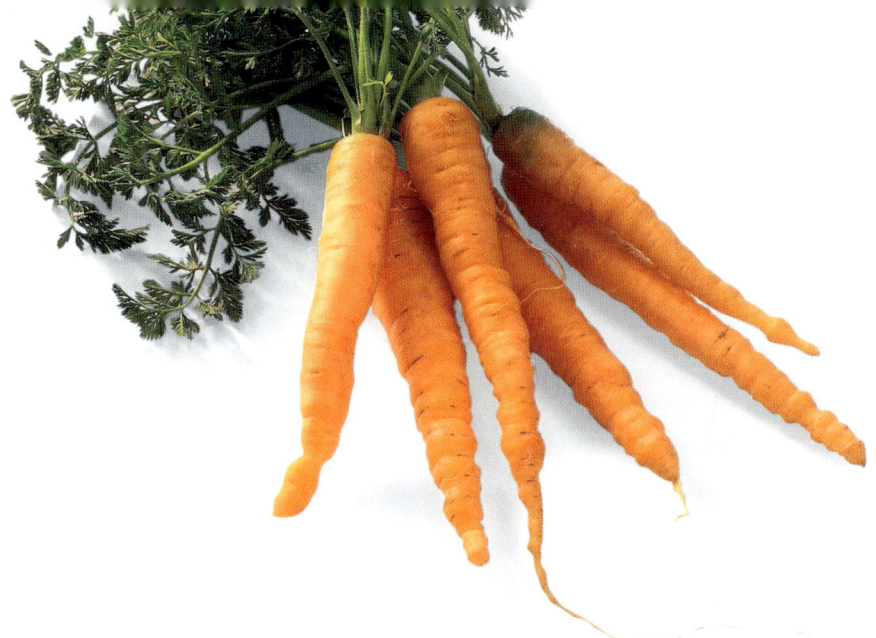

Tolle Rolle

Omelette-Wraps mit Putenstreifen

Für 2 Personen

4 Eier (Größe M) · 3 EL Sojadrink · Meersalz · Pfeffer aus der Mühle · 2 EL Rapsöl · 100 g kleine Egerlinge · 2 dünne Frühlingszwiebeln · 1 kleine Möhre · 50 g Sprossenmix (z. B. Alfalfa, Rettich, Radieschen) · 80 g gegrillter geräucherter Putenbrust-Aufschnitt · 1–2 EL Sojasauce · 4 Kopfsalatblätter · 1 EL gehackte Cashewkerne

1 Für die Omeletts die Eier mit dem Sojadrink verquirlen, salzen und pfeffern. In einer mittelgroßen beschichteten Pfanne 1 EL Öl erhitzen. Aus der Eimasse nacheinander bei mittlerer Hitze 2 Omelettes braten. Aus der Pfanne nehmen und auf einen Teller legen.

2 Inzwischen die Pilze putzen, abreiben und vierteln. Die Frühlingszwiebeln waschen, putzen, das Weiße und Hellgrüne längs halbieren und schräg in ca. 2 cm lange Stücke schneiden. Die Möhre schälen und in sehr feine Streifen schneiden. Die Sprossen abbrausen und abtropfen lassen. Den Putenaufschnitt in feine Streifen schneiden.

3 Das übrige Öl in der Pfanne erhitzen. Die Pilze, Frühlingszwiebeln und Möhren darin bei starker Hitze ca. 2 Minuten scharf anbraten. Die Sprossen dazugeben, mit Pfeffer und Sojasauce würzen.

4 Die Salatblätter waschen, gut trocken schütteln, putzen und auf die Omeletts legen. Die Gemüsemischung darauf verteilen. Mit den Putenstreifen und Cashewkernen bestreuen. Die Omeletts aufrollen.

Tipp Zum Mitnehmen die Omelette-Rollen in Folie wickeln und in eine Frischhaltebox packen. Am Arbeitsplatz als Mittagssnack genießen.

Kalbs-Carpaccio mit Champignons

Für 2 Personen

200 g Kalbsfilet (aus der Mitte) · Meersalz · Pfeffer aus der Mühle · 100 g weiße Champignons · 2 EL Zitronensaft · 1 Tomate · 2 TL Aceto balsamico · 1 TL Basilikum-Pesto (selbstgemacht oder aus dem Glas) · 2 EL Olivenöl · 2 Stiele Basilikum · 1 EL gehobelter Parmesan · Olivenöl zum Bestreichen

1 Das Kalbsfilet trocken tupfen, in möglichst dünne Scheiben schneiden und zwischen zwei Lagen Frischhaltefolie sehr flach klopfen (plattieren). Zwei Teller mit Olivenöl einpinseln, mit Salz und Pfeffer bestreuen. Filetscheiben darauf ausbreiten.

2 Die Champignons putzen, Stielenden abschneiden, dann die Pilze in sehr dünne Scheiben schneiden oder hobeln und mit dem Zitronensaft beträufeln. Die Tomate waschen, vom Stielansatz befreien, vierteln, entkernen und in kleine Würfel schneiden. Den Essig mit Pesto, Salz, Pfeffer und Olivenöl verrühren.

3 Die Pilze und Tomatenwürfel auf dem Fleisch verteilen. Die Pesto-Vinaigrette darüber träufeln. Die Basilikumblätter von den Stielen zupfen und in feine Streifen schneiden. Basilikum und Parmesan obendrauf streuen.

Tipp Für eine feine rotfleischige Variante: Anstelle von Kalbsfilet für das Carpaccio Rinderfilet verwenden.

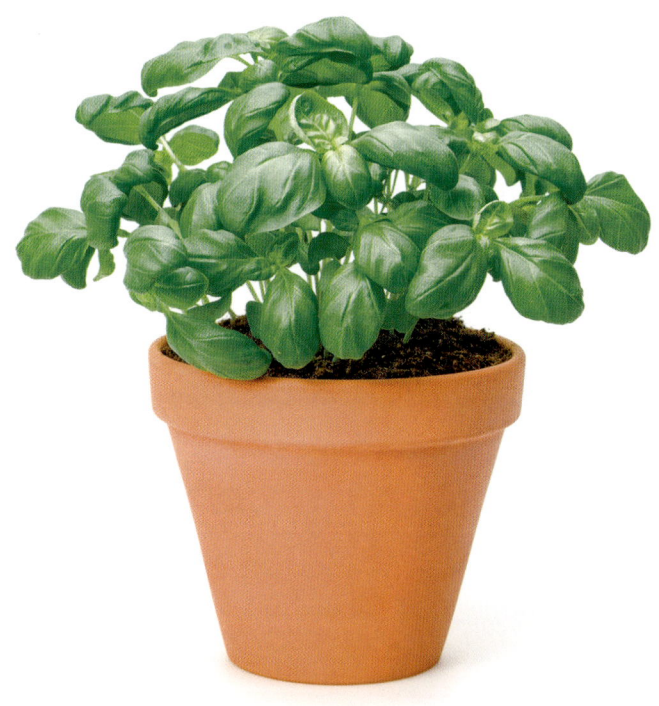

Knackig und frisch

Kalbsfrikadellen auf Kohlrabi-Rohkost

Für 2 Personen

300 g mageres Kalbfleisch (z. B. Filet oder Schnitzel) · 1 Frühlingszwiebel · 4 Stiele Petersilie · Meersalz · Pfeffer aus der Mühle · ¼ TL rosenscharfes Paprikapulver · 2 zarte Kohlrabi (ca. 400 g) · 2 EL Zitronensaft · ½ TL abgeriebene Schale von 1 Bio-Zitrone · ½ TL flüssiger Akazienhonig · 1 TL Haselnuss- oder Mandelmus (Glas) · 2 EL Rapsöl

1 Das Fleisch waschen, trocken tupfen und mit einem großen scharfen Messer erst in dünne Scheiben schneiden, dann so fein wie möglich hacken. Die Frühlingszwiebel waschen, putzen, das Weiße und Hellgrüne fein würfeln. Die Petersilie abbrausen, abzupfen und fein hacken. Kalbfleisch, Frühlingszwiebeln und Petersilie in eine Schüssel geben, mit Salz, Pfeffer und Paprikapulver kräftig würzen und gut vermischen. 20 Minuten kalt stellen.

2 Inzwischen die Kohlrabi putzen, schälen, dabei die zarten grünen Blätter abschneiden, waschen und beiseite legen. Die Kohlrabi längs vierteln, die Stücke erst in dünne Scheiben, dann in feine Streifen schneiden – am schnellsten geht das mit einem Gemüsehobel mit Julienneeinsatz.

3 In einer Schüssel Zitronensaft, Zitronenschale, Honig, Haselnuss- oder Mandelmus, Salz, Pfeffer und 1 EL Öl verrühren. Die Kohlrabistreifen unterheben.

4 Aus der Fleischmasse mit angefeuchteten Händen 4 gleich große Frikadellen formen. Das übrige Öl in einer beschichteten Pfanne erhitzen, die Frikadellen darin von jeder Seite bei mittlerer bis starker Hitze ca. 4 Minuten braten. Nach Belieben warm oder kalt mit dem Kohlrabi-Salat anrichten. Das Grün vom Kohlrabi in feine Streifen schneiden und aufstreuen.

Tipp Die Frikadellen mit Kohlrabi-Salat sind das perfekte Lunchpaket »to go«. Beides am Vorabend zubereiten und über Nacht in den Kühlschrank stellen.

Rosmarinwürzig

Kaninchenspieße auf Spitzkohlsalat

Für 2 Personen

4 Kaninchenrücken (à ca. 75 g) · 2 Zweige Rosmarin · 300 g Spitzkohl · 100 g Seidentofu (Reformhaus) · 100 g Sojajoghurt natur · 1–2 EL weißer Aceto Balsamico · ½ TL Senf · Meersalz · Pfeffer aus der Mühle · 2 EL Olivenöl · 6 schwarze Oliven · 125 ml Hühnerfond (Glas) oder -brühe
Außerdem: 4 Holzspieße

1 Die Kaninchenfilets von den Sehnen befreien, waschen und trocken tupfen. Die Filets in 12 Stücke schneiden und auf Holzspieße stecken. Den Rosmarin abbrausen, trocken schütteln und grob zerzupfen.

2 Den Spitzkohl putzen, waschen und in feine Streifen schneiden. Für das Dressing den Seidentofu mit Joghurt, Essig, Senf, Pfeffer und 1 EL Olivenöl verrühren. Den Spitzkohl mit dem Dressing mischen, die Oliven unterheben.

3 In einer Pfanne das übrige Öl erhitzen, die Kaninchenspieße darin mit dem Rosmarin ca. 5 Minuten kräftig anbraten, mit Salz und Pfeffer würzen. Mit Fond oder Brühe ablöschen und zugedeckt ca. 10 Minuten schmoren. Die Kaninchenspieße mit dem Spitzkohlsalat servieren.

Tipp Falls kein Kaninchenfilet im Angebot ist, müssen Sie nicht auf das feine Gericht verzichten. Nehmen Sie stattdessen Hähnchen- oder Putenbrustfilet.

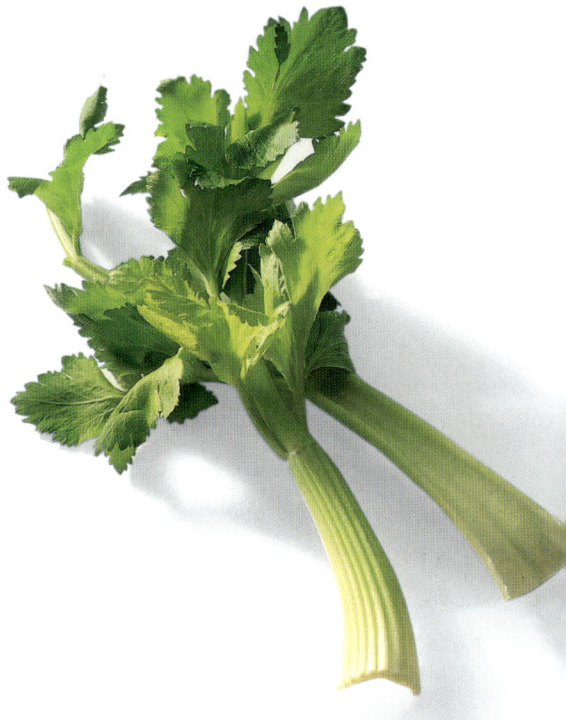

Limettenfrisch und leicht
Asiatische Putenbrust-Pfanne
———————————— Für 2 Personen

500 g Schmorgurken · 2 dünne Stangen Staudensellerie (ca. 100 g) · 1 rote Paprikaschote · 2 kleine Zwiebeln · 1 Bio-Limette · 300 g Putenbrustfilet · 2 EL Cashewkerne · 2 EL Öl · Meersalz · 1 TL Sambal oelek · 125 ml Gemüsebrühe · 1 TL brauner Rohrohrzucker · 2 Stiele Basilikum

1 Die Gurken putzen, schälen, längs halbieren, mit einem Teelöffel entkernen und quer in ca. 1 cm dicke Scheiben schneiden. Den Sellerie waschen, putzen und schräg in dünne Scheiben schneiden. Die Paprikaschote putzen, halbieren, entkernen, waschen und in feine Streifen schneiden. Die Zwiebeln schälen, halbieren und ebenfalls in Streifen schneiden.

2 Die Limette heiß waschen, abtrocknen, die Schale fein abreiben, den Limettensaft auspressen. Das Putenfilet abspülen, mit Küchenpapier trocken tupfen und in dünne Scheiben schneiden.

3 Die Cashewkerne fein hacken und in einer kleinen Pfanne ohne Fett goldbraun rösten. Vom Herd nehmen und abkühlen lassen.

4 In einer großen Pfanne oder im Wok 1 EL Öl erhitzen, die Putenstreifen darin bei mittlerer bis starker Hitze 2–3 Minuten unter Rühren anbraten. Das Fleisch herausnehmen, auf Teller geben, salzen und mit dem Limettenabrieb mischen.

5 Das übrige Öl in Pfanne oder Wok erhitzen. Die Zwiebeln darin bei kleiner Hitze ca. 2 Minuten unter Rühren hellgelb andünsten. Die Paprika und den Sellerie dazugeben und bei mittlerer Hitze unter Rühren ca. 5 Minuten braten. Die Gurken zufügen, 2–3 Minuten mitbraten. Mit Salz und Sambal oelek würzen. Dann Fleisch, Cashewkerne und Brühe zugeben und untermischen. Mit 2–3 EL Limettensaft, Salz und Zucker abschmecken. Die Blätter vom Basilikum abzupfen und unterheben.

Auch für Gäste
Puten-Spinat-Röllchen in Tomatensauce

Für 2 Personen

2 sehr dünne Putenschnitzel (à ca. 120 g) · Meersalz · Pfeffer aus der Mühle · 2 TL Tomaten-Pesto (Glas) · 150 g zarter Blattspinat · 1 kleine Zwiebel · 1 Knoblauchzehe · 1 EL Olivenöl · 200 g passierte Tomaten (Dose) · 75 ml Hühnerbrühe · 2 Stiele Basilikum
Außerdem: Holzstäbchen

1 Die Schnitzel waschen und trocken tupfen, von beiden Seiten salzen und pfeffern, eine Seite mit je 1 TL Tomaten-Pesto bestreichen.
2 Spinat waschen, abtropfen lassen, harte Stiele entfernen. Spinat in Salzwasser ca. 15 Sekunden kochen, dann abschrecken und abtropfen lassen. Spinat ausdrü-

cken und als dünne Lage auf die Schnitzel legen, leicht andrücken. Die Putenschnitzel aufrollen und mit Holzstäbchen zustecken.
3 Zwiebel und Knoblauch abziehen und fein würfeln. Das Olivenöl in einer beschichteten Pfanne erhitzen, die Putenröllchen darin bei starker Hitze rundherum 2–3 Minuten goldbraun anbraten, herausnehmen. Zwiebel in die Pfanne geben und im übrigen Bratfett glasig braten. Knoblauch zufügen, kurz mitdünsten. Tomaten und Brühe dazugeben und aufkochen. Putenröllchen in die Sauce legen und zugedeckt bei kleiner Hitze ca. 10 Minuten schmoren.
4 Die Röllchen mit der Tomatensauce anrichten. Basilikumblätter abzupfen und obendrauf streuen.

Tipp Die Putenröllchen schmecken auch kalt prima, zum Beispiel mit einem gemischten Blatt- oder Gemüsesalat. Mit einem Dip sind sie auch als Fingerfood beim Picknick oder Ausflug ein Hit.

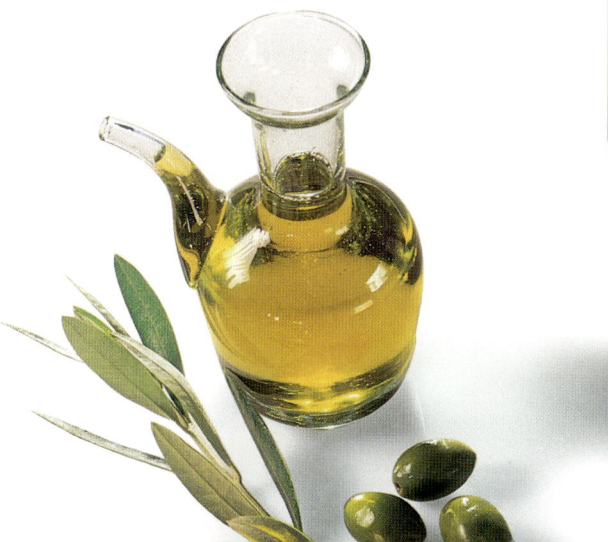

Einfach wandelbar
Hähnchen-Gemüsetopf

Für 2 Personen

300 g Blumenkohl · 1 Möhre · 1 schlanker Lauch · 1 Zwiebel · 1 Knoblauchzehe · 1 ½ EL Olivenöl · 750 ml Hühnerbrühe · 250 g Hähnchenbrustfilet · 2 TL Basilikum-Pesto · Meersalz · Pfeffer aus der Mühle · ½ Bund Petersilie

1 Den Blumenkohl waschen, putzen und in Röschen schneiden. Die Möhre putzen, schälen und in Scheiben schneiden. Den Lauch putzen, waschen, das Weiße und Hellgrüne in feine Ringe schneiden.

2 Die Zwiebel und Knoblauchzehe schälen und fein würfeln. Das Öl in einem Topf erhitzen, Zwiebel und Knoblauch darin glasig dünsten. Mit der Brühe auffüllen, aufkochen und bei milder Hitze ca. 10 Minuten kochen lassen.

3 Inzwischen das Hähnchenfilet waschen, trocken tupfen und in ca. 1,5 cm große Stücke schneiden. Mit dem Pesto, Salz und Pfeffer vermischen und ziehen lassen.

4 Blumenkohl und Möhren in die Brühe geben und bei mittlerer Hitze ca. 5 Minuten garen. Dann Lauch und Hähnchenfleisch dazugeben und bei kleiner Hitze noch ca. 10 Minuten in der Suppe ziehen lassen.

5 Inzwischen die Petersilie abbrausen, trocken schütteln, abzupfen und fein hacken. Den Hähnchentopf mit Salz und Pfeffer abschmecken, Petersilie obendrauf streuen.

Tipp Je nach Angebot und Saison lässt sich der Hähnchentopf mit anderen Gemüsesorten prima variieren, zum Beispiel Spargel, Brokkoli, grüne Bohnen und Mangold. Wer mag, kann die Suppe zum Schluss noch mit 1–2 EL Sojacreme (Sahneersatz auf Sojabasis) verfeinern.

Aromaknüller
Gemüse-Hähnchen im Päckchen

Für 2 Personen

200 g Tomaten · 2 Frühlingszwiebeln · 100 g kleine weiße Champignons · 1 EL kleine Kapern (Glas) · 2 Hähnchenbrustfilets (à ca. 170 g) · Meersalz · Pfeffer aus Mühle · 4 TL Olivenöl · 6 Zweige Thymian · 2 Schalenstreifen von 1 Bio-Zitrone · 75 ml Gemüsebrühe
Außerdem: 2 Bogen Backpapier (à ca. 42 x 38 cm)

1 Den Backofen auf 200 °C vorheizen. Die Tomaten waschen, vom Stielansatz befreien, vierteln, entkernen und in feine Streifen schneiden. Die Frühlingszwiebeln waschen, putzen und die weißen und hellgrünen Teile schräg in 2–3 cm breite Stücke schneiden. Die Champignons putzen, abreiben und in Scheiben schneiden. Die Kapern hacken, mit Tomaten, Frühlingszwiebeln und Champignons mischen. Die Hähnchenfilets waschen, trocken tupfen und beidseitig mit Salz und Pfeffer würzen.

2 Die Backpapierbögen nebeneinander auf die Arbeitsfläche legen, mit je 1 TL Olivenöl bestreichen. Jeweils die Hälfte der Gemüsemischung in die Mitte des Papiers geben. Die Hähnchenfilets darauf legen. Mit je 3 Thymianzweigen und 1 Stück Zitronenschale belegen, mit der Brühe und dem übrigen Olivenöl beträufeln. Das Papier über dem Fleisch zusammenfalten und gut verschließen, dabei die Enden wie bei einem Bonbon mit Küchengarn an den Seiten zubinden.

3 Die Päckchen nebeneinander auf ein Backblech legen. Im heißen Ofen (Mitte) ca. 20 Minuten backen. Dann die Päckchen aus dem Ofen nehmen, auf Tellern anrichten und erst bei Tisch öffnen.

Tipp Statt Hähnchenfilet eignet sich auch weißes Fischfilet, zum Beispiel Kabeljau, Seelachs oder Rotbarsch sehr gut für das Aromadünsten in Papier.

Italienisch inspiriert

Paprika-Kalbsgeschnetzeltes

Für 2 Personen

300 g Kalbsschnitzel · 2 ½ EL Olivenöl · Meersalz · Pfeffer aus der Mühle · ½ TL rosenscharfes Paprikapulver · je 1 rote und gelbe Paprikaschote · 1 junger Zucchino (ca. 150 g) · 1 TL getrockneter Thymian · 50 g Ricotta

1 Fleisch waschen, trocken tupfen und in feine Streifen schneiden. 1 EL Öl mit Salz, Pfeffer und Paprikapulver mischen, Fleisch darin wenden und ziehen lassen, bis die übrigen Zutaten vorbereitet sind.

2 Inzwischen die Paprikaschoten putzen, waschen, vierteln, entkernen und in ca. 1 cm große Stücke schneiden. Den Zucchino putzen, waschen, längs halbieren und in ca. ½ cm breite Stücke schneiden.

3 In einer beschichteten Pfanne das übrige Öl erhitzen, Paprikawürfel darin ca. 2 Minuten anbraten. Zucchini zugeben und ca. 2 Minuten mitbraten, salzen und pfeffern. Alles auf einen Teller geben, die Pfanne auswischen.

4 Die Pfanne erneut erhitzen, das Fleisch darin bei starker Hitze unter Wenden rundherum 2–3 Minuten hellbraun anbraten. Gemüse und Thymian zufügen, noch 2 Minuten mitbraten. Mit Salz und Pfeffer abschmecken. Ricotta in Flöckchen obendrauf geben und sofort servieren.

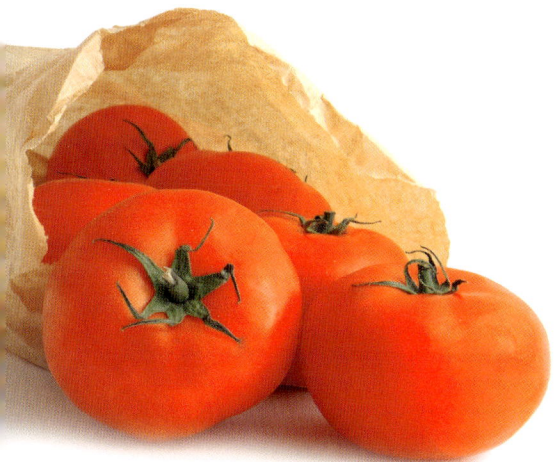

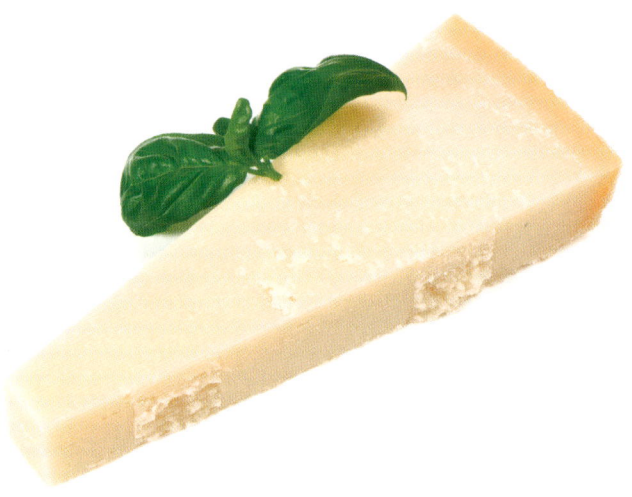

Saltimbocca mit Brokkoli

Für 2 Personen

4 dünne Kalbsschnitzel (à ca. 80 g) ·
Meersalz · Pfeffer aus der Mühle · 8 Sal-
beiblätter · 2 Scheiben Parmaschinken ·
300 g Brokkoliröschen · 1 kleine Zwiebel ·
3 getrocknete Tomaten (in Öl) · 2 EL Olivenöl · 50 ml Gemüsebrühe · 1 EL geriebener Parmesan
Außerdem: Holzstäbchen

1 Die Schnitzel waschen, trocken tupfen
und auf beiden Seiten salzen und pfeffern. Jedes Schnitzel mit 2 Salbeiblättern
und ½ Scheibe Parmaschinken belegen,
zusammenklappen und mit Holzstäbchen
und je 1 Salbeiblatt feststecken.

2 Den Brokkoli waschen, putzen und in
kleine Röschen teilen. In wenig kochendem Salzwasser 2–3 Minuten blanchieren,
abgießen, abschrecken und abtropfen lassen. Die Zwiebel schälen und fein würfeln.
Die Tomaten abtropfen lassen und in feine
Streifen schneiden.

3 In einem breiten Topf 1 EL Öl erhitzen,
die Zwiebel darin glasig dünsten. Tomaten
und Brokkoli dazugeben und 2–3 Minuten
mitbraten. Mit Salz und Pfeffer würzen.

4 Gleichzeitig in einer Pfanne das übrige
Öl erhitzen, die Schnitzel darin bei milder
Hitze von jeder Seite in ca. 2 Minuten anbraten. Aus der Pfanne nehmen, Bratensatz mit der Brühe ablöschen. Die Schnitzel mit dem Brokkoligemüse auf Tellern
anrichten, mit der Sauce beträufeln und
mit dem Parmesan bestreuen.

Herzhaft und leicht

Kalbskotelett auf Tomaten-Wirsing

Für 2 Personen

250 g Wirsing · 1 kleine Zwiebel · 1 Knoblauchzehe · 2 EL Olivenöl · 1 TL Tomatenmark · 1 Dose geschälte Tomaten (400 g Inhalt) · 125 ml Hühnerbrühe · Meersalz · Pfeffer aus der Mühle · 1 TL getrockneter Thymian · 2 Kalbskoteletts (à ca. 200 g)

1 Den Wirsing waschen, halbieren, vom Strunk befreien und in feine Streifen schneiden. Die Zwiebel schälen und in Spalten schneiden. Die Knoblauchzehe pellen und fein würfeln.

2 Den Backofen auf 180 °C vorheizen. In einem Topf 1 EL Öl erhitzen, Zwiebel und Knoblauch darin bei mittlerer Hitze glasig dünsten. Den Wirsing zufügen, unter Rühren 2–3 Minuten andünsten. Das Tomatenmark, die Tomaten und die Brühe in den Topf geben, Tomaten zerdrücken. Alles mit Salz, Pfeffer und Thymian würzen und zugedeckt bei milder Hitze ca. 10 Minuten dünsten.

3 Inzwischen die Koteletts waschen, trocken tupfen, beidseitig salzen und pfeffern. Das übrige Öl in einer Pfanne erhitzen und die Steaks darin von jeder Seite 1–2 Minuten bei starker Hitze anbraten.

4 Das Wirsinggemüse in eine ofenfeste Form geben. Die Koteletts darauf legen und im heißen Ofen (Mitte) in ca. 10 Minuten fertig schmoren.

Tipp Das Gericht ist auch als Gästeessen ideal – die Mengen entsprechend erhöhen und eine große ofenfeste Form aus dem Schrank holen.

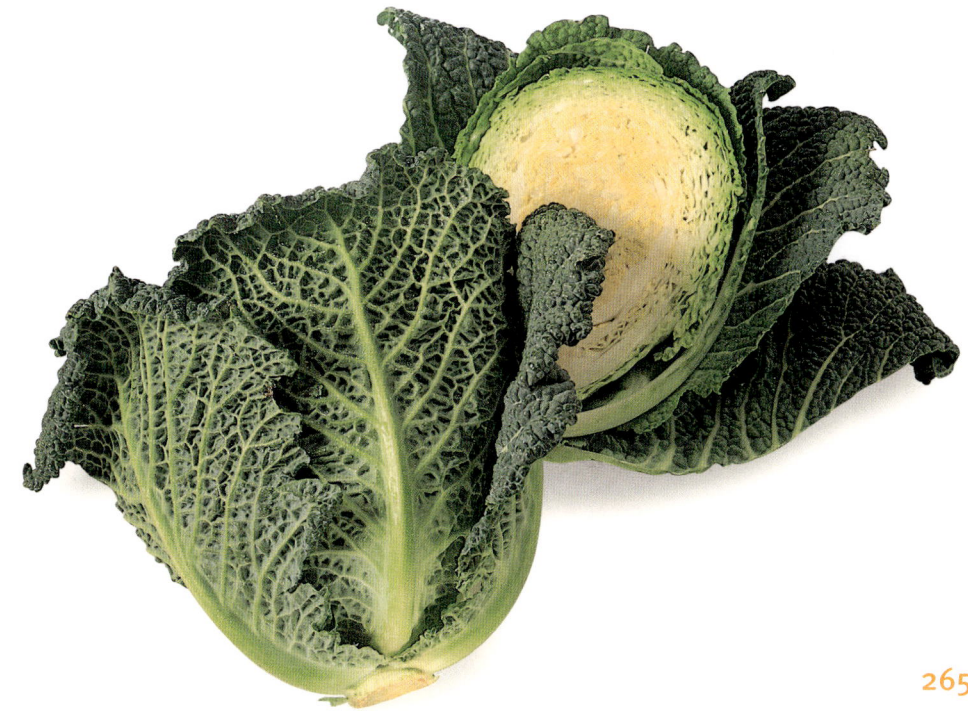

Klug geschlemmt: Fisch & Meeresfrüchte

Das intelligenteste Eiweiß kommt aus dem Wasser. Fisch. Kombiniert mit Omega-3s für die Laune und das Herz oder mit Jod für mehr Energie, in jedem Fall reich an Tryptophan. Dem Eiweißbaustein, der uns zufrieden und souverän macht und den Appetit zügelt. Aber erst darf man ihn essen … Meine Favoriten: das peruanische Ceviche und die Blitz-Bouillabaisse

Senfwürzig

Lachs-Carpaccio mit Rucola

Für 2 Personen

30 g Rucola · 1 rote Spitzpaprikaschote · 300 g ganz frisches Lachsfilet (ohne Haut) · 2 TL kleine Kapern und 1 EL Kapernsud (Glas) · 1 EL Zitronensaft · 1 TL scharfer Senf · ½ TL flüssiger Akazienhonig · Meersalz · Pfeffer aus der Mühle · 2 EL Olivenöl

1 Den Rucola gut waschen, trocken schleudern, die Stiele entfernen. Die Spitzpaprika waschen, halbieren, putzen und sehr klein würfeln.

2 Den Lachs gut abbrausen, trocken tupfen und in hauchdünne Scheiben schneiden. Auf zwei Tellern auslegen, mit Rucola, Paprikawürfeln und Kapern bestreuen.

3 Für die Marinade den Kapernsud und Zitronensaft mit Senf, Honig, Salz, Pfeffer und Olivenöl verrühren, über dem Lachs verteilen.

Tipp Cool genießen. Nicht nur das Lachsfilet, sondern auch die Teller im Kühlschrank gut vorkühlen.

Fein im Sommer
Tomaten-Carpaccio mit Garnelen

Für 2 Personen

200 g küchenfertige Garnelen (roh, geschält, ohne Kopf; frisch oder aufgetaute Tiefkühlware) · 1 Knoblauchzehe · 2 EL Olivenöl · ½ TL rosenscharfes Paprikapulver · 4 große Strauchtomaten · 2 Frühlingszwiebeln · Meersalz · Pfeffer aus der Mühle · 2 TL Aceto balsamico · 4 Stiele Petersilie

1 Die Garnelen abbrausen und trocken tupfen. Die Knoblauchzehe schälen und fein würfeln. In einer kleinen Schüssel das Olivenöl mit Paprikapulver und Knoblauch verrühren. Garnelen darin wenden und ziehen lassen.

2 Inzwischen die Tomaten waschen, vom Stielansatz befreien und quer in sehr dünne Scheiben schneiden. Tomatenscheiben auf zwei Tellern anrichten. Die Frühlingszwiebeln waschen, putzen, die weißen und hellgrünen Teile in feine Scheiben schneiden und über die Tomaten streuen. Mit Salz und Pfeffer würzen und mit dem Essig beträufeln.

3 Eine beschichtete Pfanne erhitzen und die Garnelen samt Knoblauch darin bei mittlerer bis starker Hitze rundherum 4–5 Minuten braten, dabei salzen. Petersilie abbrausen, Blätter abzupfen und grob hacken. Garnelen auf den Tomaten verteilen und mit der Petersilie bestreut servieren.

Tipp Das Tomaten-Carpaccio kann jeder wie er mag kombinieren. Statt mit Garnelen schmeckt es auch mit Fisch wie Zander oder Kabeljau oder mit Lammrückenfilet superlecker.

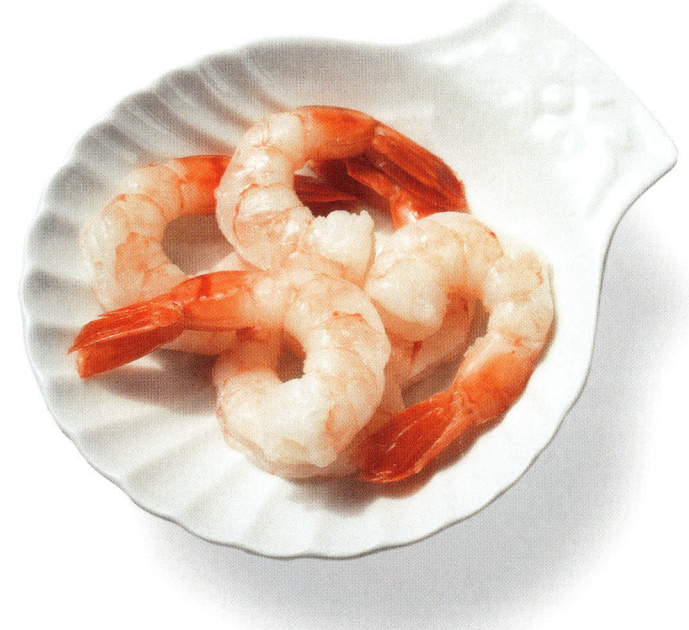

Marinierter roher Fisch (Ceviche)

Für 2 Personen

300 g ganz frisches Fischfilet (in Sushi-Qualität; zum Beispiel Steinbeißer, Kabeljau, Zander) · 2 Limetten · 2 Tomaten · 1 Stange Staudensellerie · 1 Frühlingszwiebel · 1 rote Chilischote · 1 TL Weißweinessig · 1 TL Olivenöl · 4 Stiele Koriandergrün · Meersalz · Pfeffer aus der Mühle

1 Das Fischfilet kalt abbrausen, trocken tupfen und in ca. 1 cm große Würfel schneiden. Die Limetten halbieren, auspressen und 5 EL Saft abmessen. Den Limettensaft über die Fischstücke gießen und untermischen. Mit Folie abgedeckt mindestens 3 Stunden im Kühlschrank marinieren, dabei ab und zu umrühren.

2 Inzwischen die Tomaten waschen, vierteln, entkernen, den Stielansatz entfernen und das Fruchtfleisch in kleine Würfel schneiden. Den Sellerie und die Frühlingszwiebel waschen, putzen und fein würfeln. Die Chilischote putzen, abbrausen, halbieren und sehr fein würfeln. Tomaten, Sellerie, Frühlingszwiebel und Chili mit Essig und Olivenöl vermischen. Ebenfalls kalt stellen und ziehen lassen.

3 Vor dem Servieren das Koriandergrün abbrausen, trocken schütteln und die Blättchen abzupfen. Den Fisch aus dem Kühlschrank nehmen, kurz abtropfen lassen, dann mit dem Gemüse und dem Koriandergrün bis auf ein paar Blätter untermischen. Mit Salz und Pfeffer abschmecken. Ceviche auf Tellern anrichten und mit dem übrigen Koriandergrün bestreut servieren.

Matjessalat mit Apfel

Für 2 Personen

1 ½ säuerliche Äpfel (zum Beispiel Cox Orange oder Boskoop) · 1 EL Zitronensaft · 2 Frühlingszwiebeln · ½ Bund Dill · 4 Matjesfilets · 1–2 EL Apfelessig · 1 TL scharfer Senf · Meersalz · Pfeffer aus der Mühle · 1 EL Rapsöl

1 Die Äpfel waschen, abtrocknen, sechsteln, entkernen und quer in dünne Scheiben schneiden. Die Apfelstücke sofort mit dem Zitronensaft beträufeln.

2 Die Frühlingszwiebeln putzen, waschen, die weißen und hellgrünen Teile in feine Ringe schneiden. Den Dill abbrausen, trocken schütteln, die Blättchen abzupfen, einige zum Garnieren beiseitelegen, den Rest grob hacken. Die Matjesfilets in mundgerechte Stücke schneiden.

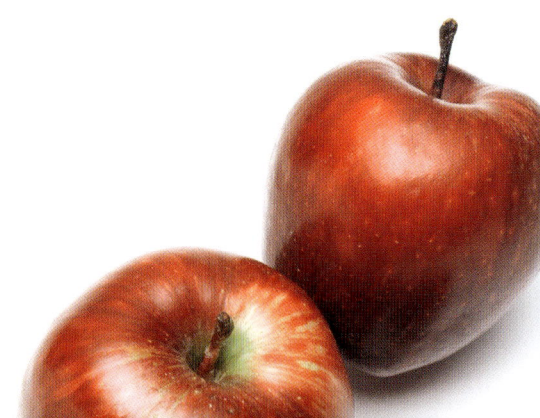

3 Essig, Senf, Salz, Pfeffer und Öl verrühren und den Dill unterheben. Die Sauce mit Frühlingszwiebeln und Äpfeln mischen und ca. 5 Minuten ziehen lassen. Die Matjesstücke unterheben und den Salat auf Tellern anrichten. Mit dem übrigen Dill garnieren.

——————————————Variante

Der Salat schmeckt auch mit Pfirsich gut. Dafür 1 großen Pfirsich waschen, halbieren, den Stein herauslösen und das Fruchtfleisch würfeln. Dill durch Basilikum ersetzen und Oliven- statt Rapsöl verwenden.

Bunt und supergesund
Nizza-Salat mit Thunfisch

————————————————Für 2 Personen

2 Eier (Größe M) · 150 g Tiefkühl-Prinzessbohnen · Meersalz · 1 kleine weiße Zwiebel · 2 Artischockenherzen (Dose) · 30 g schwarze Oliven · 1 Mini-Römersalat · 100 g Kirschtomaten · 2 Stiele Basilikum · 1 EL Rotweinessig · ½ TL scharfer Senf · Pfeffer aus der Mühle · 3 EL Olivenöl · 1 Dose Thunfisch im eigenen Saft (120 g Abtropfgewicht)

1 Die Eier in kochendem Wasser in ca. 8 Minuten wachsweich kochen, dann abschrecken und abkühlen lassen. Die Bohnen in kochendem Salzwasser ca. 2 Minuten garen, abgießen, abschrecken und abtropfen lassen.

2 Inzwischen die Zwiebel schälen und in feine Ringe schneiden. Die Artischocken abtropfen und vierteln. Die Oliven abtropfen lassen. Den Salat waschen, trocken schleudern und mundgerecht zerpflücken. Die Kirschtomaten waschen und vierteln. Die Blätter vom Basilikum abzupfen.

3 Für die Vinaigrette den Essig, Senf, Salz, Pfeffer und Olivenöl verrühren. Alle Gemüse, Oliven, Salat und Basilikum vorsichtig darin wenden und die Mischung auf zwei Teller verteilen. Den Thunfisch abgießen, abtropfen lassen und grob zerpflücken. Die Eier pellen und sechsteln. Thunfisch und Eier auf dem Salat anrichten.

Tipp Noch edler wird's, wenn Sie frisches Thunfischfilet verwenden: 200 g Thunfisch in 1 EL heißem Olivenöl von jeder Seite 1–2 Minuten kurz und scharf anbraten. Mit Salz und Pfeffer würzen, in Scheiben schneiden und statt dem Dosenthunfisch auf dem Salat anrichten.

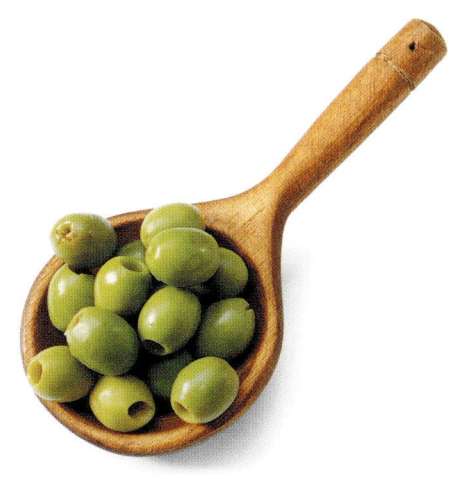

Dorade auf Asia-Gurkensalat

Für 2 Personen

2 Doraden (à ca. 380 g; küchenfertig) · 1 rote Chilischote · 2 Knoblauchzehen · 1 Bio-Limette · Meersalz · Pfeffer
aus der Mühle · 1 Bio-Salatgurke · 2 Frühlingszwiebeln · 4 Zweige Koriandergrün ·
½ kleiner Kopfsalat · 2 EL Weißweinessig · 2 TL Sesamöl · 1 EL eingelegter Ingwer (Glas) · 1 EL Öl

1 Die Doraden waschen und trocken
tupfen. Auf beiden Seiten je zweimal
schräg einschneiden. Chilischote längs
aufschneiden, entkernen, waschen und
fein hacken. Knoblauchzehen schälen und
fein würfeln. Die Limette heiß waschen,
trocken reiben, die Schale fein abreiben.
Chili, Knoblauch und Limettenschale mit
Salz und Pfeffer mischen, die Doraden innen und außen mit der Würzmischung einreiben. Je 1 Limettenscheibe in die Bauch-
höhle stecken.

2 Die Gurke waschen, abtrocknen und
quer in dünne Scheiben schneiden oder
hobeln. Frühlingszwiebeln waschen, putzen, die weißen und hellgrünen Teile in
feine Ringe schneiden. Das Koriandergrün abbrausen, trocken schütteln, Blätter abzupfen und grob hacken. Salat waschen, putzen, trocken schütteln, Blätter
in mundgerechte Stücke zupfen.

3 Für die Marinade den Essig, 2 EL Wasser, Salz, Pfeffer und Sesamöl zu einer
Vinaigrette verrühren. Ingwer, Gurken,
Frühlingszwiebeln und Koriandergrün untermischen und ziehen lassen.

4 Den Backofengrill vorheizen. Die Doraden auf ein gefettetes Blech legen und
mit dem Öl beträufeln. Unter dem vorgeheizten Grill (Mitte) 12–14 Minuten grillen.
Den Kopfsalat unter die marinierten Gurken heben, auf zwei Teller verteilen. Die
Doraden darauf anrichten.

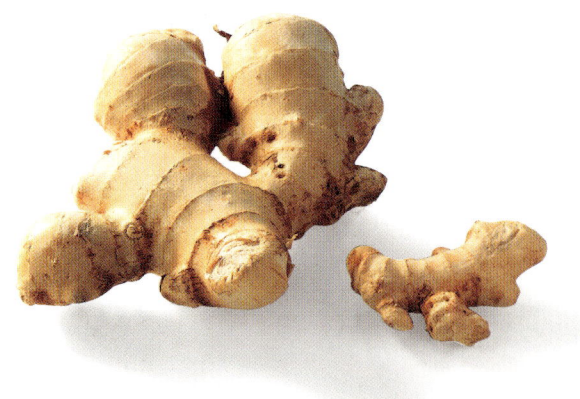

Blitzküche vom Feinsten
Lachsfilet auf Zucchinigemüse

Für 2 Personen

2 Stücke Lachsfilet (ohne Haut; à ca. 160 g) · Meersalz · Pfeffer aus der Mühle · 2 kleine Zweige Rosmarin · 2 Zucchini (grün und gelb; ca. 500 g) · 2 Knoblauchzehen · ½ Bio-Zitrone · 3 EL Olivenöl · 2 Zweige Basilikum

1 Die Lachsfilets waschen, trocken tupfen und auf beiden Seiten salzen und pfeffern. Rosmarin abbrausen und trocken tupfen.

2 Die Zucchini waschen, putzen und mit einem Sparschäler der Länge nach in dünne Scheiben schneiden. Die Knoblauchzehen abziehen und in dünne Scheiben schneiden. Die Zitrone heiß waschen, abtrocknen, die Schale fein abreiben und den Zitronensaft auspressen.

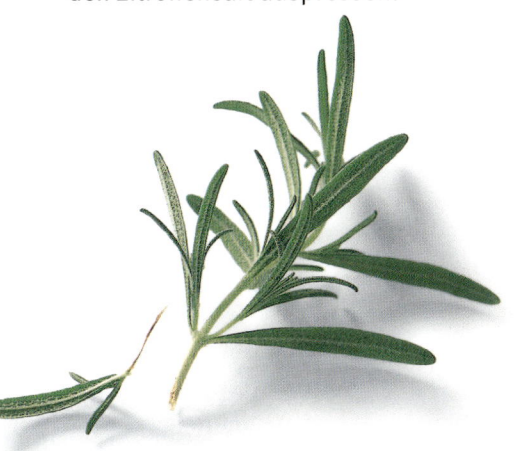

3 In einer beschichteten Pfanne 1 EL Olivenöl erhitzen, Rosmarin und Lachs hineingeben und von jeder Seite 2–3 Minuten hellbraun braten.

4 Gleichzeitig in einer großen beschichteten Pfanne das übrige Öl erhitzen und die Zucchinischeiben darin bei starker Hitze von beiden Seiten in 2–3 Minuten hellbraun braten. Den Knoblauch dazugeben und kurz mitbraten. Das Zucchinigemüse mit Salz, Pfeffer, Zitronenschale und 1–2 EL Zitronensaft abschmecken. Mit den Lachsfilets auf zwei Tellern anrichten. Mit abgezupften Basilikumblättern garnieren.

Tipp Wenn es gerade keine gelben Zucchini gibt, nehmen Sie einfach nur grüne Exemplare.

Fein mit Mandeln
Rotbarbenfilets mit Zitronen-Bohnen

Für 2 Personen

300 g Rotbarbenfilets · Meersalz · Pfeffer aus der Mühle · 2 EL geschälte gemahlene Mandeln · 400 g grüne Bohnen · 1 Bio-Zitrone · 1 ½ EL Olivenöl · 100 ml Gemüsebrühe · 1 TL flüssiger Akazienhonig

1 Die Rotbarbenfilets waschen, trocken tupfen, salzen und pfeffern. Die Mandeln auf einen flachen Teller geben, die Filets darin wenden und überschüssige Mandeln abschütteln.

2 Die Bohnen waschen und putzen. In einem Topf mit Salzwasser bedeckt aufkochen und zugedeckt 8–10 Minuten bei mittlerer Hitze garen, dann abgießen und abtropfen lassen.

3 Inzwischen die Zitrone heiß waschen, abtrocknen und halbieren, 2 Zitronenscheiben für die Garnitur abschneiden und beiseitelegen, den Zitronensaft auspressen.

4 In einer beschichteten Pfanne das Öl erhitzen und die Fischfilets darin auf beiden Seiten 4–5 Minuten bei mittlerer Hitze braten. Herausnehmen und im vorgeheizten Ofen bei 80 °C warm stellen. Zitronensaft, Brühe und Honig in die Pfanne geben und verrühren. Bei starker Hitze einkochen lassen, bis die Flüssigkeit sirupartig ist.

5 Die grünen Bohnen auf Teller verteilen und mit der Zitronensauce beträufeln. Die Rotbarbenfilets daneben anrichten und mit den Zitronenscheiben garnieren.

Blitzvariante

Fischsuppe (Bouillabaisse)

Für 2 Personen

300 g Fischfilets (z. B. Lachs, Heilbutt, Kabeljau) · 100 g rohe, geschälte Garnelen (küchenfertig) · Meersalz · Pfeffer aus der Mühle · 1 große weiße Zwiebel · 2 Knoblauchzehen · 1 Möhre · 1 kleine Fenchelknolle · 2 Tomaten · 2 EL Olivenöl · 1 Lorbeerblatt · 2 Zweige Thymian · 150 ml trockener Weißwein · 400 ml Fischfond (Glas) · 1 TL Tomatenmark · 2–3 TL Zitronensaft

1 Fischfilets und Garnelen abbrausen, trocken tupfen und in mundgerechte Stücke schneiden. Leicht salzen und pfeffern.

2 Die Zwiebel und Knoblauchzehen abziehen und würfeln. Gemüse putzen, waschen oder schälen. Möhre längs halbieren und in dünne Scheiben teilen. Vom

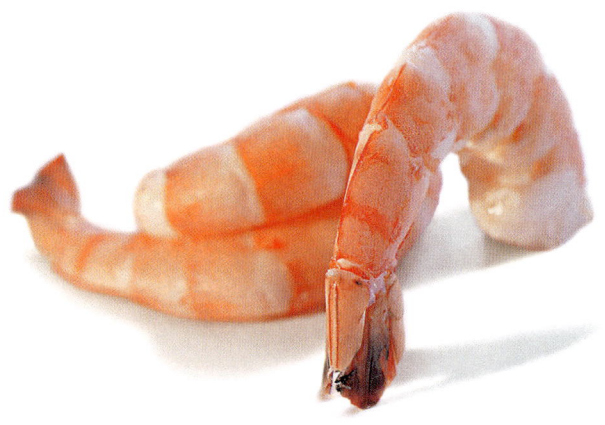

Fenchel das Grün abschneiden und beiseitelegen, die Knolle in feine Streifen schneiden. Tomaten überbrühen, abschrecken, häuten und klein würfeln.

3 Das Öl in einem Topf erhitzen. Zwiebel, Knoblauch und Gemüse darin 3–4 Minuten bei mittlerer Hitze dünsten. Lorbeer, Thymian, Wein, Fond und Tomatenmark zugeben. Salzen und pfeffern, alles ca. 5 Minuten köcheln lassen.

4 Fischstücke und Garnelen in den Sud legen und zugedeckt ca. 10 Minuten ziehen lassen. Bouillabaisse mit Salz, Pfeffer und Zitronensaft abschmecken. Fenchelgrün hacken und obendrauf streuen.

Asien stand Pate
Sesam-Fisch auf Sprossengemüse

Für 2 Personen

2 Steinbeißer- oder Kabeljaufilets (à ca. 180 g) · 1 EL Zitronensaft · 200 g Mungobohnensprossen · 4 Baby-Pak Choi (ca. 150 g) · 1 gelbe Paprikaschote · 1 haselnussgroßes Stück Ingwer · 1 Knoblauchzehe · 500 ml Hühnerbrühe · Meersalz · Pfeffer aus der Mühle · 2 TL dunkles Sesamöl · 1 EL Öl · 1 EL Sojasauce · 1 TL Fischsauce · 2–3 Zweige Thai-Basilikum · 1 EL gerösteter Sesam

1 Die Fischfilets kalt abspülen, trocken tupfen, mit dem Zitronensaft beträufeln und zugedeckt ziehen lassen.

2 Inzwischen die Sprossen waschen und abtropfen lassen. Pak Choi waschen, trocken schütteln und in ca. 1 cm breite Streifen schneiden. Die Paprikaschote waschen, halbieren, putzen und in ca. 4 cm lange, dünne Streifen schneiden. Ingwer und Knoblauchzehe schälen und fein würfeln.

3 In einem Topf die Brühe aufkochen. Das Fischfilet auf einen passenden Dämpfeinsatz legen, salzen, pfeffern und mit 1 TL Sesamöl beträufeln. In den Topf geben, Deckel auflegen und zugedeckt bei mittlerer Hitze ca. 10 Minuten dämpfen.

4 Gleichzeitig in einem Wok das Öl und das übrige Sesamöl stark erhitzen. Knoblauch, Ingwer und Paprika hineingeben und 1–2 Minuten unter Rühren braten. Die Sprossen und das Weiße vom Pak Choi zufügen, ca. 3 Minuten mitbraten. Dann das Grüne vom Pak Choi zugeben, mit Pfeffer, Sojasauce und Fischsauce würzen. Die Basilikumblätter von den Stielen zupfen und unterheben.

5 Das Gemüse auf Teller verteilen, die Fischfilets darauf anrichten und mit dem Sesam bestreuen.

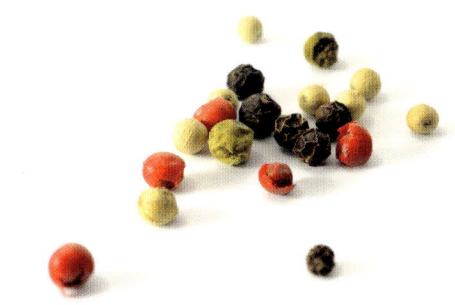

Ganz einfach vegetarisch

Immer mehr mögen's ohne Fleisch. Und das ist auch gut so, denn Vegetarier leben meist nicht nur gesünder, sondern auch ökologischer. Probieren Sie es auch einmal aus. Diese leckeren Rezepte laden dazu ein.

Tolle Kombi

Tofu mit Asia-Gemüserohkost

Für 2 Personen

200 g Naturtofu · 1 Knoblauchzehe · 3 EL Sojasauce · 2 EL gehackte Cashewkerne · 100 g Spitzkohl · 1 rote Spitzpaprikaschote · ½ Bio-Salatgurke · 75 g Mungobohnensprossen · 1 rote Zwiebel · 4 Stiele Koriandergrün · 2 EL weißer Aceto balsamico · Pfeffer aus der Mühle · 2 EL Öl

1 Den Tofu in ca. 1 cm breite Scheiben schneiden. Knoblauch schälen und fein hacken, mit 2 EL Sojasauce vermischen und den Tofu darin 15 Minuten marinieren. Die Cashewkerne in einer Pfanne ohne Fett bei mittlerer Hitze goldbraun rösten. Vom Herd nehmen und abkühlen lassen.

2 Den Spitzkohl und die Paprikaschote waschen, putzen und in feine Streifen schneiden. Die Gurke waschen, abtrocknen, längs halbieren, entkernen und in dünne Scheiben schneiden. Die Sprossen abbrausen und gut abtropfen lassen. Die Zwiebel schälen, halbieren und in feine Streifen schneiden. Das Koriandergrün abbrausen, trocken schütteln und die Blätter abzupfen.

3 Für das Dressing den Essig, 2 EL Wasser, übrige Sojasauce, Pfeffer und 1 EL Öl verquirlen, Gemüse und Koriandergrün darin wenden.

4 Das übrige Öl in einer beschichteten Pfanne erhitzen. Den Tofu aus der Marinade heben, trocken tupfen und im heißen Öl in 4–5 Minuten von beiden Seiten goldbraun braten. Tofu mit der Marinade ablöschen, vom Herd nehmen und mit dem Salat anrichten. Marinade darüber träufeln und mit den Cashewkernen bestreuen.

Tipp Wer doch lieber Fleisch mag, kann statt Tofu 200 g Hähnchen- oder Putenbrustfilet in der Sojasauce marinieren und wie beschrieben braten.

Eiweißpower
Tempeh auf Salat mit Tofudressing

Für 2 Personen

1 kleine Knoblauchzehe · 1 EL Weißweinessig · 100 g Seidentofu (Reformhaus) · 3 TL Olivenöl · Meersalz · Pfeffer aus der Mühle · 100 g Feldsalat · 1 Chicorée · 120 g rote und gelbe Kirschtomaten · 2 EL Aceto balsamico · 150 g Tempeh (Reformhaus) · 2 EL Erdnusskerne

1 Die Knoblauchzehe schälen und hacken. Mit dem Essig, Seidentofu und 2 TL Olivenöl in eine hohe Rührschüssel geben und mit dem Schneidstab glatt pürieren. Mit Salz und Pfeffer abschmecken.

2 Den Feldsalat gut waschen, trocken schleudern und verlesen. Chicorée waschen, längs halbieren und den Strunk entfernen. Chicorée bis auf die Blattspitzen in Streifen schneiden. Die Tomaten waschen und halbieren, mit den Salaten auf zwei Teller verteilen. Mit dem Aceto balsamico beträufeln.

3 Eine Grillpfanne mit dem übrigen Öl einpinseln und stark erhitzen. Tempeh in ca. 1 cm dicke Scheiben schneiden und in der heißen Pfanne auf jeder Seite 2–3 Minuten braten.

4 Das Tofudressing über den Salat träufeln, die Tempehscheiben darauf anrichten. Die Erdnüsse hacken und obendrauf streuen. Gleich servieren.

Tipp Nichtvegetarier können statt Tempeh auch Hähnchenbrustfilet nehmen und wie beschrieben in der Pfanne braten. Anschließend mit Salz und Pfeffer würzen.

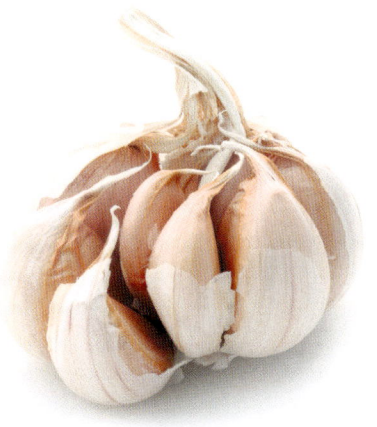

Gazpacho mit Eier-Häckerle

Für 2 Personen

400 g reife Tomaten · je ½ rote und gelbe Paprikaschote (ca. 200 g) · ½ Salatgurke (ca. 350 g) · 1 kleine weiße Zwiebel · 1 kleine Knoblauchzehe · 75 ml stilles Mineralwasser · 2 EL Hefeflocken (Reformhaus) · 2 EL Weißweinessig · 3 TL Olivenöl · Meersalz · Pfeffer aus der Mühle · 2 Eier (Größe M)

1 Die Tomaten waschen, überbrühen, dann abschrecken, halbieren, vom Stielansatz befreien und grob würfeln. Die Paprika entkernen, waschen und in kleine Würfel schneiden. Gurke putzen, schälen, längs halbieren und ebenfalls klein würfeln. Von den Paprika- und Gurkenwürfeln jeweils 2 TL abnehmen und beiseitestellen. Die Zwiebel schälen und klein würfeln. Die Knoblauchzehe abziehen und fein hacken.

2 Tomaten, Paprika, Zwiebel, Knoblauch und Gurken in den Mixer geben. 75 ml Mineralwasser zufügen und alles auf höchster Stufe fein pürieren. Dann die Hefeflocken, Essig und Olivenöl dazugeben, nochmals kurz pürieren. Mit Salz und Pfeffer abschmecken. Eventuell noch etwas Mineralwasser unterrühren. Die Suppe und die Gemüsewürfel 1 Stunde kalt stellen.

3 Inzwischen die Eier anstechen und in kochendem Wasser in 10 Minuten hart kochen. Abschrecken, pellen und fein hacken.

4 Die Suppe nochmal durchrühren, in Suppenschalen oder Gläser verteilen. Mit den beiseitegelegten Gurken- und Paprikawürfeln und mit den gehackten Eiern bestreuen. Sofort servieren.

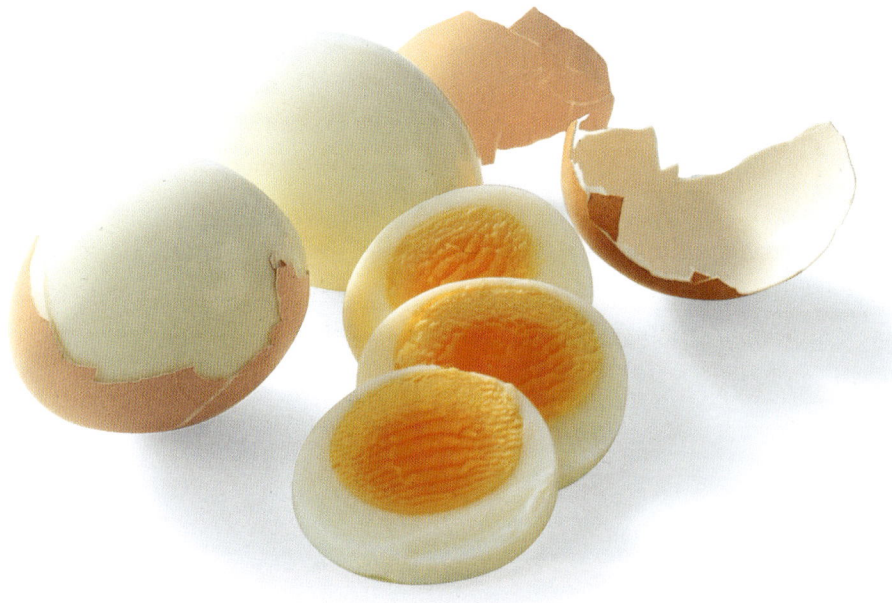

Herzhaft mit Biss
Gebackener Ziegenkäse mit Paprika und Rucola

Für 2 Personen

2–3 hellgrüne und rote Spitzpaprikaschoten (ca. 250 g) · 1 EL Weißweinessig ·
1 EL weißer Aceto balsamico · Meersalz ·
Pfeffer aus der Mühle · 1 EL Olivenöl ·
80 g Rucola · 2 Ziegenkäse (à ca. 100 g) ·
4 Thymianzweige · 2 TL flüssiger Akazienhonig · 2 Stiele Basilikum

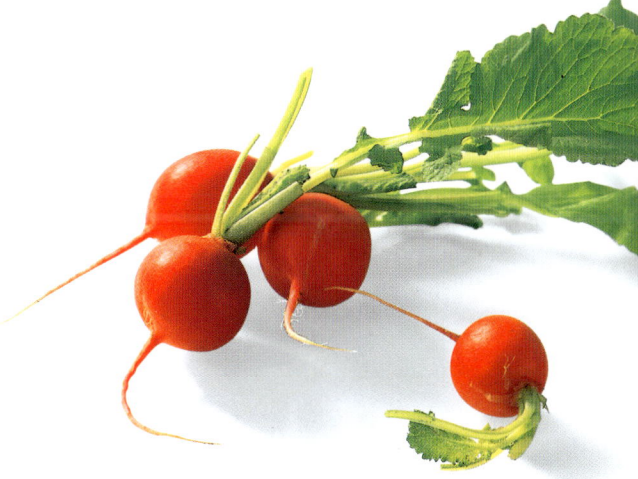

1 Die Paprikaschoten waschen, halbieren, entkernen und sehr fein würfeln.
Beide Essigsorten mit Salz, Pfeffer und
Olivenöl verrühren, die Paprikawürfel zugeben und ziehen lassen. Den Rucola waschen, trocken schütteln, harte Stängel
entfernen.

2 Den Backofengrill vorheizen. Den Ziegenkäse auf ein mit Backpapier belegtes
Blech legen. Die Thymianzweige abbrausen, trocken schütteln, die Blätter abstreifen und auf den Käse streuen. Mit je 1 TL
Honig beträufeln. Unter dem heißen Grill
goldbraun gratinieren.

3 Den Rucola auf zwei Teller verteilen, die
marinierten Paprikawürfel daraufgeben.
Den Ziegenkäse obendrauf anrichten und
mit abgezupften Basilikumblättern garnieren. Sofort servieren.

Fein in Schale
Gefüllte Radicchioblätter mit Eiersalat

Für 2 Personen

3 Eier (Größe M) · 1 EL Sonnenblumenkerne · ½ Bund Radieschen · 2 schlanke Frühlingszwiebeln · 6 weiße Champignons
(ca. 75 g) · 150 g Seidentofu (Reformhaus) ·
1 EL weißer Aceto balsamico · 1 TL scharfer
Senf · Meersalz · Pfeffer aus der Mühle ·
1 EL Olivenöl · 4 große Radicchioblätter ·
1 EL Schnittlauchröllchen

1 Die Eier anstechen und in kochendem
Wasser in 8–10 Minuten hart kochen.
Dann die Eier abgießen, abschrecken, pel-
len und abkühlen lassen.

2 Inzwischen die Sonnenblumenkerne in
einer kleinen beschichteten Pfanne ohne
Fett goldbraun rösten. Vom Herd nehmen
und abkühlen lassen.

3 Die Radieschen waschen, putzen und in dünne Scheiben schneiden. Die Frühlingszwiebeln waschen, putzen, die weißen und hellgrünen Teile in feine Scheiben schneiden. Die Champignons putzen, abreiben und feinblättrig schneiden.

4 Für das Dressing den Seidentofu mit Essig, Senf, Salz, Pfeffer und Olivenöl glatt pürieren. Die Radieschen, Pilze und Frühlingszwiebeln vorsichtig mit dem Dressing mischen. Die Eier in Spalten schneiden und zum Schluss unter den Salat heben. Mit Salz und Pfeffer abschmecken.

5 Die Radicchio-Blätter putzen, waschen, trocken schütteln und mit dem Eiersalat füllen. Auf zwei Tellern anrichten, mit den Sonnenblumenkernen und dem Schnittlauch bestreuen.

Gute-Laune-Rezept

Mozzarellakugeln auf Spargelsalat

Für 2 Personen

2 EL Pinienkerne · 250 g grüner Spargel · 1 Möhre · 50 g zarter Blattspinat · 1 kleine rote Chilischote · 2 EL Olivenöl · 1 EL Zitronensaft · 1 TL flüssiger Akazienhonig · Meersalz · Pfeffer aus der Mühle · 150 g Mozzarellakugeln · 1 EL Parmesanspäne

1 Die Pinienkerne in einer Pfanne ohne Fett bei mittlerer Hitze goldbraun rösten. Vom Herd nehmen und abkühlen lassen.

2 Den Spargel waschen, holzige Enden abschneiden, Stangen im unteren Drittel schälen und schräg in dünne Scheiben schneiden. Die Möhre putzen, schälen, längs halbieren und ebenfalls schräg in dünne Scheiben schneiden. Spinat abbrausen, trocken schütteln, verlesen und dicke Stiele entfernen. Chilischote halbieren, putzen, entkernen und in feine Streifen schneiden.

3 Das Öl in einer Pfanne erhitzen. Spargel, Möhren und Chili darin bei mittlerer Hitze 2–3 Minuten anbraten. Zitronensaft und 4 EL Wasser zugeben, mit Honig, Salz und Pfeffer würzen. Das Gemüse noch 2–3 Minuten dünsten.

4 Spargel und Möhren mit Spinatblättern auf zwei Teller verteilen. Mozzarellakugeln abtropfen lassen und darauf anrichten. Den Gemüsesud samt Chilistreifen aus der Pfanne darüber träufeln, alles mit Salz und Pfeffer würzen. Die Pinienkerne und Parmesanspäne obendrauf streuen.

Mediterran
Gemüse-Omelette mit Oliven

Für 2 Personen

150 g junge Zucchini · 150 g Aubergine · ½ rote Paprikaschote (ca. 100 g) · 1 kleine weiße Zwiebel · 1 Knoblauchzehe · 2 EL schwarze Oliven (ohne Stein) · 2 EL Olivenöl · Meersalz · Pfeffer aus der Mühle · 2 TL Kräuter der Provence · 4 Eier (Größe M) · 3 EL Sojadrink · 4 Stiele Petersilie

1 Die Zucchini, Aubergine und Paprika waschen, putzen und in ca. 1 cm große Würfel schneiden. Die Zwiebel und Knoblauchzehe schälen und fein würfeln. Die Oliven fein hacken.

2 In einer beschichteten Pfanne (Ø 26 cm) das Öl erhitzen. Zucchini, Aubergine und Paprika dazugeben und unter gelegentliche Rühren bei mittlerer Hitze 2–3 Minuten anbraten. Dann die Zwiebel und Knoblauchzehe zugeben und kurz mitbraten. Mit Salz, Pfeffer und Kräutern der Provence würzen. Die Oliven untermischen.

3 Inzwischen die Eier mit dem Sojadrink, Salz und Pfeffer verrühren. Über das Gemüse geben und zugedeckt bei mittlerer Hitze ca. 5 Minuten stocken lassen. Inzwischen die Petersilie abbrausen, trocken schütteln, die Blätter abzupfen, hacken und auf das Omelett streuen.

Tipp Wer es noch würziger mag, kann vor dem Servieren noch je 1 EL geriebenen Parmesan oder Manchego auf das Omelett streuen.

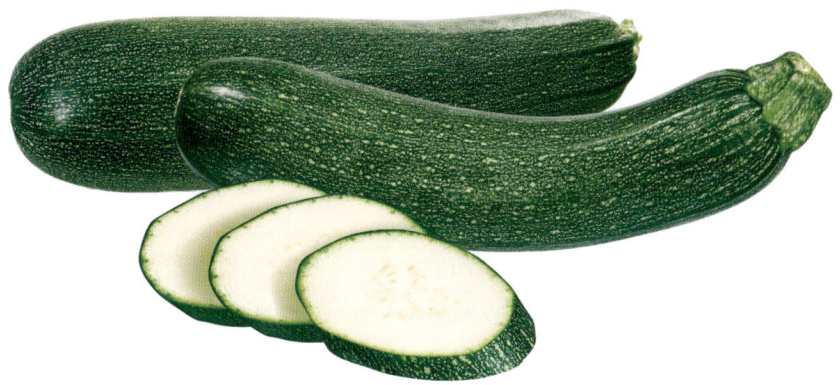

Gemüsecurry mit Mandeltofu

Für 2 Personen

300 g Brokkoliröschen · 1 große rote Paprikaschote · 1 Schalotte · 1 Knoblauchzehe · 1 kleine rote Chilischote · 200 g Mandel-Sesam-Tofu (Reformhaus) · 1 EL Öl · 1 EL scharfes Thai-Currypulver · ½ TL Kurkuma · 160 ml ungesüßte Kokosmilch (Dose) · 100 ml Gemüsebrühe · 1 EL Sojasauce · Meersalz · 3–4 Zweige Koriandergrün · Pfeffer aus der Mühle · 2–3 TL Limettensaft

1 Den Brokkoli putzen, waschen und in kleine Röschen teilen. Die Paprikaschote halbieren, entkernen, waschen und klein würfeln. Die Schalotte schälen und in Ringe schneiden, die Knoblauchzehe abziehen und fein hacken. Die Chilischote putzen, waschen und fein würfeln. Den Tofu trocken tupfen und in ca. 1,5 Zentimeter große Würfel schneiden.

2 Das Öl in einem Topf erhitzen, Currypulver und Kurkuma unter Rühren bei mittlerer Hitze ca. 1 Minute anbraten. Dann Paprika, Schalotte, Knoblauch, Chili und Tofu zugeben und 2–3 Minuten mitbraten. Kokosmilch und Brühe dazugießen, mit Sojasauce und Salz würzen. Aufkochen und den Brokkoli zufügen. Das Ganze zugedeckt bei milder Hitze ca. 10 Minuten kochen lassen.

3 Inzwischen das Koriandergrün abbrausen, trocken schütteln und die Blätter abzupfen. Das Gemüsecurry mit Salz, Pfeffer und Limettensaft abschmecken. Mit dem Koriandergrün bestreut servieren.

Tipp 1 EL gehobelte Mandelkerne in einer kleinen Pfanne ohne Fett goldbraun rösten und vor dem Servieren auf das Curry streuen.

Ofen-Zucchini mit Frischkäse-Nocken

Für 2 Personen

2 kleine grüne Zucchini (à ca. 150 g) · 1 ½ EL Olivenöl · Meersalz · Pfeffer aus der Mühle · 1 EL gehackte Pekannüsse · 30 g getrocknete Tomaten (in Öl) · 1 EL kleine Kapern (Glas) · 1–2 EL Zitronensaft · 125 g Frischkäse (Halbfett-Stufe) · ½ TL Chiliflocken (Pubiber) · 2 Stiele Basilikum

1 Den Backofen auf 220 °C vorheizen. Die Zucchini waschen, Enden abschneiden, die Zucchini auf dem Gemüsehobel schräg in ca. 5 mm dünne Scheiben hobeln oder schneiden. Die Zucchinischeiben nebeneinander auf ein Blech legen und mit dem Olivenöl bestreichen, mit Salz und Pfeffer würzen. Im Ofen (Mitte) ca. 8 Minuten backen.

2 Inzwischen die Pekannüsse in einer kleinen Pfanne ohne Fett rösten, vom Herd nehmen und abkühlen lassen. Die Tomaten und Kapern abtropfen lassen, Tomaten fein würfeln.

3 Die gebratenen Zucchini auf zwei Tellern leicht überlappend auslegen. Mit dem Zitronensaft beträufeln. Die Nüsse, Tomaten und Kapern über die Zucchini streuen. Den Frischkäse mit den Chiliflocken vermischen, mit zwei angefeuchteten Teelöffeln von der Masse Nocken abstechen und auf die Zucchini setzen. Mit den abgezupften Basilikumblättern garnieren.

Tipp Wer es sehr eilig hat, kann statt der Frischkäse-Nocken auch Schafskäse (Feta) zu den Zucchini servieren. Einfach zerbröckeln und obendrauf streuen.

Frisch wie der Frühling
Gratinierter Kohlrabi auf Salat

Für 2 Personen

2 Kohlrabi (ca. 500 g) · Meersalz · Pfeffer aus der Mühle · ½ Bio-Zitrone · 1 TL flüssiger Akazienhonig · 1 TL scharfer Senf · 2 EL Olivenöl · 60 g geriebener mittelalter Gouda · 2 EL gehackte Haselnüsse · 1 roter Apfel · 2 Stangen Staudensellerie · 2 Frühlingszwiebeln · 1 Mini-Romanasalat · 2 EL Schnittlauchröllchen · Olivenöl für das Blech

1 Den Backofen auf 200 °C vorheizen. Den Kohlrabi putzen, schälen und in ca. 1 cm dicke Scheiben schneiden. Ein Backblech einölen. Kohlrabischeiben beidseitig salzen und pfeffern, auf das Blech legen. Im Ofen (Mitte) ca. 10 Minuten backen.

2 Für die Vinaigrette die Zitrone heiß waschen, abtrocknen, die Schale fein abreiben und den Saft auspressen. Zitronensaft und -schale, 2 EL Wasser, Honig und Senf verquirlen, das Öl unterschlagen.

3 Den Käse und die Nüsse mischen. Die Kohlrabi wenden und mit der Käse-Nuss-Mischung bestreuen. Weitere 10 Minuten goldbraun überbacken.

4 Inzwischen den Apfel waschen, abtrocknen, vierteln, entkernen und in kleine Würfel schneiden. Staudensellerie und Frühlingszwiebeln waschen, putzen und in feine Scheibchen schneiden. Salat waschen, putzen, trocken schleudern und grob zerpflücken. Apfel, Sellerie, Frühlingszwiebeln und Salat auf zwei Teller verteilen, den gratinierten Kohlrabi darauf setzen. Das Dressing darüber träufeln und mit dem Schnittlauch bestreuen. Sofort servieren.

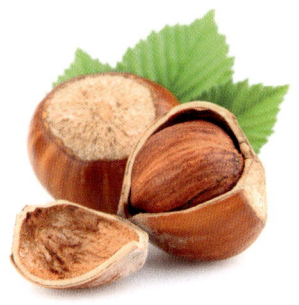

Literatur/Links

Bücher, die weiterhelfen

Vom Autor

Laufend gesund. So mobilisieren Sie die heilende Kraft des Körpers. Heyne Verlag, 2012

Vitamine. Aus der Natur oder als Nahrungsergänzung – wie sie wirken, warum sie helfen. Heyne Verlag, 2013

Frohmedizin. Der aktive Weg zur Gesundheit – Neue Strategien für ein gesundes Herz. Fittes Gerhirn, starkes Immunsystem, mehr Potenz. Heyne Verlag, 2009

Wieso macht die Tomate dick? Schlank und fit für immer – Kohlenhydrate aufspüren und austricksen. Heyne Verlag, 2011

Die neue Diät – Das Fitnessbuch. Mehr Energie durch Metabolic Power. Heyne Verlag, 2010

Weitere Bücker

Bartosch, H.: myBook – Was mich bewegt. Südwest Verlag, 2013

Davis, W.: Weizenwampe – Warum Weizen dick und krank macht. Goldmann Verlag, 2013

de Vany, A.: Die Steinzeitdiät. So kriegen Sie Ihr Fett weg – natürlich fit, schlank und gesund wie vor 200 000 Jahren. books4success, 2012

Ekirch, A. R.: At Day's Close: Night in Times Past. W W Norton & Company.

Everett, D.: Das glücklichste Volk: Sieben Jahre bei den Pirahã-Indianern am Amazonas. Pantheon Verlag, 2012

Fossel, M., Blackburn, G., Woynarowski, D.: The Immortality Edge. Realize the Secrets of your Telomeres for a longer, healthier life. Wiley

Ganten, D., Spahl, T., Deichmann, T.: Die Steinzeit steckt uns in den Knochen. Gesundheit als Erbe der Evolution. Piper, 2011

Grillparzer, M.: Simple detox. Das 7-Tage-Entgiftungsprogramm. Gräfe und Unzer Verlag, 2013

Guth, C., Hickisch, B.: Grüne Smoothies: Die supergesunde Mini-Mahlzeit aus dem Mixer. Gräfe und Unzer Verlag, 2012

Hanson, R., Mendius, R., Sadler, C.: Das Gehirn eines Buddha. Die angewandte Neurowissenschaft von Glück, Liebe und Weisheit. Arbor-Verlag, 2010

Hildmann, A.: Vegan for Youth. Die Attila Hildmann Triät. Schlanker, gesünder und messbar jünger in 60 Tagen. Becker Joest Volk Verlag, 2013

Junker, T., Paul, S.: Der Darwin-Code: Die Evolution erklärt unser Leben. C. H. Beck, 2009

Kabat-Zinn, J., Kappen H.: Gesund durch Meditation. Das große Buch der Selbstheilung mit MBST, Knaur TB, 2013

Lambert K., Wissmann, J.: Lehrmeister Ratte: Was wir von den erfolgreichsten Säugetieren der Welt lernen können. Springer Spektrum, 2013

Lauren, M., Clark, J.: Fit ohne Geräte; Trainieren mit dem eigenen Körpergewicht. Riva, 2011

Rütting, B.: Vegan & vollwertig: Meine Lieblingsmenüs für Frühling, Sommer, Herbst und Winter. nymphenburger, 2013

Servan-Schreiber, D.: Die Neue Medizin der Emotionen: Stress, Angst, Depression: – Gesund werden ohne Medikamente. Goldmann Verlag, 2006

Stipp, D.: The Youth Pill: Scientists at the Brink of an Anti-Aging-Revolution. Current, 2013

Uhlenbruck, G.: Denk-an-Sätze. Wieder sinnige Sprüche und Aphoristische Heil- und Selbstpflege-Sätze. Brockmeyer, 2013

Walker, B.: Der 1 zu 1 »Reiseführer« – Das ultimative Abenteuer. Das Ende aller Probleme. Ein Weg ins Paradies. 1 zu 1 Erfolg durch Bewusst-Sein, 1999

Weber, P.: Essen kann jeder!: Streng verdaulich. Fakten für alle, die es täglich tun. Karl Blessing Verlag, 2013

Internetadressen

Vom Autor

www.strunz.com

Weitere Adressen

http://www.bio.logis.de/pgs
www.davidstipp.com
http://sauvageberlin.com

Sachregister

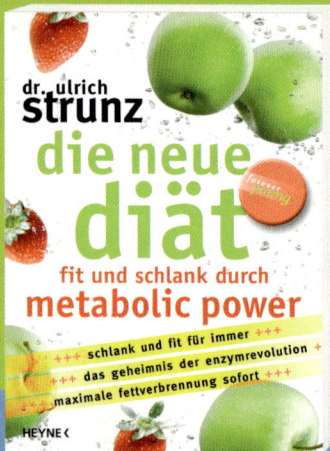
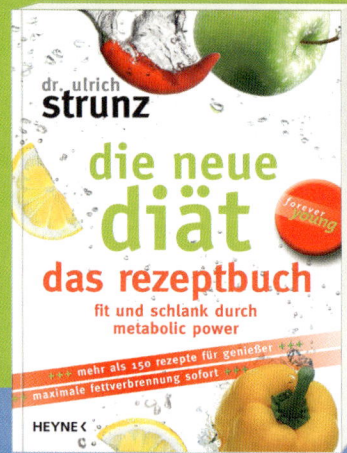
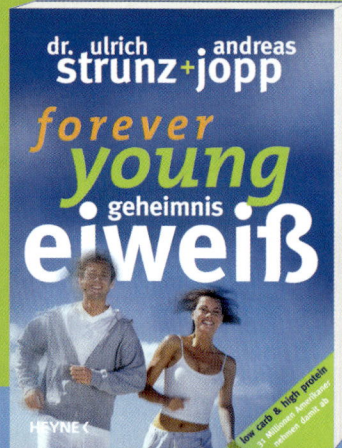
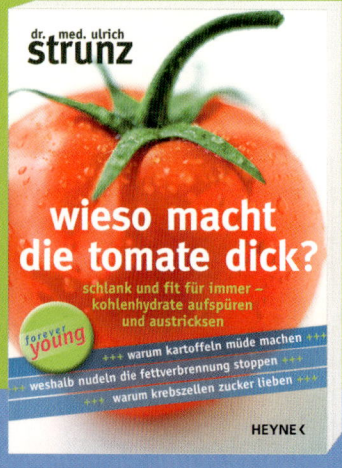
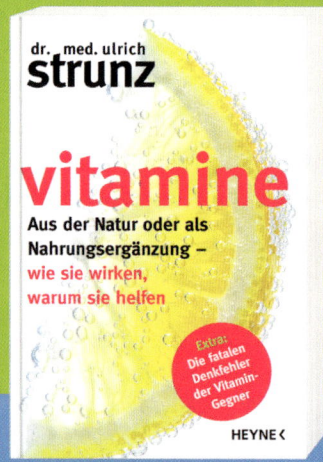
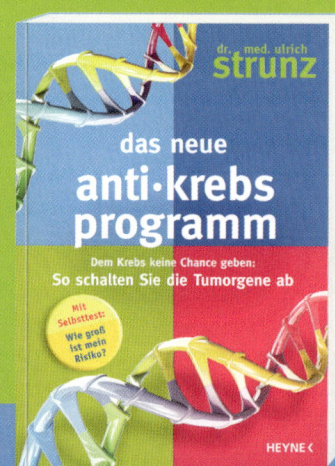
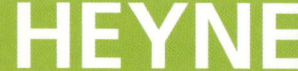